Arbeiten

aus dem

Zahnärztlichen Institut

der

Universität Breslau.

Herausgegeben

von dem

Direktor Prof. Dr. C. Partsch

Geh. Med.-Rat.

III. Band.

Mit 4 Tafeln.

ISBN-13: 978-3-642-90225-3   e-ISBN-13: 978-3-642-92082-0
DOI: 10.1007/978-3-642-92082-0

Sonderabdruck aus

Deutsche Monatsschrift für Zahnheilkunde

1912 u. 1913.

Softcover reprint of the hardcover 1st edition 1913

Verlagsbuchhandlung von Julius Springer in Berlin.

Vorwort.

Wiederum übergebe ich einen Band Arbeiten aus dem Zahnärztlichen Institut der Universität Breslau der Öffentlichkeit. Es
galt neben dem, was der Tag an selteneren Fällen brachte, auch
die Früchte der Durcharbeit eines größeren Materials nach verschiedenen Richtungen hin weiteren Kreisen zugänglich zu machen.

Den Herren Verfassern wird ihre Mühe am schönsten gelohnt
sein, wenn die Arbeiten dieselbe freundliche Aufnahme finden wie
die früheren.

Breslau, im Juni 1913.

Prof. Dr. Partsch.

Inhaltsverzeichnis.

Zur Klinik der Kieferzysten.

Von

Paul Rosenstein, Arzt und Zahnarzt, Assistent des Institutes.

(Auf Grund von 416 Fällen, beobachtet in der Poliklinik für Zahn- und Mundkrankheiten des Zahnärztlichen Institutes der Kgl. Universität Breslau. [Direktor Geh. Medizinalrat Prof. Dr. Partsch].)

Die Kieferzysten sind in den letzten Jahrzehnten Gegenstand einer eingehenden Bearbeitung gewesen. Die Zahl der kasuistischen Mitteilungen ist kaum zu übersehen. Die Diagnostik und Therapie ist nicht zum geringsten Teile durch die Arbeiten Partschs und seiner Schüler einwandfrei geklärt. Das Interesse der letzten Jahre hat sich insbesondere der Genese der Zysten zugewandt und hier eine Reihe wichtiger Aufschlüsse gebracht (Partsch, Witzel, Römer, Astachoff, Pröll). Gefehlt hat es aber bisher an einer statistischen Bearbeitung eines größeren klinischen Materials. Die einzige größere Statistik stammt von J. Witzel, der in seiner Monographie von 1896 eine Statistik über 105 Fälle veröffentlicht hat. Jede Statistik liefert allerdings nur relative Angaben, da sie von vielen Zufälligkeiten abhängig ist. Bei einer Statistik von wenigen Fällen — Kuhlo z. B. hat eine Statistik über 13 Fälle veröffentlicht — bringt jeder hinzukommende Fall eine derartige Veränderung der Zahlenwerte mit sich, daß sie keinerlei Anspruch auf allgemeinen Wert erheben kann. Eine größere Statistik dürfte immerhin geeignet sein, noch manchen wichtigen Beitrag zur Klinik der Kieferzysten zu liefern. Ich habe es daher auf Anregung von Herrn Geh. Rat Partsch unternommen, das reiche Material unserer Poliklinik an Kieferzysten nach dieser Richtung hin zu bearbeiten.

In 20 Jahren (1890 bis Mitte Mai 1911) kamen im ganzen gegen 500 Patienten mit Kieferzysten in unsere Beobachtung. Über 416 dieser Fälle existieren verwertbare Aufzeichnungen; davon waren 394 Wurzelzysten, 13 Follikularzysten und 9 Zysten, bei denen ein Zusammenhang mit dem Zahnsystem nicht nachweisbar war.

Haderup hat das Verhältnis der Wurzelzysten zu follikulären Zysten zu Zysten nicht dentalen Ursprungs = 50 : 10 : 4 angegeben (Grünwald). Bei unserem Materiale beträgt es 50 : 1,7 : 1,1. Nach Parreidt kommt auf 100 von Zähnen ausgehenden Zysten eine nicht mit dem Zahnsystem zusammenhängende; auch diese Angabe kann ich nicht bestätigen, da wir auf 407 Wurzel- + Follikularzysten 9 nicht von den Zähnen ausgehende beobachtet haben, also etwa auf 100 Zahnzysten 2 anderen Ursprungs.

1. Wurzelzysten.

Ich wende mich zunächst zur Betrachtung der Wurzelzysten, die fast 95 % unserer Fälle ausmachen.

Mit ihrer Genese hat sich infolge ihrer praktischen Wichtigkeit eine größere Zahl von Autoren beschäftigt. Mit einigen Worten will ich auf die neuesten Arbeiten eingehen, bei denen besonders zwei Fragen im Brennpunkte des Interesses stehen; zuerst die Herkunft des Zystenepithels. Nachdem die Lehre von der Abkunft des Zystenepithels von den Malassezschen „débris épithéliaux" lange Zeit unwidersprochen geherrscht hatte, trat Grawitz 1906 mit seiner Ansicht von der direkten Herkunft des Zysten- vom Mundepithele hervor. Nur wenige Autoren haben sich seiner Ansicht angeschlossen, wie Schuster und insbesondere Fischer und Landois, die schreiben: „Die Epithelisierung von Wurzelgranulomen geschieht wahrscheinlich nicht, wie bisher angenommen, durch die ruhenden Epithelreste im Periodontium (Malassez), sondern durch das einwandernde regenerationsfähige Mundhöhlenepithel, teils durch einen Fistelkanal, welcher die Spongiosa und Mundschleimhaut nach außen perforiert hat, teils durch Deckepithel von der alterierten Zahnfleischpapille aus entlang der Wurzelhaut."

Perthes hat sich in ausführlicher Weise gegen Grawitz' Hypothese ausgesprochen und Partsch hat die der Grawitzschen Ansicht zugrunde liegenden Irrtümer dargetan und die Abstammung des Zystenepithels von den Malassezschen Epithelresten durch neue Untersuchungen wiederum bewiesen. Astachoff hat an einem größeren Leichenmateriale die vorliegende Frage geprüft und stellt an die Spitze seiner Schlußbetrachtungen den Satz „Als Quelle der Epithelauskleidung der Zahnwurzelzysten dienen in den meisten Fällen die Reste von embryonalem Epithel, die beständig in der Zahnwurzelhaut gefunden werden". Und ähnlich spricht sich Pröll auf Grund seiner Untersuchungen aus. Wir können also Grawitz' Ansicht wenigstens für die große Mehrzahl der Wurzelzysten heute schon als vollständig widerlegt bezeichnen.

Die zweite wichtige Frage betrifft den Beginn der Zystenentwicklung: die Frage, ob im Bindegewebe oder im Epithel der Anfang der Zystenbildung zu suchen sei. Partsch vertritt seit längerer Zeit den Standpunkt, daß im Bindegewebe der Schwerpunkt der Zystenentwicklung liege, während Witzel und Römer ihn im Epithel suchten. Pröll, der von Römer mit Nachuntersuchungen der Partschschen Untersuchungen beauftragt wurde, ist auf Grund eingehender Studien zur Anerkennung des von Partsch vertretenen Standpunktes gekommen, so daß auch in dieser Beziehung jetzt eine Einigung zu bestehen scheint.

Wir wenden uns zur Statistik unseres Wurzelzystenmaterials: Stärkere Beteiligung des weiblichen Geschlechtes an der Zystenbildung wird von Partsch und Sachse angegeben, während Kuhlo und Perthes die gleiche Beteiligung beider Geschlechter beobachtet zu haben glauben. Witzel hat sogar eine etwas größere Beteiligung des männlichen Geschlechtes beobachtet, nämlich 56,2 % bei Männern, 43,8 % bei Frauen. Wir haben 149 Wurzelzysten bei Männern gegen 245 bei Frauen beobachtet, d. h. 37,8 % beim männlichen und 62,2 % beim weiblichen Geschlechte. Partsch wirft wegen der stärkeren Beteiligung der Frauen die Frage auf: „ob nicht auch diese Tatsache durch den zarteren Bau der Kieferknochen bei den Frauen erklärlich ist?" Diese Frage wird auch von Sachse aufgerollt und bejaht. Wir werden eine gewisse Zartheit im Knochenbau noch als Erklärung mancher Eigentümlichkeiten der Zysten heranzuziehen haben, vielleicht kommt aber bei der Disposition der Frauen zur Zystenbildung noch ein anderer Punkt in Betracht. Die Zyste nimmt ihren Ursprung aus einem epithelhaltigen Granulome, und diese Granulome sind ein Produkt der chronischen Periodontitis. Da nun diese in der Regel infolge weit fortgeschrittener Karies entsteht, stellt die Zystenentwicklung in der überwiegenden Mehrzahl der Fälle eine Folgekrankheit der Karies dar. Nach Jung verhält sich nun die Karies bei Männern zu der bei Frauen wie 2 : 3. Es ist also nicht ohne weiteres abzulehnen, daß auch dieser Umstand für die Disposition zur Zystenbildung von einer gewissen Bedeutung ist.

Daß der Oberkiefer das weitaus größere Kontingent zu den Wurzelzysten stellt, wird übereinstimmend von allen Seiten berichtet (Wedl und Heider, Parreidt, Partsch, Witzel, Römer). Witzel beobachtete im

$$\begin{array}{lll} \text{Oberkiefer bei Männern} & 44 \\ \text{\textquotedblright} \quad \text{\textquotedblright} \quad \text{Frauen} & \underline{32} \\ & 76 = 72{,}4\,\% \\ \text{Unterkiefer \textquotedblright \ Männern} & 15 \\ \text{\textquotedblright} \quad \text{\textquotedblright} \quad \text{Frauen} & \underline{14} \\ & 29 = 27{,}6\,\% \end{array}$$

Unsere eigenen Beobachtungen sind:

im Oberkiefer bei Männern 132

„ Frauen 209

$\overline{341} = 86{,}5\ \%$

im Unterkiefer bei Männern 17

„ Frauen 36

$\overline{53} = 13{,}5\ \%$

Die Erklärung für das häufigere Auftreten von Wurzelzysten im Oberkiefer haben wir ohne Zweifel in dem lockereren Bau des Oberkieferknochens zu suchen. Die Wurzelzysten sind „häufiger an Zähnen des Oberkiefers als des Unterkiefers, weil die spongiöse Beschaffenheit des Oberkiefers dem Wachstum einen viel geringeren Widerstand entgegensetzt als die starre Kortikalis des Unterkiefers" (Römer).

Witzel beobachtete 52 rechts- und 44 linksseitige Wurzelzysten. Berechnet man diese Zahlen, entsprechend unserem Materiale, auf eine Gesamtzahl von 394, so ergeben sich 213 rechts- gegenüber 180 linksseitigen. Diese Zahlen stimmen mit unseren Beobachtungen durchaus nicht überein; von unseren 394 Wurzelzysten fanden sich 208 links und 180 rechts, also fast umgekehrte Zahlen, wie Witzel gefunden hat. Ich halte die verschiedene Beteiligung beider Seiten für etwas Zufälliges, trotzdem Scheff auch mehr linksseitige als rechtsseitige Extraktionen in seiner Kariesstatistik aufführt. Gerade die große Differenz unserer Zahlen und der Witzels bestärkt mich in meiner Ansicht.

Eine weitere Frage, über die in der Literatur Uneinigkeit herrscht, ist die, welche Zähne den Hauptanteil an der Zystenbildung haben. Die Schneidezähne werden von Gerber und Fryd angegeben, Charvot schuldigt den Eckzahn und die Bikuspidaten an, Bayer die Molaren, Partsch, Witzel und Perthes Schneidezähne und Bikuspidaten, Kehr Schneide-, Eck- und kleine Backenzähne gegenüber den Molaren. Eine genaue Statistik über die Beteiligung der einzelnen Zähne existiert bisher nicht.

Die Frage, welcher Zahn den Ausgangspunkt der Zyste bildet, ist, besonders bei größeren Zysten, nicht immer leicht zu beantworten. Vorausgegangene periodontitische Erscheinungen, tiefe bis ins Cavum reichende Karies eines einzelnen Zahnes, Verlagerung der Nachbarzähne und das Röntgenbild werden meist den richtigen Weg weisen. In anderen Fällen bringt die Operation die Aufklärung, da man dann häufig die nackte Wurzelspitze des betr. Zahnes in die Zystenhöhle ragen sieht oder bei nicht mehr erhaltungsfähigen Wurzeln eine Kommunikation mit der Alveole konstatieren kann. In einem von uns beobachteten Falle (Fall 2), bei dem sich vor der Operation der Ausgangspunkt der großen Zyste (6 : 4,5 cm) nicht feststellen ließ — die stärkste Vorwölbung und eine feine Öffnung fand sich beim Eckzahne, der aber, ebenso wie seine Nachbarn, auf elektrischen Strom reagierte — fand sich bei der Aufklappung der Knochen oberhalb des früher extrahierten ersten Molaren durchbrochen, so daß dieser Zahn mit Sicherheit als der schuldige zu bezeichnen war.

Trotzdem ließ sich in 110 Fällen nicht mit Bestimmtheit sagen, von welchem Zahne die Zystenbildung ihren Ausgang genommen hatte. Da nämlich trotz Entfernung des schuldigen Zahnes die Zysten-

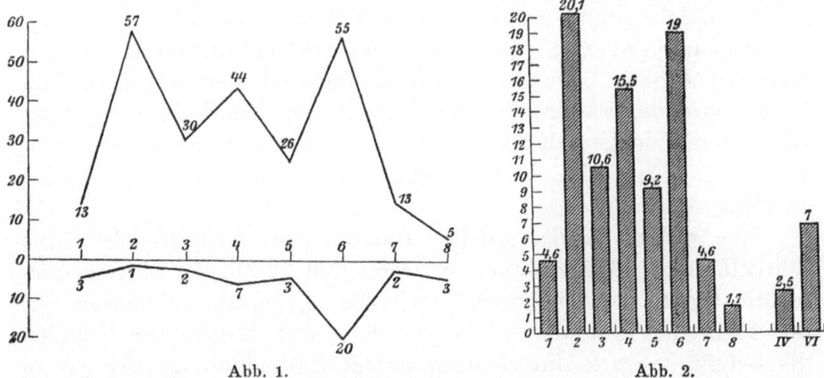

Abb. 1.   Abb. 2.

bildung ruhig fortschreiten kann, kommt es vor, daß in einem völlig oder großenteils zahnlosen Kiefer Zysten zur Beobachtung kommen, aus deren Sitz man wohl Folgerungen auf ihren ungefähren Ausgangspunkt, z. B. Bikuspidatengegend ziehen kann, die aber, besonders wenn sie größere Ausdehnung erreicht haben, keinen sicheren Schluß auf ihren Ausgangspunkt gestatten. Alle unsicheren Fälle sind unberücksichtigt geblieben, wodurch sich die größere Zahl nicht näher lokalisierter Wurzelzysten erklärt.

In 284 von unseren Fällen also ließ sich ein bestimmter Zahn als Ausgangspunkt der Zyste mit Sicherheit bezeichnen. Diese verteilen sich auf die einzelnen Zähne folgendermaßen: (Auf der Abszisse sind die Zähne, auf der Ordinate die Zystenzahl verzeichnet) (s. Abb. 1).

Setzen wir die Gesamtzahl der Zysten = 100, so ergibt sich folgendes Bild, wobei von Unterkieferzähnen nur der erste Bikuspis (IV) und der erste Molar (VI) berücksichtigt sind, da eine prozentuale

Berechnung bei den übrigen Zähnen wegen der geringen Anzahl wertlos erscheint (s. Abb. 2).

Wir sehen also, daß im Oberkiefer der kleine Schneidezahn und der sechsjährige Molar an erster Stelle stehen, während im Unterkiefer überhaupt nur dieser im größeren Umfange beteiligt ist, der ungefähr die Hälfte sämtlicher Unterkieferwurzelzysten verursacht. Fassen wir die einzelnen Zahngruppen des Oberkiefers zusammen, so verursachten die

Schneidezähne 70
Eckzähne 30
Bikuspidaten 70
Molaren 73

Wurzelzysten, so daß von einer besonderen Beteiligung einer bestimmten Zahngruppe nicht gesprochen werden kann.

Wodurch ist nun die Verschiedenheit im Auftreten an den einzelnen Zähnen bedingt? Bei dem Verhalten der Zysten zu dem Geschlechte der Patienten wurde bereits der Beziehung der Karies zur Zystenbildung gedacht. Es liegt nahe, die Zystenentwicklung an den einzelnen Zähnen in Beziehung zu ihrer Kariesdisposition zu bringen.

Die größte Kariesstatistik stammt von Scheff, der eine Statistik über 33452 Zähne des Ober- und 18657 des Unterkiefers veröffentlicht hat. Zu einem Vergleiche eignen sich allerdings nur die Zähne des Oberkiefers, da aus den oben dargelegten Gründen die Beteiligung des Unterkiefers an der Zystenbildung sehr gering ist. Zum Vergleiche benutze ich Scheffs zweite Tabelle, in der er die entsprechenden Zähne beider Seiten addiert und zum Vergleiche mit Linderers Statistik auf 1000 reduziert hat. Er hat hier im Oberkiefer 647 Zähne berechnet, ich habe unsere Zystenfälle auf die gleiche Zahl umgerechnet. Es ergeben sich so nachfolgende Kurven (s. Abb. 3).

Man sieht, daß sich Karies- und Zystenkurve teilweise zu entsprechen scheinen, teilweise jedoch stark differieren. So fällt bei beiden Kurven die starke Beteiligung des ersten Molaren besonders in die Augen gegenüber der geringeren Beteiligung der anderen Mahlzähne und der Anstieg beider Kurven zum ersten Prämolaren. Hingegen weisen die Kurven bei den Schneidezähnen die größte Verschiedenheit auf. Während der mittlere Schneidezahn das größte Karieskontingent stellt, ist bei den Zysten der seitliche der besonders beteiligte, worauf Partsch schon 1892 hingewiesen hat. Die Erklärung hierfür ist wohl wieder mit Partsch in der geringeren Dichte des den kleinen Inzisivus umgebenden Knochens zu suchen.

Das bevorzugteste Alter für die Zystenbildung ist nach Charvot die Zeit vom 20.—25. Lebensjahre, Neumann nimmt mit Witzel hierfür das 20.—30. Jahr in Anspruch.

Das Alter ist bei 348 unserer mit Wurzelzysten behafteten Patienten verzeichnet. Zum besseren Vergleiche habe ich Witzels Statistik auf ungefähr die gleiche Zahl (350) gebracht. Es kamen zur Beobachtung:

	Witzel	Eigene Beobachtung
Bis zum 12. J.	13	9
vom 13.—20. „	47	48
21.—30. „	170	113
31.—40. „	77	97
41.—50. „	27	53
51.—60. „	10	22
61.—70. „	7	4
Über 70 „		2

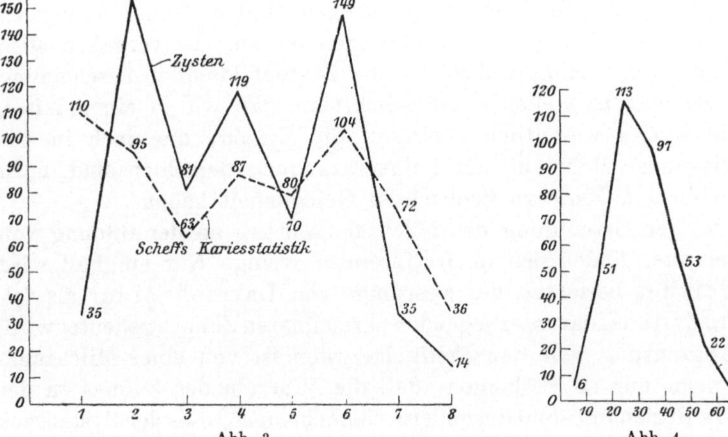

Abb. 3.   Abb. 4.

Wir sehen also, daß nach unseren Beobachtungen das 21.—30. Lebensjahr fast $\frac{1}{3}$ aller Zystenträger aufzuweisen hat; an zweiter Stelle kommt das 31.—40. Jahr. Eine Kurve möge diese Verhältnisse noch klarer veranschaulichen, wobei ich auf der Abszisse die Lebensjahre, auf der Ordinate die Zahl der von uns beobachteten Zysten aufzeichne (s. Abb. 4).

Auch diese Zahlen mögen mit den entsprechenden Zahlen der Kariesstatistik verglichen werden. Westphal[1]) hat ein Material von

---

[1]) Herr Zahnarzt Westphal-Tammerfors hatte die Liebenswürdigkeit,

15000 Patienten nach dem Lebensalter tabellarisch zusammengestellt. Auch zirka der 3. Teil seiner Patienten stand im 20.—30. Lebensjahre. Aber während das erste Lebensdezennium nur vereinzelte Zystenträger aufzuweisen hat und auch das zweite noch weit hinter dem dritten zurückbleibt, weist die Kariesstatistik schon im ersten Dezennium eine sehr erhebliche Zahl auf und das 10.—20. Lebensjahr zählt fast ein Viertel sämtlicher Patienten. Hingegen steht das 30.—40. Lebensjahr, das in der Zystentabelle an zweiter Stelle steht, in der Kariestabelle auf gleicher Höhe mit dem ersten Dezennium. Von da an fällt die Karieskurve schnell ab.

Während nämlich im Milchgebiß und während des Zahnwechsels die Karies bereits einen erheblichen Umfang hat, sehen wir in dieser Zeit von Zystenbildung wenig. Besonders im Milchgebiß spielen akute periodontale Prozesse die größte Rolle. Hingegen sehen wir nach dem gemeinsamen Höhepunkte im 3. Jahrzehnt die Karieskurve schnell, die Zystenkurve sehr allmählich abnehmen. Es ist dies vielleicht so zu deuten, daß die kariösen Prozesse doch einige Jahre brauchen, bis sie zur Pulpa vorgedrungen sind und zum Absterben der Pulpa mit ihren Folgeerscheinungen führen. Es vergehen auch sicherlich immer einige Jahre, bis die Zystenbildung in Erscheinung tritt. So mag es vielleicht erklärlich sein, daß wir in einem Alter, wo die Karies wesentlich abnimmt, die Zysten, die doch in der überwiegenden Mehrzahl eine Folgeerkrankung derselben sind, noch in erheblichem Maße zu beobachten Gelegenheit haben.

Von der Beteiligung des Milchzahngebisses an der Bildung von Wurzelzysten findet sich in der Literatur wenig. Nur ein Fall wird von Perthes berichtet, der allerdings von Lartschneider als follikuläre Zyste des darunterliegenden permanenten Zahnes gedeutet wird. Zur Abgrenzung von den Follikularzysten ist von einer Milchzahnzyste nicht nur zu verlangen, daß die Wurzeln des Zahnes zu der Zyste in Beziehung stehen, sondern vielmehr noch, daß der Zystensack geschlossen ist; sobald bemerkt wird, daß die Zahnkrone eines bleibenden Zahnes in den Zystenraum hineinragt, hat man es mit einer follikulären Zyste zu tun.

Wir haben 4 Fälle beobachtet, die sicher als von Milchzähnen ausgehend zu bezeichnen sind. 2 der Fälle sind im 2., einer im 4. Bericht unserer Poliklinik veröffentlicht. Der 4. ist folgender.

Fall 1. Theodor. B., 11 Jahre. 25. III. 1903. Patient bekam angeblich ungefähr um Neujahr eine Schwellung an der linken Wange, die

---

mir die erwähnte Tabelle aus seinem auf der 67. Versammlung deutscher Naturforscher und Ärzte zu Lübeck 1895 gehaltenen Vortrage zur Verfügung zu stellen, wofür ich ihm auch an dieser Stelle besten Dank sage.

nach einigen Tagen zurückging, wobei sich Eiter aus dem Zahnfleisch links oben entleert haben soll. Schmerzen sollen nur vorübergehend in leichtem Maße bestanden haben, und zwar wird der (falsch durchgebrochene) zweite Bikuspis als der damals schmerzhafte bezeichnet. Spannung im Gesicht, Schwellung des Augenlides oder der Drüsen sollen, trotz der starken Vorwölbung an der linken Wange, nicht vorhanden gewesen sein. Nach einigen Wochen wiederholte sich der ganze Vorgang, die Schwellung ging wieder bis auf eine leichte Vortreibung zurück, um dann (im ganzen 3—4 mal) in derselben Weise wiederzukehren. Seit drei Tagen ist die Schwellung wieder prall aufgetreten; keine Schmerzen.

Die linke Wange zeigt entsprechend dem Oberkiefer eine beträchtliche, scharf von der Umgebung abgrenzbare Vorwölbung, die Konsistenz ist fluktuierend. Die Weichteile des Gesichts sind frei von irgend welchen akut-entzündlichen Veränderungen. Drüsen B und C, sowie einige kleine Halslymphdrüsen, auf beiden Seiten fühlbar, nicht empfindlich.

Beim Öffnen des Mundes zeigt sich der Alveolarteil des Oberkiefers vom Eckzahn an, von einer beträchtlichen Vorwölbung eingenommen, die oben bis über die Übergangsfalte hinausreicht und auch nach der Gaumenfläche zu den Knochen vordrängt. Die Schwellung ist von fluktuierender Konsistenz in ihrem oberen Abschnitt, zeigt an ihrem Rande harten Knochen, bis auf eine Stelle an der hinteren Umgrenzung. Es stehen $\underline{|1\ 2\ \overset{\circ}{3}\ \overset{\circ}{4}\ \overset{\circ}{5}\ 5\ 6}$

$\overset{\circ}{\underline{4}}$ kariös mit freiliegender Wurzel, palatinal abgedrängt. $\underline{|5}$ bukkal abgedrängt, sehr locker. Zwischen $|\overset{\circ}{\underline{4}}$ und $|\overset{\circ}{\underline{5}}$ ist eine Fistelöffnung, aus der dünnflüssiger, stinkender Eiter herausquillt. Mit einer Sonde gelangt man hier in eine weite Höhle, die bis über 7 cm nach innen oben hineinreicht. An ihrer Wand sind höckrige, harte Erhebungen zu fühlen.

Hinter dem sehr lockeren zweiten Bikuspis, der bukkal und distal vom zweiten Milchmolaren steht, findet sich eine eindrückbare Stelle im Knoche

26. III. Bromäther-Narkose (12 g). Exzision der bukkalen Wand mit $|\overset{\circ}{4}\overset{\circ}{5}$ von $|\overset{\circ}{3}$—6. Aus der Höhle dringt stinkender Eiter. Tamponade.

28. III. Dem Knaben ist es gut gegangen. Entfernung des Tampons; Tiefe volle 5 cm. Kolossale Aufblähung in allen Dimensionen.

29. IV. Tampon fortgelassen.

Diese 4 Patienten standen alle im Zahnwechsel (10 bezw. 11 Jahre). Sämtliche Zysten gingen von Milchmolaren aus; ein Fall betraf den Unterkiefer.

Trauma als Ursache einer Zystenbildung beobachteten Cattlin, Charézime, Dependorf, Williger, Seefeld. Williger hat in 2 Jahren 20 auf ein Trauma zurückzuführende Wurzelzysten beobachtet, 8% seiner sämtlicher Zystenfälle, eine auffallend hohe Zahl, wenn ich bemerke, daß wir in 20 Jahren keinen einzigen Fall beobachtet haben, bei dem sich ein Trauma als Entstehungsursache sicher nach-weisen ließ. Die Ätiologie ist ja klar: ein Trauma führt zum Absterben der Pulpa, es kommt zu einer Infektion, chronischer Periodontitis, Zystenbildung. Bei dem Falle von Charézime schreibt Williger, daß die schnelle Entwicklung der Zyste (6 Monate) zu einer äußerlich wahrnehmbaren Schwellung auffallend sei, ohne sich weiter zu der Frage zu äußern.

Wir hatten in letzter Zeit Gelegenheit, einen Fall zu beobachten, der große Ähnlichkeit mit dem von Charézime publizierten aufweist.

Fall 2. Gerhard M., 15 Jahre, 6. VII. 1911. Patient gibt an, im Februar beim Rodeln gestürzt zu sein und sich auf die linke Gesichtshälfte geschlagen zu haben. Danach sei langsam am linken Oberkiefer eine Schwellung entstanden, die ihm keine Schmerzen verursacht habe. Alle Tage habe sich morgens eine geringe Menge gelblicher, klebriger Flüssigkeit entleert.

Äußerlich ist am Patienten an der linken Oberkieferhälfte eine Schwellung bemerkbar, die sich bis in die Gegend des margo infraorbitalis erstreckt. Bei der Inspektion des Mundes ergibt sich folgender Zahnbestand: |1 2 3 4 5 7. Die linke Gaumenhälfte ist stark vorgewölbt, während die rechte normal ist. In der Gegend von |3 ist im Vestibulum oris der Knochen eindrückbar; Pergamentknittern. Palatinal gelangt man mit der Sonde durch eine feine Öffnung am Eckzahn entlang in eine ungefähr $4^{1}/_{2}$ cm tiefe Höhle. Auf elektrischen Strom reagieren |34 etwas herabgesetzt.

Operation: Bei dem Patienten wird unter Lokalanästhesie ein großer Bogenschnitt von |2—6 geführt und die Schleimhaut zunächst von dem Eckzahn nach oben geschoben. Der Knochen ist so verdünnt, daß er federt und dem Messerdruck nachgibt. Er läßt sich mit dem Messer so ausschneiden, daß ein ungefähr markstückgroßer Defekt entsteht, durch den man übersieht, daß eine 6 cm tiefe, $4^{1}/_{2}$ cm hohe, zum Teil mit Eiter gefüllte Zyste besteht, die weit nach hinten ausladet. Es muß deshalb hinter |3 oberhalb der alten Extraktionsnarbe von |6 eingegangen werden, um auch die hintere Partie gut abzuleiten. Bei der Freilegung dieser Gegend stellt sich heraus, daß der Knochen oberhalb von |6 in Fünfpfennigstückgröße bereits durchbrochen ist und lediglich von der Zystenhaut bedeckt wird. Diese ganze Stelle wird innerhalb des Knochens ausgeschnitten, und beide Höhlen werden so tamponiert, daß die Schleimhaut in sie, sowohl vor wie hinter |3 eingeschlagen wird, |3 mit seinem Knochen rippenartig stehen bleibt; ungefähr 3 m lange Jodoformstreifen haben in der Höhle Platz.

10. VII. Patient klagte über Schmerzen am ersten Tage nach der Operation. Tampon hält den Lappen in der gewünschten Lage. Schwellung mäßig.

13. VII. Die Tampons werden entfernt. Die Lappen sind noch nicht ganz eingeschlagen. Während der Tamponentfernung kollabiert der Knabe. Ausspülung der Höhle fördert keinen Eiter mehr hervor. Erneuerung der Tampons.

19. VII. Entfernung der Tamponade. Ausspülen der Höhle mit Kochsalzlösung, leichte Tamponade.

24. VII. Entlassen. Höhle stark verkleinert, epithelisiert; keine Sekretion, keinerlei Beschwerden.

Daß diese große Zyste sich innerhalb 4 Monaten entwickelt hat, ist nicht anzunehmen. Auch der Ausgang von dem seit längerer Zeit fehlenden |6 läßt das Trauma als ätiologisches Moment ausschließen. Wir müssen vielmehr annehmen, das bereits im Februar im Inneren des Kiefers eine Zyste vorhanden war. Es läßt sich aber nicht von der Hand weisen, daß der Unfall auf die bereits in der Entwicklung begriffene Zyste von einer gewissen Wirkung war. Darauf deutet die enorme Ausdehnung der Höhle, besonders bei

einem so jungen Individuum, und das erst seit dieser Zeit beobachtete
stärkere Wachstum hin. Es ist also anzunehmen, daß das Trauma
bei der bereits vorhandenen kleinen Zyste ein schnelleres Wachstum
hervorgerufen hat, sei es infolge einer in das Zysteninnere erfolgten
Blutung, sei es dadurch, daß es einen stärkeren Reiz auf die im
Bindegewebe vor sich gehenden Proliferationsvorgänge ausgeübt
hat. Dieselbe Erklärung dürfte wohl auch für den Fall Charézimes
Geltung haben.

Eine traumatische Entstehung muß man wohl für die Fälle annehmen, wo sich an einem äußerlichen intakten Zahne eine zerfallene
Pulpa und Wurzelzyste findet, ohne daß sich der Patient an ein
Trauma zu erinnern weiß. Solche Fälle kommen am häufigsten an
den unteren Schneidezähnen vor. Unter solchen Traumen hat man
besonders an das Aufbeißen auf harte Gegenstände z. B. Nüsse zu
denken. Folgender Fall möge dies erläutern:

Fall 3, Alfred I., Buchhalter, 27 Jahre. 29. IV. 1905. Patient leidet
seit zwei Jahren an einer Schwellung am Alveolarfortsatze in der Gegend
von $\overline{2\,1}|$. Schwellung ca. zehn Tage, dann Inzision mit Entleerung gelblich-
roter Flüssigkeit. Die Schwellung geht zurück, kommt nach $^1/_4$ Jahr
wieder. Viermal Rezidiv und Inzision. Vor ca. vier Wochen spontane
Eiterentleerung zwischen $\overline{3\,2}|$. Vor ca. drei Wochen auswärts $\overline{1}|$ trepaniert
an der Kaufläche, angeblich ohne jeden Schmerz.

Schneidezähne im Unterkiefer stark abgekaut. Auftreibung des rechten
Unterkiefers, (Kinngegend). Keine Drüsenschwellung. An der Außenseite
des Unterkiefers ca. 5 cm breite, ca. 3 cm hohe Schwellung. Zahnfleisch
nur $^1/_2$ bis $^3/_4$ cm vollkommen normal, deutlich von der Geschwulst abgegrenzt, deutliche Fluktuation; auf der Höhe der Geschwulst kleine
Narbe (Inzision). Ganze Partie auf Druck nicht empfindlich. $\overline{1}|$ deutlich
dunkel verfärbt, Trepanation auf der Kaufläche. Perkussion ziemlich
deutlich gedämpft.

Die Probepunktion entleert gelblich-milchigen Inhalt, übelriechend. —
Ferner s. Fall 5.

Papsch schuldigt in einem Falle das Einlegen einer Kanüle ins
Antrum als ätiologischen Faktor der Zystenentstehung an. Es ist
aber in der Anamnese bemerkt, daß bei der Extraktion des einen
Bikuspidaten „Abfluß einer größeren Menge übelriechenden Eiters
durch die Alveole“ erfolgt sei. Es ist wohl danach nicht zweifelhaft,
daß die Zyste bereits zur Zeit der Extraktion bestanden hat.

Partsch hat darauf aufmerksam gemacht, daß Füllung des die
Zyste verursachenden Zahnes „die Ansammlung von Flüssigkeit um
die Wurzelspitze begünstigt“. Bei der Durchsicht unseres Materials
habe ich ebenfalls den Eindruck gehabt, als ob sich an Wurzelfüllung
und Füllung eines Zahnes öfters Zystenbildung anschließe, oder
vielmehr das Wachstum einer schon bestehenden Zyste dadurch beschleunigt werde. Man braucht hierbei wohl nicht immer an das
Durchstoßen eines Guttaperchapoint durch das Foramen apicale zu

denken, wonach Boennecken an den beiden mittleren Schneidezähnen eines Patienten Zystenentwicklung beobachtete.

Bei der Richtung, nach der hin sich die Zyste entwickelt, sieht
man wieder die Dichtigkeit des Knochengewebes als maßgebendes
Prinzip. „In den meisten Fällen entwickelt sich die Zyste nach der
Seite hin, wo der geringste Widerstand von Seiten des Knochens
sich findet." „Am Oberkiefer wiederum sieht man die Zysten viel
häufiger nach der Gegend der Kieferhöhle und der Außenwand des
Alveolarfortsatzes sich entwickeln, als nach dem harten Gaumen"
(Römer). Wedl und Heider nahmen noch an, die Zysten könnten
nur die faziale Wand aufblähen, trotzdem Parmentier bereits 1856
eine von den Schneidezähnen ausgehende, zum harten Gaumen zu
entwickelte Zyste beschrieben hatte. Ähnliche Fälle sind später in
größerer Zahl beschrieben worden (Lindt, Philipp u. a.). Nach
Partsch gehen sie fast nur von den Frontzähnen aus, auch Perthes
erwähnt die Gaumenbeteiligung bei Schneide- und Eckzahn-, und ihr
selteneres Vorkommen bei Molarenzysten.

Wir beobachteten Beteiligung des Gaumens in 61 Fällen, also
in 15,5 %. Hierbei kamen die verschiedensten Stadien zur Beobachtung. In den fortgeschrittenen Fällen bestand Auftreibung des
Gaumens, in leichteren Fällen Eindrückbarkeit des Knochens und
Pergamentknittern, auch ließ sich bei einigen Patienten ein scharfer
Knochenrand abtasten. Zuweilen bestand Eiterausfluß an der labialen
Seite, wenn der Patient mit der Zunge oder dem Finger die geschwollene Stelle am Gaumen berührte. In einer Anzahl von Fällen
konnte der Schwund des Knochens am Gaumen erst bei der Operation
festgestellt werden.

Fall 4. Emil Sch., Tischler, 32 Jahre. 14. XI. 1898. Patient gibt
an: Vor ca. $^3/_4$ Jahren habe er am rechten Oberkiefer, ohne daß er sich
an irgend welche Zahnschmerzen erinnern könnte, eine Geschwulst wahrgenommen, die, ohne ihn zu schmerzen, immer größere Dimensionen angenommen habe. Der ihn behandelnde Arzt habe mehrfach Inzisionen
gemacht, welche stets zur Entleerung einer Flüssigkeit führten, die zuerst
dunkel und „brandig" gewesen sei, bei den späteren Einschnitten aber
einen immer helleren Farbenton verbunden mit einem süßlichen Geschmack
angenommen habe. Er selbst habe dann eine Inzision versucht, aber
immer hätten sich die Wunden rasch geschlossen und die Geschwulst sei
von neuem wieder aufgetreten. In späterer Zeit sei die Schwellung sogar
mehrfach von selbst aufgegangen.

Bei der äußeren Betrachtung des Gesichtes bemerkt man an der
rechten Oberkieferhälfte eine etwa dreimarkstückgroße, kugelig gewölbte
und ziemlich scharf umschriebene Schwellung der Wange, welche sich
von der Gegend des zweiten Bikuspis bis zum Nasenflügel und nach
oben bis zum Augenlide erstreckt. Die Haut über derselben erscheint
normal und zeigt auch keine entzündliche Veränderung. Bei der äußeren
Palpation fühlt man eine elastisch-harte Geschwulst mit glatter Oberfläche
und gleichmäßig abfallenden Rändern, die nur nach unten zu eine kleine

Rinne aufweisen, welche die Grenze des dort einsetzenden Processus alveolaris darstellt. Die innere Inspektion zeigt eine der äußeren Lage entsprechende pflaumengroße Schwellung in der Gegend des ersten Bikuspis, die sich aber nicht auf das Vestibulum oris beschränkt, sondern auch auf den Prozessus alveolaris übergreift und sich hier bis an die Medianlinie des harten Gaumens erstreckt. Auf dem nach unten ragenden Teile der bukkal gelegenen Geschwulst sieht man eine gelblich-weiße Stelle, die, durch Nekrose hervorgerufen, hier einen spontanen Durchbruch der angesammelten Flüssigkeit vorbereitet. Ferner ist dieser Teil der Schwellung auf seiner Höhe deutlich fluktuierend. Palatinalwärts dagegen bemerkt man auf der Höhe der Geschwulst ein deutliches Nachgeben des Knochens, verbunden mit Pergamentknittern.

Operation: Mit einem Schneidemeißel wird eine breite Eröffnung der Zyste vorgenommen, und die obere Lamelle, bei der hier schon der Knochen bis auf die äußerste Umrandung vollständig resorbiert ist, von der bukkalen Seite abgetragen. Dann wird die Höhle mit Jodoformgaze tamponiert.

17. XI. Patient klagt über Schlaflosigkeit (wahrscheinlich Jodoform Ursache). Leichte Schwellung der rechten Wange. Der Tampon liegt sonst reizlos. Bromwasser.

21. XI. Erneuerung der Tamponade. Die Höhle ist $2^{1}/_{2}$ cm tief, und quer 4 cm breit.

25. XI. Höhle wird offen gelassen. Ausspritzungen verordnet.

6. I. Tiefe der Höhle 2 cm. Querrichtung $3^{1}/_{2}$ cm.

Fall 5. C. Förster, 32 Jahre. 3. VIII. 1904. Patient hat vor mehr als zwei Jahren im linken Oberkiefer eine kleine Geschwulst am Gaumen bemerkt, welche dann später von einem Zahntechniker inzidiert worden sei, ohne Eiter usw. zu entleeren. Da Patient nie nennenswerte Beschwerden gehabt hat, so trat er erst jetzt in Behandlung, wo sich die Geschwulst auch auf der fazialen Kieferseite zeigte; eine neue Inzision auf der Fazialfläche verschaffte ihm nur vorübergehend Besserung.

Fazial ist am linken Oberkiefer dicht an der Medianlinie eine über haselnußgroße Geschwulst mit eindrückbarer, fast fluktuierender Mitte fühlbar. Die Ränder sind knochenhart. Palatinal stellt sich fast dasselbe Bild dar. Bimanuell palpiert fühlt man fazial die Fluktuation bei Druck von palatinal her.

Die Röntgenaufnahme zeigt auch schon das Bild einer Zyste.

|1 2 3 völlig intakt. |1 etwas dunkler in Farbe und Perkussionston und leicht nach palatinal verdrängt. |4 tief zerstört.

Extraktion von |4 unter Kokain-Adrenalin. Durch Sondierung läßt sich keine Verbindung mit der Geschwulst feststellen. Palatinal wird unter Kokain-Adrenalin mit Schere und Schneidemeißel ein Stück der Wand exstirpiert. Im Spiegel sieht man die eingesunkene faziale Wand unter Fingerdruck sich bewegen. Von der Wurzel von |1 ist wenig zu bemerken. |1 leicht gelockert. Tamponade.

Fall 6. Gertrud S., 15 Jahre. 28. VI. 1910. Patientin erscheint wegen einer Geschwulst am harten Gaumen und Eiterausflusses oberhalb der oberen Schneidezähne. Sie gibt an, daß die oberen Schneidezähne vor ca. zwei Jahren gefüllt worden seien; vor sechs Wochen habe sie zuerst die Schwellung am Gaumen, vor 14 Tagen den Ausfluß von Eiter bemerkt. Schmerzen seien in der ganzen Zeit nicht aufgetreten, die Schwellung habe sich langsam entwickelt.

Äußerlich ist im Gesicht der Patientin keine Veränderung bemerkbar. Die Inspektion des Mundes zeigt neben kariösen viele gefüllte Zähne. 2 1|1 2 mit Zement gefüllt. Am vorderen Teile des harten Gaumens bemerkt man in der Wurzelgegend von 2 1| eine leichte Schwellung, die sich in der Mitte leicht eindrücken läßt. Sie setzt sich labial auf das Zahnfleisch fort, das hier mäßig vorgewölbt ist und im Wurzelbereich von 1| eine feine, der Sonde unzugängliche Öffnung zeigt, die frei von Granulationen ist. Aus ihr quillt spontan und besonders bei Druck auf die Schwellung am Gaumen reichlich Eiter. Dieser ist hellgelb und dünnflüssig. Empfindlich ist nur 1| auf Kronendruck, die benachbarten Zähne gar nicht. Drüsenschwellung ist nicht vorhanden.

Operation am 1. VII. Bei der Patientin wird ein Bogenschnitt oberhalb des lateralen Schneidezahnes gemacht, und der Knochen freigelegt; eine hanfkorngroße Stelle ist durchbrochen, sonst liegt er dick und ohne besondere Veränderung der Zyste auf. Ein fünfpfennigstückgroßes Stück wird abgemeißelt und versucht, die Zyste freizulegen, und aus ihrem Lager auszuheben. Es gelingt mit dem Löffel unter Eröffnung der Zystenhöhle. Die in die Höhle hineinragende Wurzel des 2| wird mit dem Bohrer abgetragen; dann läßt sich die Zystenwand in Stücken aus der Höhle herausheben, was dadurch besondere Schwierigkeiten macht, daß die Zyste sich hinter der Wurzelspitze absenkt. Die Höhle dehnt sich so aus, daß auf der rechten Seite die Kieferhöhlenschleimhaut bloßgelegt wird; es zeigt sich ein zehnpfennigstückgroßer Defekt an der Unterwand, wo die Gaumenschleimhaut bloß liegt. Einpulvern von Isoform, Schleimhautnaht, Kompressionsverband.

5. VII. Sehr geringe Schwellung, keine Beschwerden, geringe Verfärbung, primäre Heilung.

8. VII. Geheilt entlassen.

Fall 7. Anna F., 50 Jahre. 6. I. 1911. Bei der Patientin besteht seit zehn Jahren eine Sekretion in der Gegend der linken Schneidezahnwurzeln, die seit einigen Monaten eitrig ist. Vor einigen Tagen sind ihr |1 2 extrahiert worden.

Es besteht eine Vorwölbung in der Gegend von 1—3, die sich auch nach dem Gaumen zu erstreckt. Die Vorwölbung ist sowohl in der Alveolar- wie in der Gaumenpartie eindrückbar und gibt Fluktuationsgefühl. Bei Druck auf die linke Seite des eindrückbaren harten Gaumens kommt aus der Alveole von |1 leicht getrübte Flüssigkeit.

Operation: Unter Novokain-Adrenalin Bogenschnitt. Nach Abpräparieren der Schleimhaut wird die Vorderwand der Zyste exzidiert, der Rand der Exzisionsöffnung mit Schneidemeißel und Messer geglättet. An der Unterseite der Zyste am Gaumen ist der Knochen vollständig geschwunden. Durch die Alveolen von |1 2 gelangt man mit der Sonde in die Höhle, die eine Tiefe von 2 cm hat. Isoform, Jodoformgazetampon, der den Lappen in die Höhle einschlägt.

9. I. Wechsel der Tampons, der Lappen hat sich gut in die Höhle eingelegt.

16. I. Wundränder überhäutet. Tampon weggelassen.

25. I. Höhle gut ausgekleidet, Ränder glatt. Tiefe $1^3/_4$ cm.

13. II. Höhle hat sich auch im äußeren Umfang verkleinert. Tiefe $1^1/_4$ cm. Keine Beschwerden.

In 46 von unseren Fällen mit Beteiligung des Gaumens ließ sich der schuldige Zahn ermitteln. Es gingen aus vom

mittleren Schneidezahne	4
seitlichen „	17
Eckzahne	5
den Bikuspidaten	11
ersten Molaren	7
zweiten Molaren	2

Die meisten zum Gaumen zu wachsenden Zysten gehen also von den Schneidezähnen aus, wobei der kleine Schneidezahn die größere Anzahl stellt. Dieser Umstand muß in der anatomischen Beschaffenheit dieser Oberkieferpartie seinen Grund haben, da wir die gleichen Verhältnisse bei den Gaumenabszessen finden. Bei den Biskuspidaten und Molaren findet man Beteiligung des Gaumens wohl dann, wenn der Prozeß von den palatinalen Wurzeln ausgeht.

Lartschneider hat die anatomischen Verhältnisse der Frontzähne mit Rücksicht auf die von ihnen ausgehenden Kiefererkrankungen untersucht und kommt zu folgenden Schlüssen. Es gibt zwei Arten von Kiefern: I. solche mit stark entwickelten Juga alveolaria, mit sehr dünnen, unter Umständen (besonders beim Eckzahne) fehlenden labialen Knochenwänden; II. solche, bei denen die Juga wenig entwickelt sind und sich beim kleinen Schneidezahne öfters sogar eine kleine Fossa vorfindet. Die Wurzel des kleinen Schneidezahnes verläuft dann „schief nach oben und rückwärts" in die Spongiosa hinein und ist häufig im obersten Teile rückwärts gekrümmt. Lartschneider hat seinen Untersuchungen die von den Wurzeln ausgehenden eitrigen Prozesse zugrunde gelegt und findet bei der ersten Gruppe schnell entstehende Zahnfleischabszesse und -fisteln, bei der zweiten chronische Prozesse im Innern der Spongiosa. "Sobald ein Alveolarabszeß nach rückwärts in die Spongiosa des Oberkiefers durchgebrochen ist, — und bei oberen seitlichen Schneidezähnen liegen die Bedingungen für solche Komplikationen besonders günstig — kann sich der Eiter im Bereiche der Spongiosa nach allen Richtungen ausbreiten, besonders nach rückwärts im Innern des geräumigen Gaumenfortsatzes".

Wenn wir diese Befunde auf die Kieferzysten übertragen, so finden wir bei der ersten Gruppe Entwicklung nach dem Vestibulum oris zu, bei der zweiten Gruppe langsame Entwicklung im Innern des Kiefers und schließlich Verdünnung und Vorwölbung des Gaumenknochens. Hierzu stimmt, daß wir letzteren Fall besonders häufig beim lateralen Schneidezahne finden.

Viel häufiger als nach dem Gaumen hin wachsen die Oberkieferzysten ins Antrum hinein, was ja in der anatomischen Beschaffenheit des Oberkiefers leicht seine Erklärung findet. Die Zysten können hier unbemerkt ohne Aufblähung der fazialen Kieferwand sich vergrößern und das Antrum bis auf einen schmalen Spalt zusammendrängen. Diese Zysten haben in der Diagnostik viel Verwirrung angerichtet, da ihre Differentialdiagnose gegenüber dem Empyem nicht immer leicht ist, und haben das Aufstellen des bisher noch nicht erwiesenen Krankheitsbildes „Hydrops antri Highmori" verursacht. Trotzdem

Coleman schon 1864 erklärt hatte, daß die meisten Fälle von Hydrops antri Oberkieferzysten wären, hat es noch Jahrzehnte gedauert, bis es zur scharfen Abgrenzung der Kieferzysten gekommen ist, wobei Kunerts klare Ausführungen besonders zu erwähnen sind.

Die Fälle von Wurzelzysten, die ohne Aufblähung der äußeren Kieferwand verlaufen, gehören immerhin zu den Seltenheiten, wenn es auch nicht richtig ist, wenn Grünwald 1896 behauptete: „Im Leben scheinen Knochenzysten des Oberkiefers ohne Vortreibung der Wände überhaupt noch nicht bekannt zu sein." Zwei derartige Fälle sind bereits im zweiten Bericht unserer Poliklinik (1895) veröffentlicht. Wir haben im ganzen etwa 20 derartige Fälle zur Beobachtung bekommen. Man kann also zwar bei der Differentialdiagnose zwischen Empyem und Zyste, sobald eine Auftreibung besteht, ersteres ausschließen, aber nicht umgekehrt, wo eine Auftreibung fehlt, die Diagnose Zyste fallen lassen. Von unseren Zystenfällen, die sich völlig im Innern des Oberkiefers entwickelt hatten, erwähne ich ein charakteristisches Beispiel:

Fall 8. Paul H., Bäcker, 29 Jahre. 22. VI. 1909. Bei dem Patienten wurde in Narkose Extraktion vieler Wurzelreste vorgenommen. Als |3 extrahiert wurde, folgte die Gingiva dem Zuge der Zange, so daß das Zahnfleisch am Ligamentum circulare mit der Schere abgetragen werden mußte. Bei der nunmehr erfolgten Extraktion von |3 gelangte mit dem Eckzahn die vordere Lamelle des Alveolarfachs mit heraus, und es ergoß sich eine ziemlich erhebliche Menge glitzernder Flüssigkeit aus der Extraktionswunde. Eine Sonde gelangt ungefähr 3 cm tief in eine glatte Höhle. Weder am Gaumen, noch an der bukkalen Seite war bisher etwas von der Zyste zu bemerken.

24. VI. Über |3 wird die Schleimhaut unter Kokain-Adrenalin-Anästhesie bogenförmig gespalten. Nach Abhebelung des Lappens liegt die Zystenhöhle frei. Der Eingang wird mit dem Schneidemeißel erweitert. Nach Glättung der Ränder wird der Schleimhautlappen über den oberen Höhlenrand gelegt und die Höhle mit Jodoformgaze tamponiert.

25. VI. Tampon wird belassen. Wunde gut.

3. VII. Beginnende Epithelisierung der Ränder. Unten liegt noch etwas vom Knochen frei. Jodoformeinstäubung.

5. VII. Der freiliegende Knochen ist mit Granulationen bedeckt. Die übrigen Ränder sind epithelisiert. Einstäubung von Isoform.

17. VII. Höhle gut.

Bei dem weiteren Wachstum verlötet der Zystenbalg mit der Kieferhöhlenschleimhaut, und es kann zur Perforation kommen, wobei sich der Zysteninhalt in die Kieferhöhle und von da in die Nase ergießt. Dieser Durchbruch kann, wie Witzel und Harmer behaupten, zu Empyem führen — Magitot beobachtete einen solchen Fall (Partsch) — muß es aber durchaus nicht, wie 2 im zweiten Bericht unserer Poliklinik angeführte Fälle beweisen und wie auch Kunert

betont. Man darf bei der Diagnose eines Durchbruchs zur Kieferhöhle keinen zu großen Wert auf die anamnestischen Angaben der
Patienten legen; denn diese geben bei Oberkieferzysten öfters an,
es hätte sich reichlich Eiter durch die Nase entleert, auch wenn
keine Kommunikation nachzuweisen ist, wobei man annehmen muß,
es habe sich um aus der Nase stammendes Sekret gehandelt. Auch
der Umstand, daß beim Luftpressen bei zugehaltener Nase sich
Sekret aus der Zyste entleert, beruht nicht immer auf einer Kommunikation, sondern häufig darauf, daß durch die verdünnte Wand
hindurch ein Druck auf den flüssigen Zysteninhalt ausgeübt wird,
wie wir wiederholt bei der Operation gesehen haben; dieser Umstand
beweist also keineswegs eine Kommunikation mit dem Antrum.
Beweisend allein ist, außer direkter Sondierung, die Durchspülung
nach vorheriger Ausspülung der Nase. Fließt bei der Ausspülung
das Wasser klar oder mit Eiter vermischt in den Mund zurück, so
handelt es sich um eine geschlossene Zyste, fließt klares Wasser
durch die Nase ab, so haben wir eine ins Antrum perforierte Zyste
vor uns, fließt Eiter durch die Nase ab (vorherige Reinspülung der
Nase!) so ist die Differentialdiagnose zwischen vereiterter Zyste
und Empyem noch nach den von Kunert angegebenen Gesichtspunkten klarzustellen, wobei man in letzter Zeit noch als wichtiges
Hilfsmittel die Röntgenphotographie kennen gelernt hat.

In manchen Fällen kommt es auch vor, daß die Perforations-
öffnung sich wieder schließt, so daß bei einer zweiten Untersuchung
die Kommunikation mit dem Antrum nicht mehr nachzuweisen ist.
Eine Illustration hierfür bietet der von Partsch und Treuenfels
veröffentlichte Fall eines Arztes, der bei Druck auf die Kieferschwellung
Eiter nach der Nase zu entleeren konnte, bei dem sich aber bei der
Operation eine Kommunikation mit der Nase nicht fand. Wenn wir
die Fälle, bei denen nur in der Anamnese sich Eiterung aus der
Nase findet (auf Perforation einer Zyste in den unteren Nasengang
kommen wir noch zu sprechen) als unsicher fortlassen — es kann
sich zwar wie erwähnt, um eine wieder verschlossene Perforation
handeln, es kann aber auch Sekretion aus der Nase vorliegen —
so wurden 15 Fälle beobachtet, wo die Zyste in die Kieferhöhle
perforierte. In keinem dieser Fälle fanden wir ein Empyem, so daß
man wohl das Auftreten eines Empyems nach Perforation einer
Kieferzyste als Seltenheit bezeichnen darf. Die Ausheilung der
Zyste ist in solchen Fällen allerdings immer verlangsamt. In einem
Falle fand sich noch 5 Jahre nach der Operation eine Fistel zum
Antrum; es bestand aber keine Eiterung. Immerhin besteht in
solchen Fällen doch die Gefahr einer Infektion des Antrums. —

3 dieser Fälle sind bereits veröffentlicht (Partsch und Treuenfels, Kunert). Von den anderen führe ich folgende bezeichnende Krankengeschichten an.

Fall 9. Karl W., Droschkenbesitzer. 7. V. 1901. Der Patient gibt an, Ende November vorigen Jahres sei plötzlich auf der linken Gesichtsseite eine von heftigen Schmerzen begleitete Schwellung aufgetreten. Nach einigen Tagen habe durch eine Öffnung, die sich auf dem Alveolarkamm des linken zahnlosen Oberkiefers bildete, ein Ausfluß von Eiter nach dem Munde begonnen, der zunächst periodisch bis Anfaug Dezember angehalten habe. Einmal sei in dieser Zeit auch ein heftiger Eiterausbruch aus der Nase erfolgt. Von chirurgischer Seite sei dann die Ausflußöffnung etwas erweitert und die dahinter vorgefundene Höhle (angeblich die Kieferhöhle) öfter tamponiert worden. Die Tamponade sei bis zum März fortgeführt worden. Die Höhle sei drei Wochen lang täglich vom Munde her ausgespült worden und dann, als die beabsichtigte Schließung der Öffnung nicht eintrat, geätzt worden.

Äußerlich ist keine Veränderung der Kiefer zu bemerken. Das Gebiß ist fast vollständig zerstört. Der linke zahnlose Oberkiefer zeigt in der Gegend des ersten Molaren auf dem Alveolarkamm eine kreisrunde Öffnung von $^1/_2$ cm Durchmesser. Um die Öffnung herum sind weißliche Ätzschorfe sichtbar. Oberhalb der Öffnung erweist sich die bukkale Wand des Oberkiefers als aufgetrieben. Der Knochen ist verdünnt und gibt dem Fingerdrucke nach. Die Sondierung der hinter der Öffnung liegenden Höhle ergibt eine Tiefe von 4 cm. An einer Stelle bietet die sonst weiche Bekleidung der Höhle der Sonde einen rauhen Widerstand. Es läßt sich nur ein sehr schwacher Luftstrom von der Nase her durchpressen. Beim Einspritzen von Wasser in die Öffnung kommt nur ein sehr geringer Teil zur Nase heraus, der weitaus größte Teil fließt durch die Öffnung in den Mund zurück. Das Wasser zeigt geringe Mengen flockigen Sekrets, jedoch keine Bestandteile von zähem Eiter.

Operation am 9. V. Nach Ausspülung wird der Zugang zu der Höhle dadurch gründlich erweitert, daß ein Teil des verdünnten Knochens und der Zystenwandung exstirpiert wird. Die Höhle wird dann mit Jodoformgaze tamponiert.

11. V. Der Tampon liegt gut und wird gelassen.

17. V. Der Tampon wird herausgenommen und zeigt nur den reinen Jodoformgeruch. Die Zystenhöhle ist jetzt vollkommen übersichtlich. Vom Wundrande werden noch kleine, von der Exstirpation herrührende Knochensplitter fortgenommen. Der Knochenrand liegt noch frei. Bei der Beleuchtung der Höhle wird die Stelle, an der die Kommunikation mit dem Antrum Highmori zeitweise bestand, dadurch deutlich erkennbar, daß bei dem Versuch, Luft von der Nase her durch das Antrum zu pressen, an der betreffenden Stelle sich die Epithelbekleidung von der Zystenwand etwas abhebt und vereinzelte kleine Luftbläschen auftreten. Nochmalige Tamponade mit Jodoformgaze.

Fall 10. Frl. F., 49 Jahre. 23. IV. 1907. Die Patientin bemerkt seit $^1/_4$ Jahr eine Schwellung am linken Oberkiefer. Ende Januar 1907 wurden Zähne extrahiert, doch die Schwellung dauerte fort. Außerdem besteht seit dieser Zeit eine Eiterung in der Gegend von |5. Schwellungen der Weichteile traten nicht auf. Die eingeführte Sonde dringt 3 cm tief in einen Hohlraum ein, kann aber 5 cm durch ihn in die Nase eingeführt werden. Aus der Nase keine Eiterung.

Operation: Mit bogenförmigem Schnitt wird unter Kokain-Adrenalin-Anästhesie die Schleimhaut des Mundes von der Zystenwand abgehoben. Als versucht wird, mit dem Messer ein markstückgroßes Stück der Wand zu exzidieren, gewahrt man, daß das Messer bereits in die Kieferhöhle vordringt und sie an der hinteren unteren Wand eröffnet hat, so daß man frei in die gesunde Höhle hineinsieht. Es hat also die Zyste den Boden der Kieferhöhle perforiert, so daß die Gefahr bestand, bei der Exzision des Zystenbalges die Kieferhöhle breit zu eröffnen. Um einen sehr schwer schließbaren Defekt zu vermeiden, wird der Zystenbalg mit der äußeren Schleimhaut durch vier Seidennähte vernäht, damit die Kieferhöhle wieder geschlossen ist. Tamponade der Zystenhöhle mit Jodoformgaze.

Fall 11. Georg K., 42 Jahre. 12. XI. 1907. Vor einem Jahre wurde dem Patienten |2 gefüllt; bald traten in ihm Schmerzen auf. Darauf wurde die Füllung entfernt und der Zahn behandelt. Bei seiner Eröffnung trat Eiterentleerung auf. Das Gesicht schwoll an und nach 14 Tagen wurde |2 extrahiert, der an der Hinterfläche der Wurzel Arrosionen aufweist. Nach kurzer Zeit trat wieder Schwellung auf, namentlich übler Geruch aus der Nase. Seit acht Wochen erneute Schwellung an der Vorderfläche des Gesichts bis zum Orbitalrande hinauf.

Operation: Bei dem Patienten wird unter Kokain-Adrenalin an der Stelle, wo |2 fehlt, ein Lappenschnitt gemacht, der Lappen aufwärts präpariert; die Ablösung erfolgt wegen narbiger Veränderung nur mühsam; dabei zeigt sich, daß die Vorderwand des Processus alveolaris verdünnt ist. Nach ihrer Fortnahme gelangt man nach Ablösung einiger Granulationsmassen in eine von |2 aus sich nach hinten ziehende $2^1/_2$—3 cm tiefe Höhle, durch deren Hinterwand die Sonde in die Kieferhöhle vordringt. Nach gründlicher Ausräumung der Höhle erweist sie sich zum großen Teile glatt ausgekleidet. Nach ihrer Säuberung wird sie mit Jodoformgaze tamponiert und wegen der Enge des Zuganges der Hautlappen vollständig exzidiert, um auf die Dauer den Zugang von vorn zu sichern. Nach der Exzision ziemlich heftige Blutung, die aber durch Kompression gestillt wird.

In 5 Fällen wurde nach der Operation Auftreten einer Perforation zur Kieferhöhle beobachtet. Es ist anzunehmen, daß durch den Luftstrom bei starkem Pressen die dünne Zysten-Antrumwand, die wir ja auch öfters bei der Operation sich bewegen sehen, an einer Stelle eingerissen ist, und so eine Kommunikation mit der Kieferhöhle zustande kommt. In einem Falle haben wir wohl mit einer kleinen Wandnekrose zu rechnen.

Es kam auch ein Fall zur Beobachtung, bei dem völlig unabhängig voneinander Oberkieferzyste und Kieferhöhlenempyem derselben Seite bestanden:

Fall 12. Oskar Sch., Hilfsbremser, 27 Jahre. 24. X. 1902. Patient hat seit $^1/_2$ Jahr öfters Schwellungen am linken Oberkiefer. Seit 14 Tagen bemerkt er Eiterung aus der linken Nase, besonders frühmorgens, und empfindet dumpfen, drückenden Kopfschmerz links und in der ganzen Stirn. Er braucht 2—3 Taschentücher täglich.

Foetor ex ore. Es besteht außen eine ganz leichte Auftreibung nahe der Nase, welche unempfindlich ist. Im linken Oberkiefer sind Wurzelreste von |4 und |6 vorhanden, die anderen Zähne intakt. Ausspülung der Nase: nur Nasenschleim. Mittlerer Nasengang frei. Extraktion von |6, wobei die Zange, ohne Widerstand zu finden, etwas hoch rutscht. Nach der Extraktion stürzt Eiter aus der palatinalen Alveole, in deren Tiefe die Sonde hochdringt, ohne jedoch ganz frei beweglich zu sein. Sie stößt nach einem kurzen Stück wieder auf Widerstand. Einführung einer

Kupferkanüle und Probeausspülung. Die Flüssigkeit, welche noch etwas Eiter zutage fördert, fließt durch den Mund zurück, Kommunikation mit der Nase fehlt von hier aus.

Extraktion der Wurzelreste von |4, an deren palatinalem sich eine längere Fungosität befindet. Die Sonde dringt auch durch die palatinale Alveole von |4 ohne wesentlichen Widerstand in einen Hohlraum, welcher sich bei der Durchspülung als die Kieferhöhle erweist. Die Kochsalzlösung fließt durch die Nase ab und befördert ziemlich reichlich flockigen, säuerlich riechenden Eiter heraus. Tamponade beider palatinalen Alveolen bis in die Kommunikationsöffnungen.

18. XI. Patient, welcher keine Zeit hatte, wiederzukommen, war in der Zwischenzeit frei von jeder Eiterung aus der Nase und von Kopfschmerzen. Nach Entfernung der Tampons gelangt man bei |6 etwa 3 cm tief, bei |4 ist die Wunde nicht mehr sondierbar. Spülung erweist keine Kommunikation mit der Nase. Es wird von allen weiteren Eingriffen Abstand genommen.

Patient entzog sich der weiteren Beobachtung.

Daß sich das Wachstum der Zyste auch am Nasenboden bemerkbar macht, und sie hier als Vorwölbung unter dem vorderen Ansatze der unteren Muschel rhinoskopisch zu beobachten ist, wird von Gerber besonders hervorgehoben, ist auch von uns wiederholt beobachtet worden, gehört aber immerhin zu den selteneren Beobachtungen und kommt fast nur vor bei Zysten, die von den Schneidezähnen ausgehen. Perforationen von Oberkieferzysten in die Nase, wie sie z. B. Lindt und Torger veröffentlicht haben, beobachteten wir viermal. Zwei Fälle wurden bereits an anderer Stelle (Kunert, Partsch und Kunert) veröffentlicht. Die anderen Fälle sind folgende:

Fall 13. Sch., Kaufmann, 22 Jahre. 15. IX. 1896. Patient hatte früher tiefkariöse Wurzel von 2|, die extrahiert worden ist. Oberhalb der Wurzel zystöse Geschwulst, welche wiederholt inzidiert wurde, aber trotzdem nicht verschwand. Jetzt besteht beim Patienten außer einem vernarbten Defekt am Alveolarfortsatz eine kugelige Vorwölbung. Punktion derselben fördert einen besonderen Inhalt nicht zutage, auch gelingt es nicht, Flüssigkeit durchzuspülen durch die unterhalb bestehende Fistelöffnung.

Unter Kokainanästhesie wird eine Exzision der deckenden Schleimhaut gemacht, mit der Cooperschen Schere die Wand der Knochenauftreibung bloßgelegt. Es gelingt dann, mit der Schere in einen von mindestens $^1/_2$ cm dicker Knochenlamelle überdeckten haselnußgroßen Hohlraum einzudringen und denselben durch breite Exzision soweit freizulegen, daß die Spitze des kleinen Fingers in den Raum eindringen kann. Eiter oder Flüssigkeit entleert sich nicht. Die Höhle wird mit Jodoformgaze ausgestopft.

17. IX. Der Tampon zeigt Zersetzung durch seinen stinkenden Geruch. Nach der Operation war keine Schwellung eingetreten, auch keine Schmerzen. Nach Ausspülung der Wunde wird wieder mit Jodoformgaze tamponiert.

Bei der Inspektion der Höhle zeigt sich, daß die Tiefe von Granulationen eingenommen ist. Bei Luftdurchpressen wird die Schleimhaut der Nase vorgepreßt, deutliche Kommunikation zwischen Zyste und Nasenhöhle.

7. X. Der in die Zystenhöhle eingeführte Tampon tritt im unteren Nasengang heraus und inkommodiert den Patienten. Er wird deshalb entfernt, und die Zystenhöhle mit Jodoform eingestäubt.

19. X. Die Wunde ist beinahe vollkommen geschlossen, entleert kein Sekret, und Patient kann entlassen werden.

Fall 14. H., Zeitungsverleger. 16. IX. 1910. Nach Extraktion eines Molaren links oben ist eine Höhle zurückgeblieben, aus der sich dauernd Eiter entleert. Sie ist wiederholt von einem Zahntechniker ausgespült worden, ohne daß ein Verschluß eingetreten wäre.

Beim Patienten besteht an dem sonst zahnlosen linken Oberkiefer — nur |2 3 steht — eine Auftreibung, die auf Druck Eiter entleert, in welche die Sonde ca. 2—3 cm eindringt und worin sie freibeweglich ist. Das Röntgenbild zeigt deutlich eine Höhlenbildung von Haselnußgröße.

Operation: Unter Novokain-Adrenalin-Anästhesie wird eine Aufklappung der Schleimhaut gemacht und dabei verdünnter Knochen nachgewiesen, bei dessen Exzision man in eine tiefe Höhle gelangt, welche mit der Nasenhöhle kommuniziert, indem der Luftstrom von ihr ohne weiteres eindringt. Größere Eiteransammlung ist nicht vorhanden. Die Höhle wird mit Jodoformgaze soweit tamponiert, daß die Wundränder unter dem Einfluß des Tampons stehen.

Der seltene Fall, daß eine Wurzelzyste nach außen perforiert, wurde einmal beobachtet. Die Erscheinungen waren derartig, daß zuerst an eine infolge chronischer Periodontitis bezw. Periostitis aufgetretene Wangenfistel gedacht werden mußte. Erst im Laufe der Behandlung stellte sich die richtige Diagnose „Zyste" heraus, so daß die entsprechende Therapie eingeleitet werden konnte. Dieser Fall ist von Else Hamecher ausführlich publiziert worden.

Der Inhalt der Zysten ist sehr verschieden, je nachdem, in welchem Stadium die Zyste zur Beobachtung kommt. Der „normale" Zysteninhalt, der sich in uneröffneten Zysten findet, „stellt eine helle, ziemlich dünnflüssige, seltener fadenziehende, eine dünnem Honig ähnliche Flüssigkeit dar, die arm an geformten Elementen zu sein pflegt. Einige Lymphkörperchen, meist stark verfettet, vereinzelte rote Blutkörperchen sind meist die einzigen zelligen Bestandteile. Häufig begegnet man Cholestearintafeln" (Partsch). Daß bei dem im allgemeinen beschwerdelosen Wachstum der Zysten sie nicht sehr häufig uneröffnet zu beobachten sind, ist wohl verständlich. Nur 84 Zysten kamen völlig uneröffnet in Behandlung. Bei stärkerem Wachstum kommt es zu einer Perforation in das Vestibulum oris, und es bildet sich eine Fistel aus. Erwähnen möchte ich, daß diese Fisteln sich von den gewöhnlichen Zahnfleischfisteln, die sich bei chronischen Periodontitiden finden, darin unterscheiden, daß ihr Maul in der Regel nicht wie bei diesen mit einem Granulationsknopfe besetzt ist, sondern eine schmale, kaum sichtbare, auch mit der Sonde schwer auffindbare, feine Öffnung darstellt. Diese Öffnungen gewähren einerseits der Zystenflüssigkeit Abfluß, andererseits ist in ihnen Eitererregern aus der Mundhöhle der Weg zum Zysteninhalte gegeben. Einen zweiten Weg zum Zysteninhalte stellen für die Infektionserreger die offenstehenden Wurzelkanäle der zerstörten Zähne dar, und schließlich bietet ihnen häufig ein therapeutischer Eingriff, die Inzision, den Weg. So kommt es, daß viele Zysten, wir beobachteten 145, vereitert zur Behandlung kommen. Nach Williger kann eine Vereiterung uneröffneter Zysten auch durch Schmelzsprünge nach Traumen zustande kommen.

Die Zystenflüssigkeit weist gewöhnlich alkalische Reaktion auf. Nur dreimal fand sich saure, einmal amphotere Reaktion. Cholestearin wurde teils makro-, teils mikroskopisch 67 mal nachgewiesen. In zwei Fällen fanden sich aus Cholestearin bestehende Konkremente. Im ersten Falle handelte es sich um eine seit 10 Monaten vom Patienten beobachtete Zyste. Bei der Operation entleerte sich „helle Flüssigkeit mit Cholestearin gemischt; in der Höhle eine perlenartige Konkretion von Cholestearin von Erbsengröße, die mit dem Löffel herausgenommen wird". Im zweiten Falle, der eine seit $^1/_4$ Jahr bemerkte Zyste betraf, ist im Operationsberichte, die „Entfernung eines Cholestearinkristalles" vermerkt.

Das Versenken eines Wurzelrestes in eine Zystenhöhle bei einem Extraktionsversuche wird öfters als ziemlich häufiges Ereignis hingestellt. Es fanden sich nur in 14 Zysten versenkte Wurzeln.

Das Vorkommen mehrerer Wurzelzysten bei einem Patienten ist mehrmals beobachtet worden (Baume, Hern und Gould, Kleinmann, Stoppany, Szabó, Dependorf, Boennecken). Philipp beobachtete sogar 4 Zysten bei demselben Patienten. Wir bekamen 13 Patienten mit mehreren Wurzelzysten in Beobachtung; 4 dieser Fälle sind bereits von Neumann veröffentlicht worden. Die übrigen Fälle führe ich an. (Ein Fall wird besonderer Verhältnisse wegen weiter unten zitiert werden, s. Fall 29.)

Fall 15. Mathilde B., 21. III. 1892. (Beob. 6 aus Partschs Arbeit von 1892.)

Vor einem halben Jahre entstand bei der sonst gesunden Patientin eine Schwellung am linken Oberkiefer, die auf Druck schmerzhaft war. Dieselbe machte sich wenig in der Fossa canina bemerkbar. Vor vier Wochen wurde der Versuch gemacht, einen Wurzelrest des ersten Bikuspis zu entfernen, dabei entleerte sich aus der Geschwulst eine helle, gelbliche Flüssigkeit, dünn, geruchlos, süßlich schmeckend. Die Menge betrug ungefähr einen Eßlöffel.

Mit der Zeit ist hin und wieder nach einigen Tagen, ohne daß Schmerzen auftraten, Entleerung geringer Flüssigkeiten erfolgt.

Jetzt besteht bei Patientin am linken Alveolarfortsatze eine gleichmäßige, harte Auftreibung des Oberkiefers in kleiner Walnußgröße. Die Extraktionswunde des ersten Bikuspis ist nicht vollständig verheilt, man gelangt mit einer feinen Sonde durch den Alveolarfortsatz $3—3^1/_2$ cm in die Tiefe, um dort auf Widerstand zu stoßen. Etwas dünne, helle

Flüssigkeit fließt aus der Höhle aus. Eröffnung der Zyste; Ausspülung, Jodoformgazetampon.

17. X. 1910. Da bei der Patientin, trotzdem der zweite Bikuspis links oben behandelt worden ist, aus einer feinen Fistel vor ihm, die aber nicht mit Granulationen besetzt ist, immer noch dünnflüssiger, zersetzter Eiter quillt und die eingeführte Sonde keine Klarheit verschafft, wird unter Novokain-Adrenalin unterhalb der Fistel bogenförmig inzidiert. Man gelangt dabei in eine fast walnußgroße, 3 cm tiefe Höhle, die mit übelriechendem Eiter angefüllt ist. An der hinteren unteren Wand der Höhle liegt, konkav ausgehöhlt, die Wurzel des zweiten Bikuspidaten bloß. Sie wird horizontal abgetragen und erweist sich bei näherem Zusehen mit einer bräunlichen Masse bedeckt. Der Lappen wird eingeschlagen, nach Jodeinblasung in die Höhle durch Tamponade festgehalten.

Fall 16. Berta L., 19 J. 3. X. 1893. Das Mädchen gibt an, bis vor $^{1}/_{2}$ Jahr gesund gewesen zu sein, bis sich langsam, allmählich, ohne Schmerzen eine Schwellung am rechten Unterkiefer einfand, die allmählich gewachsen ist. Die zwei Backzähne rechts waren schon längere Zeit kariös. Vor ungefähr 14 Tagen trat plötzlich unter Zunahme der Schmerzen eine Steigerung der Schwellung ein.

Am rechten Unterkiefer findet sich eine walnußgroße, deutlich fluktuierende Schwellung, die auf Druck schmerzlos ist und keine Veränderung der Schleimhaut zeigt, weder Rötung noch Schwellung. Erster Molar tief zerstört, leicht gelockert, auf Druck nicht schmerzhaft. Der zweite Molar ist flach kariös, Krone zerstört, gelockert, nicht druckempfindlich. Punktion der Schwellung ergibt eine dünne, seröse, leicht getrübte, reichlich Cholestearin enthaltende Flüssigkeit.

Extraktion des zweiten Molaris leicht, da die Außenwand der Alveole bereits durch Druckschwund zum Teil verödet ist, so daß dünne Stücke sich leicht von der Wand ablösen lassen. Die beiden Wurzeln des ersten Molaris werden gesondert extrahiert; bei deren Entfernung stürzt in größerer Menge dieselbe Flüssigkeit von dem Hohlraum nach, die Wurzeln sind denudiert. Von der Alveole des ersten Molaris gelangt man mit Leichtigkeit in die große Zystenhöhle, in welche ein Jodoformgazetampon eingelegt wird. Die Alveole des zweiten Molaris kommuniziert nicht mit der Höhle.

6. X. Neue Tamponade, Spülungen.

21. X. Patientin gibt an, in den letzten Tagen Schmerzen gehabt zu haben. Auch läßt sich auf Druck noch immer eine größere Menge eitrigserösen Sekrets ausdrücken. Spülungen.

27. X. Unter submuköser Kokaininjektion (1 %/₀ Kokain) wird die äußere Zystenwand mit Knochenschere, Pinzette und Schere entfernt in Größe eines Zehnpfennigstückes; Blutung nicht bedeutend; man gelangt in eine ca. 3 cm tiefe Höhle, in der sich die Sonde deutlich hin und her bewegen läßt. Nach Ausspülung des Mundes Tamponade mit Jodoformgaze. Spülungen.

30. X. Höhle volle 3 cm tief. Patientin zeigt leichte, ödematöse Schwellung ohne subjektive Beschwerden. Neue Tamponade. Spülungen.

17. X. 1894. Patientin erscheint wiederum im Institute mit ähnlichen Beschwerden, wie auf der rechten Seite im vorigen Jahre. Am linken Unterkiefer fühlt man eine kugelige Vorwölbung, walnußgroß, mit dem Knochen verwachsen. Haut verschieblich, unbeteiligt. Im Munde sieht man Wurzelreste von ͞6 und in gleicher Höhe am Kiefer den Ansatz der kugeligen Vorwölbung. Fluktuation. Bei der Extraktion der distalen Wurzel entleert sich eine große Menge seröser, durchsichtiger Flüssigkeit, welche sehr viel Cholestearin erkennen läßt. Da die Höhle nun völlig leer und durch die Alveole breit kommuniziert, wird der Patientin nur

ein Spülwasser mitgegeben. Die mikroskopische Untersuchung ergab zahlreiche Cholestearintafeln, viele in fettiger Degeneration begriffene weiße Blutkörperchen. Reaktion sauer.

14. XI. Da trotz der freien Kommunikation der Zyste mit der Mundhöhle durch die Alveole Retention von Flüssigkeit stattfindet, wird unter Kokain-Anästhesie die Exzision der äußeren Wand der Zyste ausgeführt. Jodoformgazetamponade.

16. XI. Patientin hat keine subjektiven Beschwerden, Schwellung unbedeutend, Tampon reizlos; Abtragung des im Munde liegenden Stückes.

6. XII. Patientin wird nach in der Zwischenzeit zweimal vorgenommenem Tamponwechsel entlassen nach Entfernung der Tampons mit der Weisung, die Höhle auszuspülen.

Fall 17. Bruno G., Kaufmann, 32 Jahre. 2. VII. 1898. Patient ist vor einem Jahre am rechten Oberkiefer wegen einer Zyste operiert worden. Er stellt sich wegen gleicher Beschwerden auf der linken Seite des Oberkiefers vor.

Rechts sieht man am Oberkiefer vom Munde her noch eine leichte Einbuchtung der sonst völlig verheilten Zyste. Auf der linken Seite zeigt sich am Alveolarfortsatze des zahnlosen Oberkiefers ungefähr an Stelle von |2 eine Fistel, durch die man mit der Sonde in eine fast 2 cm tiefe Höhle gelangt. Der Oberkiefer ist an der fazialen entsprechenden Seite fast gar nicht vorgewölbt.

Unter Kokain-Anästhesie wird ein großes Stück der äußeren Zystenwand exzidiert ohne Abpräparation des Schleimhautlappens, da sich die Zystenhöhle als ziemlich flach erweist. Bei der Operation entleert sich eine große Menge von gelbem, übelriechendem Eiter.

Fall 18. Susanne W., 38 Jahre. 7. X. 1900. Patientin hat seit zwei Jahren links am Oberkiefer eine Schwellung. Schmerzen haben nicht bestanden. Auch besteht schon lange Ausfluß von dünner Flüssigkeit nach dem Munde. Seit ein paar Wochen will Patientin eine bedeutende Steigerung der Schwellung bemerkt haben.

Es besteht eine sehr große Auftreibung oberhalb der Wurzeln von |5 6 kugelig vorspringend, zirkumskript, auch von außen sofort imponierend. Man fühlt deutlich die scharfe Umrandung eines aus dem Knochen der Fazialfläche des Oberkiefers ausgeschlagenen, etwa $1^1/_2$ qcm großen Stückes. Sehr ausgesprochene Fluktuation.

Zunächst Inzision zur Besichtigung des Inhaltes. Sehr dünnflüssig, hellbräunlich; kein Cholestearin zu sehen.

18. X. Operation: Es wird eine mächtige Höhle eröffnet. Tiefe über 6 cm. Tamponade. Dabei bemerkt man über den Wurzeln von 2 1| gleichfalls leichte Eindrückbarkeit, und die Nadel gelangt in einen Hohlraum. Eröffnung einer zweiten kleineren Höhle, welche $3^1/_2$ cm tief ist.

15. X. Entfernung der Tampons.

27. XI. Tiefe rechts $2^1/_2$ cm, links 5 cm.

Fall 19. Frau K., 30 Jahre. 27. X. 1901. Patientin litt seit längerer Zeit an Zahnschmerzen, verbunden mit Reißen der rechten Gesichtshälfte, Schwellung und Eiterung am Oberkiefer rechts, während sich links gleichzeitig ähnliche Beschwerden einstellten, wenn auch nicht so schlimm. Sie ließ nun etwa im März beiderseits einige Zähne ziehen. Jedoch fand sie nicht die gesuchte Erleichterung. Vielmehr blieb dauernd Eiterung an den Stellen zurück, sich auch jetzt wieder rechts mehr geltend machend als links; besonders quälten sie auch Kopfschmerzen. Rechts sammelte sich so viel Eiter an, daß sie täglich, bisweilen mehrfach am Tage, eine sich nach dem Gaumen aufwölbende Schwellung ausdrücken konnte, wobei dann blutgemischter, dünner, übelriechender Eiter ausfloß. Eiterung aus der Nase ist nie vorgekommen. Es wurde gelegentlich ohne Erfolg inzidiert.

Patientin macht einen etwas geschwächten Eindruck, ist leicht hysterisch.

Man sieht jetzt bei der Patientin sowohl rechts wie links im Oberkiefer hinter den Eckzähnen (die Bikuspidaten fehlen alle) symmetrisch auf der Außenseite des bereits leicht resorbierten Alveolarkammes feine Fistelmäuler. Rechts dringt die Knopfsonde in eine tiefe Höhle, in welcher sie nach allen Seiten frei beweglich ist; links ist die Höhle zunächst weniger tief sondierbar. Entzündliche Erscheinungen sind nicht ausgesprochen. Aus der Höhle des linken Oberkiefers fließt auf Druck dünner bräunlicher Eiter aus, die rechte ist ziemlich leer.

Operation: In Bromäthernarkose (20 g) wird die breite Eröffnung der Herde durchgeführt. Inzision, Abhebelung der Zahnfleischperiostbekleidung und Exzision der fazialen Wände mit großer Cooperscher Schere und Schneidemeißel. Es entleert sich wenig Sekret. Die Höhle links ist jetzt auch als breit und groß erkennbar. Jodoformgazetamponade.

Fall 20. Louise L., 44 Jahre. 28. VI. 1904. Patientin gibt an, daß sie seit April d. J., wo ihr einige Zähne des Unterkiefers extrahiert worden seien, eine Anschwellung desselben bemerke. Hierdurch beunruhigt, habe sie sich an einen Arzt und dann an einen Zahnarzt gewandt; es sei eine Inzision gemacht worden, aber eine Besserung nicht eingetreten. Ob die Schwellung schon vor der Extraktion der Zähne bestanden oder sich erst nachträglich gebildet hat, läßt sich bei den unklaren Angaben der Patientin nicht genau feststellen.

Bei der äußeren Betrachtung sieht man auf der linken Seite der Patientin unterhalb des angulus oris eine leichte Schwellung. Die intraorale Inspektion zeigt dieselbe herrührend von einer Schwellung auf dem äußeren Rande des Alveolarfortsatzes in der Gegend des ersten und zweiten Bikuspidaten. Der Kiefer ist auf der linken Seite bis auf die Wurzelreste von |6.7 zahnlos. Die Haut über der Schwellung ist gerötet und läßt die Gefäßzeichnung deutlich erkennen. Einzelne weißlich gefärbte Striche deuten auf die stattgefundenen Inzisionen hin. Bei der Palpation ergibt die Schwellung auf der Höhe ein deutliches Fluktuationsgefühl, nach der Seite zu kann man einen scharfen Rand abtasten. Die Punktion ergibt, daß der Inhalt aus einer trüb-serösen, mit etwas Blut untermischten Flüssigkeit besteht, in der sich Cholestearinkristalle makroskopisch nicht nachweisen lassen. Nach der Entleerung der Schwellung fühlt man in der äußeren Wand einzelne härtere Stellen, welche wohl als Reste des resorbierten Knochens anzusehen sein dürften.

Die Operation besteht in der Exzision der äußeren Wand. Die Höhle welche ca. 3 cm tief und 6 cm breit ist, wird mit Jodoformgaze tamponiert.

3. VII. Tamponade fortgelassen, Höhle bedeutend verkleinert.

1. VIII. Tiefe der Höhle nur noch flach, 1 cm.

19. III. 1908. Patientin kommt mit der Beschwerde zu uns, daß sich seit 14 Tagen am rechten Oberkiefer ein Knötchen gebildet habe, das an Größe zugenommen habe, allerdings schmerzlos.

Man bemerkt äußerlich an der Patientin durch Schwellung einen kleinen Ausgleich der rechten Nasolabialfalte. Palpation ergibt eine walnußgroße Geschwulst, die bei Inspektion des Mundes oberhalb 43| lokalisiert ist und Fluktuation verrät. Deckende Schleimhaut und Umgebung normal, die fluktuierende Stelle ist von einem knochenharten Rande umgeben. Punktion der Geschwulst bringt bernsteinfarbige glitzernde Flüssigkeit zutage, die unterm Mikroskop Cholestearinkristalle in Masse zeigt.

Unter Kokain-Adrenalin-Anästhesie Extraktion der Wurzeln von 6 5 4 3 2|, wobei sich aus der Alveole von 3| ein Strahl bernsteinfarbiger Flüssigkeit ergießt. Die Schleimhaut über der Vorwölbung wird mit der vorderen Wand des Zystenbalges exzidiert, und man kommt sogleich in die Zyste, da der Knochen bereits resorbiert ist. Die Höhle, mit Epithel ausgekleidet, mißt $1^1/_2$ cm in Tiefe und Weite. Jodoformgazetamponade.

21. III. Tamponade erneuert.

27. X. Die Zyste hat sich so verkleinert, daß man nur noch mit der Spitze einer feinen Sonde hineingelangt.

Fall 21. Frau G., 29 Jahre. 2. XI. 1905. Vor sechs Jahren Stiftzahn auf die Wurzel von |2, sofort danach Schmerzen und Schwellung mit Lockerung sämtlicher Zähne, die erst vor $1^1/_2$ Jahren nach Entfernung des Stiftzahnes wieder fest wurden. Auftreibung oberhalb des Stiftzahnes, öfters inzidiert, Ulzerationen gingen auch oft spontan auf. Ein Arzt inzidierte und ordnete Tamponade an. Extraktion von |2. Seit Frühjahr immer selbst Tamponade mit Stricknadeln und Watterollen gemacht.

An Stelle von |2 Lücke, in welche man mit einer Sonde hineindringen kann, nachdem 15 cm lange Wattetampons (2 Stück) entfernt sind. In der Tiefe stößt die Sonde auf festen knöchernen Widerstand. Außen oben an der Umschlagfalte deutliche Vorwölbung sichtbar in dem Verlauf der Alveole von |2. Keine Schmerzen, weder spontan noch auf Druck, auszulösen.

Operation: Injektion von Kokain-Adrenalin, gute Anästhesie. Keine besondere Blutung. Bogenförmiger Lappenschnitt zur Aufklappung der Schleimhaut eröffnet nach Zurückschieben des Periostes mit dem Elevatorium eine ca. fünfzigpfennigstückgroße, weißlich schimmernde Knochenfläche, welche auf Druck deutlich federt. Umschneidung und Auslösung des Knochenstückes mit dem Meißel. Dahinter eröffnet sich eine Zyste mit Balg, der mittels Schere exzidiert wird, nachdem vorher der Knochendefekt mit dem Schneidemeißel erweitert ist. Einpulvern mit Isoformpulver, Hineintamponieren des Schleimhautlappens und eines Isoformgazestreifens. Dauer ca. zehn Minuten.

9. XI. Tamponade entfernt, kein übler Geschmack oder Geruch bemerkt. Spiegelnde Zystenmembran in der Tiefe sichtbar. Höhle volle 2 cm tief. Entfernung von mehreren kleinen Knochensplittern des unteren Randes. Erneute Tamponade mit Isoformgaze.

16. XI. Tampon fortgelassen, Spritze verordnet. Oberer Lappen angeheilt, untere Wundfläche granulierend.

14. XII. Höhle bis auf $1^1/_2$ cm verkleinert; Wurzelrest vom lateralen Schneidezahn, wohl unter einem Teil des Balges nasalwärts verborgen gewesen, heute erst sichtbar, entfernt.

30. XI. 1906. Patientin stellt sich wieder vor. Die alte Zyste linkerseits ist ganz ausgeheilt und in eine flache Narbe verwandelt, die als seichte Bucht oberhalb von |2 hervortritt.

Im Sommer bekam Patientin über 2| stärkere Schwellung mit Schmerz und angeblich auch Durchbruch in die Mundhöhle, wo noch eine Narbe zurückblieb. Bei Extraktion des Zahnes trat damals angeblich starker Eiterausfluß ein. Trotz der Entfernung des Zahnes hat die Eiterung nicht nachgelassen, sondern sie kommt noch aus einer an der alten Extraktionswunde befindlichen Öffnung. Hier besteht ein nicht von Granulationen ausgefüllter Spalt. Die Sonde gelangt $2^1/_2$ cm tief in eine freie Höhle, ohne daß Blutung hervorgerufen wird.

Operation: Unter Kokain-Adrenalin wird bei der Patientin eine Aufklappung der Schleimhaut oberhalb von 2| gemacht und bei Abhebung derselben konstatiert, daß in Linsengröße der Knochen bereits fehlt und nur membranös geschlossen ist. Die Höhle, welche zwischen 1| und 3|

gelegen ist, und namentlich 3̲⌉ etwas beiseite geschoben hat, wird durch Exzision der äußern Wand eröffnet. Der Versuch, möglichst viel wegzunehmen, scheitert an der Nähe der Wurzeln von 1̲⌉ und 3̲⌉. Die Höhle ist ziemlich kugelig, $1^1/_2$ cm tief, von glatter Schleimhaut ausgekleidet. Einschlagen des Lappens durch Einlegen eines Jodoformgazetampons. In der Höhle war Flüssigkeit nicht mehr vorhanden.

Fall 22. Frl. v. G., 50 Jahre. 30. X. 1909. Die Patientin beobachtet seit ungefähr $^1/_2$ Jahr langsam zunehmende Schwellung am rechten Unterkiefer, ohne daß besondere Schmerzen aufgetreten wären. Seit einiger Zeit wird die Oberfläche in der Gegend des 4̅⌉ viel weicher. Dort steht ein Wurzelrest mit Zahnstein belegt, der eingekeilt ist zwischen einem stark verschobenen 5̅⌉ und dem gerade stehenden 3̅⌉. Am Unterkiefer macht sich nur eine leichte Vorwölbung fühlbar; keine Drüsenschwellung.

Bei der am 30. X. vorgenommenen Aufklappung zeigt es sich, daß die äußere Wand der Alveole bereits fehlt und der Wurzelrest soweit freiliegt, daß er mit dem Hebel ohne weiteres entfernt werden kann. An dem unteren Ende der Alveole geht dieselbe über in eine große, mit Schleimhaut ausgekleidete Höhle, welche sich im Unterkiefer nach hinten ungefähr 3 cm lang zieht und mit einem dicken cholestearinhaltigen Brei gefüllt ist. Der aufgeklappte Schleimhautlappen wird nach Ausspülung in die Höhle eingestülpt und die Höhle mit Jodoformgaze tamponiert.

6. III. 1911. Jetzt findet sich bei der Patientin eine Verdickung des rechten Oberkiefers, nur äußerlich wenig fühlbar, aber auf Druck deutlich nachgiebig. Die Nachgiebigkeit fühlt man auch vom Gaumen her. Das Röntgenbild ergibt deutlich eine große Höhle. Rechts ist 1̲' sehr stark nach hinten unten verschoben.

Operation: Am 6. III. wird unter Novokainanästhesie bei der Patientin die Schleimhaut abgelöst und aus der Tumorwand ein großes Stück der Zyste ausgeschnitten. Aus der Höhle, die eröffnet wird, fließt eine helle, klare Flüssigkeit ohne Cholestearinkristalle. Die Höhle ist regelmäßig gebuchtet, dehnt sich über die Mittellinie hinaus aus. Sie geht 3 cm in die Tiefe. Am Boden derselben ist ein mindestens fünfzigpfennigstückgroßer Defekt vorhanden, wo die Gaumenschleimhaut ohne weiteres in die Zyste eindrückbar ist. Es wird deshalb von einer Exstirpation der Zyste Abstand genommen und der obere Schleimhautlappen in die Zyste eingelagert und die Höhle tamponiert.

Man muß annehmen, daß bei diesen Patienten eine gewisse individuelle Disposition zur Zystenbildung vorliegt, so daß bei ihnen ein chronischer Prozeß an der Wurzelhaut häufiger zur Zystenbildung führt, wie andererseits bei manchen Patienten an mehreren Zähnen die chronische Wurzelhautentzündung zur Perizementitis führt. Vielleicht haben wir diese individuelle Disposition — Williger glaubt auch an eine familiäre Disposition, da er bei zwei Brüdern infolge eines Trauma Zysten auftreten sah — in einer besonders geringen Dichte des Knochengewebes zu suchen. Dafür würde sprechen, daß 11 unserer 13 Patienten weiblichen Geschlechts waren. Ein Patient, dessen Krankengeschichte von Neumann veröffentlicht ist, hatte 4 Zysten, alle anderen 2. In zwei Fällen betrafen die Zysten die gleiche Kieferhälfte, in 3 Fällen bestand eine im Ober- und eine im Unterkiefer. Bei 5 Patienten betrafen die Zysten symmetrische

Zähne. Es handelt sich hier zweimal um erste Molaren, ebenso oft um erste Bikuspidaten und einmal um laterale Schneidezähne, also um Zähne, die zu den häufigen Zystenträgern gehören, so daß man wohl besondere innere Gründe für diese Symmetrie nicht anzunehmen braucht.

Die Diagnose einer ausgebildeten Zyste stößt im allgemeinen auf keine besonderen Schwierigkeiten. Einzelheiten der Diagnostik wurden bereits gelegentlich gestreift. Als wichtigste Symptome sind der langsame schmerzlose Verlauf, die Knochenaufblähung und Eindrückbarkeit des Knochens, Pergamentknittern oder Fluktuation, je nachdem wie weit die Verdünnung des Knochens vorgeschritten ist, zu erwähnen. Unterstützend ist die Punktion und Untersuchung des Punktates (Cholestearin) heranzuziehen und die Röntgenphotographie. Die Röntgenstrahlen sind ein unentbehrliches Hilfsmittel der Zystendiagnostik geworden und ermöglichen auch die Erkennung kleiner Zysten, die im Kiefer verborgen liegen und noch nicht zu einer Knochenauftreibung geführt haben. Aber auch in vorgeschritteneren Fällen sichern und klären sie die Diagnose und geben Aufschluß über die Lage der Zyste zu den Nachbarzähnen, zur Kiefer- und Nasenhöhle. Es soll jedoch nicht dem schematischen Durchleuchten ohne gründliche Untersuchung das Wort geredet werden. Erst nach sorgfältigster klinischer Untersuchung kommen die Röntgenstrahlen zu ihrem Rechte.

Dieck hat in seinem Atlas die Röntgendiagnostik der Zysten klar auseinander gesetzt. Die Zysten geben im allgemeinen einen scharf begrenzten Schatten von rundlicher oder ovaler Gestalt. Dagegen zeigen die Granulationsherde, die Produkte der granulierenden Wurzelhautentzündung, die wohl die einzige differentialdiagnostische Schwierigkeit darstellen, ein mehr diffuses, unregelmäßig begrenztes Schattenbild. Arrosionen der Wurzelspitze, die als Folge der chronischen granulierenden Periodontitis häufig zu sehen sind, finden sich bei Zysten selten. Verdrängung der benachbarten Zähne und Wurzeln, die recht hohe Grade erreichen kann, ist nur bei Zysten zu finden.

Auf manchen Bildern hat es den Anschein, als ob mehrere Wurzelspitzen in die Zystenhöhle hineinragten. Das kommt daher, daß die Zyste sich hinter den Nachbarzähnen entwickelt hat und diese auf dem Bilde in die Höhle hineinprojiziert sind. Der Ausgangspunkt der Zystenbildung läßt sich dann oft an einer flaschenhalsartigen Ausbuchtung des Zystenschattens erkennen. Über die Größe der Zyste kann das Röntgenbild leicht täuschen, da durch die Projektion eine umfangreiche Höhle nur einen relativ kleinen

Schatten zu geben braucht, während das umgekehrte Verhältnis — großer Schatten, kleine Zyste — kaum vorkommt.

Die Diagnose einer follikulären Zyste gegenüber einer Wurzelzyste ist häufig, besonders in nicht mehr vollständigen Gebissen nur durch das Röntgenbild möglich, was allerdings weniger von praktischer Bedeutung ist.

Wir kommen zu dem praktisch wichtigsten Abschnitte, der Therapie, die im Laufe der Zeit manche Wandlungen durchgemacht hat. Als oberster Grundsatz der Therapie sind auch heute noch Dupuytrens Worte zu betrachten: C'est donc une règle générale d'opérer sans delai les kystes osseux, quand on s'est assuré de leur existence." Die alte Therapie, wie sie bis vor ungefähr 20 Jahren allgemein geübt wurde, bestand in der Eröffnung der Zyste, Erregung einer Entzündung durch reizende Injektionen (z. B. Jodtinktur, Karbolwasser) oder Einlagen, resp. Auskratzen des Zystenbalges, Heilung durch Granulationsbildung. Auch die bloße Extraktion des schuldigen Zahnes mit Entleerung des Zysteninhaltes hielt man in der Regel für genügend, wie 1880 im Verein der Schleswig-Holsteinschen Zahnärzte als Resumée einer Diskussion über Zystentherapie ausdrücklich festgestellt wurde. Heath betonte bereits 1888, daß Inzision einer Zyste dauernden Erfolg nicht habe. Trotzdem haben wir noch Gelegenheit gehabt, 69 auswärts inzidierte Wurzelzysten in Behandlung zu bekommen, darunter Fälle, die 5- und 6 mal erfolglos inzidiert worden waren. Zum Teil ist wohl diese falsche Therapie allerdings auf fehlerhafte Diagnostik, nicht Unkenntnis der entsprechenden Therapie zurückzuführen. Es wurde oben betont, daß Füllung eines Zahnes das Wachstum der Zyste zu beschleunigen scheine. Diese Beobachtung hat Partsch schon besonders deshalb hervorgehoben, weil hermetischer Verschluß des Zahnes zur Therapie der Zysten empfohlen worden ist (Robicsek).

Diese alten Methoden wurden verdrängt durch die von Partsch 1892 empfohlene Methode der breiten Resektion der äußeren Wand der Zysten, durch die eine „Seitenbucht der Mundhöhle" geschaffen wird, die allmählich schrumpft und sich abflacht. Verbessert wurde diese Methode noch durch den Bogenschnitt, der einen zum Zahnfleischrande konvexen Lappen schafft. Dieser Lappen wird nach Ausschneiden der vorderen Wand in die Höhle tamponiert, und dadurch wird die Epithelisation der Wundränder wesentlich beschleunigt. Den Lappen umgekehrt zu schneiden, also mit der Basis über den Zähnen und dem Ende an der Wangenschleimhaut, wie es Gerber vorschlägt, ist nicht zweckmäßig, da ja Partsch seinem Bogenschnitte gerade wegen des Verlaufes der ernährenden Gefäße die

Richtung zum Alveolarrande konvex gegeben hat. Gerbers Verfahren dürfte leicht zu Ernährungsstörungen im Wundlappen führen. Die Partschsche Methode ist jetzt so verbreitet und durch so mannigfache Beispiele aus dem Breslauer Institute erläutert worden, auch in den hier zitierten Fällen wiederholt erwähnt, daß ich an dieser Stelle auf die Anführung von Krankengeschichten verzichten kann. Es wurden nach dieser Methode bei uns bisher 342 Wurzelzysten behandelt und kein Mißerfolg erlebt; ebenso ist von anderen Autoren, ich erwähne nur Weiser, Perthes und Römer, nur über Erfolge dieser Methode berichtet worden. Weiser schreibt: „Seit Prof. C. Partsch seine ingeniöse Methode der Behandlung größerer Zahnwurzelzysten veröffentlicht hat, wird wohl kein rationeller Arzt sich mehr einer anderen Operationstechnik bedienen, als der von ihm für solche angegebenen . . . . .“ Und Römer äußert sich: „Den sichersten Heilerfolg leistet die von Partsch empfohlene Behandlungsmethode, die zugleich noch deswegen sehr empfehlenswert ist, weil sie mit keiner Verstümmelung verbunden ist.“

Trotzdem sind immer wieder andere Vorschläge zur Zystenbehandlung gemacht worden. Helm empfahl 1903 bei erhaltungsfähigen Zähnen Formalineinlagen zur Behandlung der Zysten 2 bis 3 Wochen lang, und noch vor wenigen Wochen berichtete Simpson über Behandlung einer Zyste mit Inzision und nachfolgender Ätzung mit reiner Karbolsäure und Tamponade und empfahl Windmüller Behandlung mit „Jodtinktur und Tamponade“.

Die Kieferresektion wegen Zahnzysten gehört wohl im allgemeinen der Vergangenheit an; bei dem von Preindlsberger und Wodynski 1901 publizierten Falle von Kieferresektion bei Follikularzyste war die Diagnose auf Tumor gestellt. Daß die Kieferresektion bei Zysten aber auch einmal notwendig sein kann, zeigt ein Fall Jungnickels, wo die Zyste bereits den Gelenkfortsatz beteiligt hatte.

Die Operation der Zysten von außen, wie sie u. a. von Fackeldey und Ernst berichtet wurde, ist bei uns nie ausgeführt worden, da sie aus kosmetischen Gründen zu vermeiden ist und wir in allen Fällen vom Munde aus zum Ziele kamen. In dem einen Falle Ernsts entschuldigte Mosetig die Operation von außen damit, daß ein Tumor nicht auszuschließen war. Dieser Verdacht bestand aber im zweiten Falle nicht.

Bei Zysten, die sich nach dem Gaumen zu entwickeln, ist wiederholt die Exzision vom Gaumen her ausgeführt worden. Weiser hat 3 Fälle derartig operiert, ebenso Philipp, Andereya hat einen solchen Fall aufzuweisen. Von unseren Fällen sind 5 (1 Fall betraf eine nicht von den Zähnen ausgehende Zyste) in dieser Weise operiert worden. Allerdings muß man mit der Operation am Gaumen recht sparsam vorgehen, da hier die Abflachung der Höhle wegen des unnachgiebigeren Knochens längere Zeit braucht. 2 unserer Patienten haben lange Zeit unter der Öffnung am Gaumen, durch die die Nahrungsaufnahme gestört wurde, zu leiden gehabt, bei einem bestand sogar noch nach 11 Jahren eine 1 cm tiefe Nische. In einem Falle schlossen wir den Defekt durch eine Prothese, wie es auch Andereya in seinem Falle getan hat.

Operation von der Nase aus, wie sie von Hoffmann und Gerber ausgeführt wurde, ist nicht angebracht, wurde auch von uns nie ausgeführt. Das Zystenepithel stammt vom Mundepithel, wird sich wohl mit ihm leichter vereinigen als mit dem Nasenepithel. Außerdem erscheint eine Reinhaltung der Wunde im Munde leichter durchzuführen als in der Nase.

Über die Erhaltung des die Zyste verursachenden Zahnes sind die Ansichten ebenfalls andere geworden. Albrecht erklärte 1865, ohne Extraktion gäbe es keine Heilung. In den letzten Jahren ist man jedoch dazu übergegangen, unter geeigneten Umständen den Zahn zu erhalten, meist mittels Wurzelspitzenresektion (Weiser, Sachse, Pape, Torger, Römer, Fryd). Immerhin ist die Möglichkeit der Konservierung des schuldigen Zahnes nicht sehr häufig. In 13 Fällen wurde der betreffende Zahn erhalten, davon 12 mal durch Wurzelspitzenresektion, die wohl für solche Fälle die Methode der Wahl ist. Zur Illustration seien einige unserer Fälle angeführt, von denen einen bereits Riesenfeld veröffentlicht hat (s. auch Fall 6, 15 unp 30).

Fall 23. Dr. L. 8. XII. 1908. Beim Patienten besteht seit Juli 1908 eine dauernde Eiterung am rechten Oberkiefer, die Sekretion wechselt stark. Schwellungen oder besondere Schmerzen sind nicht nachweisbar.

Äußerlich ist ebensowenig etwas zu bemerken, wie im Vestibulum oris. Weder Schwellung, noch Rötung oder Druckempfindlichkeit verraten irgend einen Prozeß im Kiefer. Der erste Molar des rechten Oberkiefers weist tiefe, bis in die Wurzelkanäle dringende Karies auf, die Wurzel ist erfüllt mit übelriechenden gangränösen Massen. Oberhalb von 6| besteht eine für das Auge nicht wahrnehmbare Öffnung, die kaum einer feinen Sonde Eintritt gewährt. Die eingeführte Sonde dringt durch einen schmalen, glatten Kanal ungefähr 2—3 cm tief ein, wobei sich dünnflüssiger Eiter in geringer Menge entleert. Der Gaumen ist frei.

Am 8. XII. 1908 wurde die Behandlung des Zahnes begonnen; sie bestand in Reinigung, antiseptischer Behandlung der Wurzelkanäle und in dauernd fortgesetzten Trikresoleinlagen. Die Eiterung ließ bei dieser Behandlung nach, hörte aber nicht auf. Schließlich wurde am 13. II. 1909 Füllung der Wurzelkanäle mit Points in Verbindung mit Trikresolformalinpaste vorgenommen.

23. II. Beim Patienten wird die nicht mit einer Granulationswucherung gefüllte Fistel umschnitten durch bogenförmigen Schnitt und der Lappen

nach oben aufgeklappt. Es zeigt sich ein linsengroßer Knochendefekt, der mit Granulationen ausgekleidet ist, an seinem vorderen unteren Rande wird die mesial-bukkale Wurzel von 6| bemerkbar. Hinter dieser dehnt sich eine Höhle von fast 2 cm Tiefe aus, aus welcher flüssiger Eiter kommt. Die Höhle wird nach Fortnahme der Wurzelspitze freigelegt, ihr Eingang aber noch durch Fortnahme des Knochens mit der Fräse erweitert. Dann übersieht man eine vollständig begrenzte, mit glänzender Membran ausgekleidete Höhle, die an die Schleimhaut der Kieferhöhle so anstößt, daß man dieselbe sich bei der Atmung mitbewegen sieht, während der Luftstrom sie von der Nase her vorbläht, ohne Luft durchzulassen. Da es sich nach diesem Befunde nicht um einen Granulationsherd, sondern um eine Zyste handelt, wird der ausgeschnittene Lappen nach der Tiefe zu implantiert und die Höhle mit Jodoformgaze tamponiert.

27. II. Leichte Schwellung des Gesichtes, trocken-warme Umschläge. Erneuerung der Tamponade.

4. III. Da der obere Lappen nach innen eingeschlagen fest liegt und die Epithelisation der übrigen Ränder beginnt, wird die Tamponade fortgelassen.

Fall 24. Frau K., 23 Jahre. 9. I. 1909. Juni 1908 ließ sich Patientin den linken lateralen Schneidezahn zum zweiten Male füllen, und dabei wurde bemerkt, daß eitrige Flüssigkeit heraustrat, ohne daß Patientin vorher irgend welche Beschwerden gehabt hätte. Nach ca. fünf Wochen trat ein Durchbruch oberhalb des Alveolarfortsatzes ein. Die Füllung wurde entfernt und dann durch Watte dauernd ersetzt, um den Abfluß aus der Höhle zu gewährleisten. Zu gleicher Zeit wurde auch damals eine Inzision gemacht. Die Watte wurde täglich dreimal erneuert. Patientin hatte ca. drei Monate lang keine Beschwerden. Im Dezember 1908 traten erneute Beschwerden leichter Natur ein.

Jetzt besteht bei der Patientin eine leichte Auftreibung in der Gegend von |2 mit leichter Veränderung der Resistenz des Knochens, aber mit deutlich fühlbaren Juga alveolaria. |3 steht pervers. |2 etwas verfärbt. Röntgenbild ergibt eine deutliche, walnußgroße Höhle, die vom lateralen linken Schneidezahne ausgeht.

Operation: Unter Kokain-Adrenalin wird bei der Patientin ein konvexer Bogenschnitt gemacht und die Schleimhaut und das Periost abgehoben. Der Knochen ist noch intakt, aber nachgiebig. Aus ihm wird mit dem Messer ein ca. 1 cm langes Oval ausgeschnitten und dabei aus der Höhle eine reichliche Menge weiß-gelblichen, flüssigen, riechenden Eiters entleert. Die Höhle ist 2 cm tief, 2$^1/_2$ cm breit. Die Innenauskleidung des Zystenbalges ist stark gerötet und blutet leicht, so daß viel getupft werden muß, um die Höhle trocken zu erhalten. Die Spitze des lateralen Schneidezahnes, aus der das am Tage vorher eingelegte Point herausragt, wird, da sie den Eingang zur Höhle etwas verengt, mit dem Bohrer abgetragen. Auch wird die Umrandung der Öffnung durch den Bohrer erweitert. Dann wird unter Einstäubung von Isoformpulver der obere Lappen eingeschlagen und durch feste Tamponade in der Höhle erhalten.

Fall 25. T. 22. I. 1909. Vor einem halben Jahre ließ sich der Patient einen Zahn behandeln und füllen. Kurz darauf Eiterung über einem vollständig gut aussehendem Zahnsystem. Leichte Verlagerung von 3|. Das Röntgenbild zeigt eine deutliche Höhle umfangreicher Art. Vorwölbung am unteren Nasenboden im rechten unteren Nasengang.

Operation: Unter Kokain-Adrenalin mit spitzovalem Schnitt Aufklappung der Schleimhaut und damit Eröffnung einer Zyste, die bereits einen linsengroßen Defekt im Knochen geschlagen hat. Fünfzigpfennigstückgroße Exzision der Schleimhaut des Zystenbalges, Ausspülung der Zyste, Abtragen des mit durchstoßenem Point markierten apex von $\underline{2|}$. Tamponade mit Einschlagen des Lappens in die Zyste. Zyste 2 cm quer, $2^{1}/_{2}$ cm tief, 2 cm hoch.

Unsere Nachbehandlung ist sehr einfach. „Eine etwa 5—6 Tage währende, ein- bis zweimalige Tamponade genügt dann; nach dieser Zeit kann die Höhle dauernd ohne weitere Tamponade offen und sich selbst überlassen bleiben; es kann schon nach so kurzer Zeit der Patient mit der Weisung entlassen werden, sich jedesmal nach dem Essen die Höhle mit einer kleinen Spritze auszuspülen, um die Ansammlung von Speiseresten in der Höhle zu verringern" (Partsch und Kunert). Von einer lästigen Tamponade, deretwegen man zu anderen Mitteln greifen müsse (Körner), ist also keine Rede. Ebensowenig braucht man, wie Gerber es verlangt, den Patienten das Sprechen zu verbieten und nur flüssige Nahrung durch ein Glasröhrchen zu reichen, wenn auch die Patienten in den ersten Tagen wohl von selbst breiige und flüssige Nahrung der festen Kost vorziehen werden. Eine Nachbehandlung, wie sie Fryd durchführt, erscheint nicht nur überflüssig, sondern sogar schädlich, da sie den ruhigen Heilungsverlauf stört. „Die Nachbehandlung . . . besteht im Anfrischen des Grundes des Defekts durch kleine Inzisionen oder Ätzungen mit Höllenstein bezw. Jodtinktur. Der Verschluß findet statt durch Tamponade mit Vioformgaze . . ."

Während wir jede Kommunikation einer Zyste mit Antrum oder Nase als unerwünschte Komplikation betrachten, legt Riedel nach der Operation eine Drainage zur Nase hin an (Kleider). Nach unseren Erfahrungen ist eine solche Drainage vollständig unnötig.

Nachbehandlung mit Glaskonus, wie sie Partsch nach Empyemoperation von der Fossa canina aus durchführt, die von Sachse, Schlaffke, Körner, Fryd u. a. geübt wird, wurde in zwei Fällen durchgeführt, ohne daß irgend welcher Vorzug derselben zu sehen war. Obturatoren, wie sie nach Brandts Vorschlage von Weiser, Fryd und Dependorf verwendet worden sind, haben wir nie angewendet. Man muß sorgfältig aufpassen, daß sie ständig verkleinert werden (ebenso wie die Glasstöpsel), da sie sonst die Schrumpfung des Zystenhohlraumes aufhalten.

Nach der Exzision eines größeren Teiles der Zystenwand setzt bald ein Schrumpfungsvorgang ein, der oft innerhalb weniger Wochen die Höhle beträchtlich verkleinert und sie in Monaten zum völligen Verschwinden bringt. Die Schrumpfung erfolgt in der Länge und Breite gewöhnlich schneller als in der Höhe, so daß häufig nach längerer Zeit ein schmaler, aber noch meßbar tiefer Spalt vorhanden ist. Nach spätestens einem Jahre ist in der Mehrzahl der Fälle

nichts mehr von der Höhle zu bemerken. Die Höhle verkleinert
sich gewöhnlich in der ersten Zeit schneller als späterhin. Einige
Beispiele für den Ablauf der Schrumpfung seien angeführt;

1. Unterkieferzyste, 3 cm tief, 4 cm lang, operiert am 21. III. 02.
5. V. Die Höhle ist in keinem Durchmesser mehr größer als $1\frac{1}{2}$ cm.
16. VII. Ausgeglichen bis in das Niveau der beweglichen Schleimhaut-
bekleidung, welche eine feine, weiße, narbige Verwachsung zeigt.

2. Oberkieferzyste von 2 cm Tiefe, operiert am 10. V. 99:
2. VI. Nach der Tiefe zu kaum noch 1 cm groß.
30. VI. Knapp $\frac{1}{2}$ cm tief.
20. X. Nur eine seichte Nische ist an der Stelle der früheren Zyste
zu sehen.

3. Oberkieferzyste. 2 cm tief, 3 cm breit, operiert 6. XII. 1907.
23. I. 1908. 1,5 cm tief, 2 cm breit.
27. I. Tiefe 1,5 Breite 2 cm.
16. III. Tiefe 1,5 Breite 2 cm.
31. III. Zyste kaum kleiner.
6. VII. Ungefähr dieselbe Tiefe.
31. I. 1910. Bei der Patientin besteht noch eine kleine Nische, $\frac{3}{4}$ cm
breit, $1\frac{1}{2}$ cm tief.

Der Verlauf der Schrumpfung geht also nicht immer in der
gleichen Zeit vor sich. Um die hier mitsprechenden Ursachen
untersuchen zu können, habe ich gegen 70 Fälle, die längere Zeit
mit der Maßsonde kontrolliert wurden, zusammengestellt. Die
Schwierigkeit, größere Zahlenreihen zusammenzustellen, besteht darin,
daß die meisten Patienten, da sie beschwerdefrei sind, sich nach
einiger Zeit nicht mehr zur Nachuntersuchung einstellen. Diese
Zahlen können daher keinerlei Anspruch auf allgemeine Gültigkeit
machen, sondern haben nur Vergleichswert.

Zum Vergleiche wurde der Zeitpunkt gewählt, wo die Zystenhöhle auf die Hälfte ihrer ursprünglichen Tiefe geschrumpft war.
Der Zeitpunkt der völligen Schrumpfung mußte ausgeschaltet werden,
weil zu wenige Fälle bis dahin in Beobachtung waren, und weil
andererseits bei der verschiedenen Größe der einzelnen Zysten ein
relatives Maß geeigneter erschien.

Es fand sich, daß im Oberkiefer die von den Schneidezähnen
ausgehenden Zysten in der Mehrzahl der Fälle in 1—2 Monaten
zur Hälfte verkleinert waren (die vom mittleren und seitlichen
Schneidezahn ausgehenden Zysten wurden gesondert berechnet, er-
gaben aber das gleiche Resultat). Die Eckzahnzysten brauchten
ebenso wie die von den Bikuspidaten ausgehenden 1—5 Monate zur
gleichen Schrumpfung. Die von Molaren ausgehenden Höhlen waren
im Durchschnitt in 2 Monaten zur Hälfte verkleinert, keine einzige
aber vor diesem Zeitpunkte. Es hat also den Anschein, als ob die
Zysten der Eckzahn- und Bikuspidatenregion die längste, die
Schneidezahnzysten die kürzeste Zeit zu ihrer Schrumpfung brauchten;

die Differenz zwischen den einzelnen Zahlen ist aber zu gering, um sichere Schlüsse zuzulassen. Die Schrumpfungsverhältnisse gestalten sich besonders ungünstig bei am Gaumen operierten Patienten. Eine derartige, ursprünglich 3,5 cm tiefe Zyste war, wie bereits erwähnt, noch nach 11 Jahren als 1 cm tiefe Nische nachweisbar.

Was die Unterkieferzysten anbetrifft, so ist ihre Zahl zu klein, um hier verwertbare Zahlen zu liefern. Bei den am häufigsten gemessenen Bikuspidatenzysten des Unterkiefers war ein langsameres Schrumpfen als bei den entsprechenden des Oberkiefers ersichtlich.

Um zu berechnen, ob die Größe der Zyste auf den zeitlichen Ablauf von Einfluß ist, also ob kleinere Zysten schneller schrumpfen als größere oder umgekehrt, wurden 8 Zysten von 2 cm ursprünglicher Tiefe 6 Zysten von 4—5 cm Tiefe gegenübergestellt. Es ergab sich, daß die kleinen Zysten in durchschnittlich 2 Monaten, die großen in $2^1/_2$ Monaten zur Hälfte verkleinert waren. Die Differenz ist wohl so gering, daß ein Einfluß der Größe negiert werden muß.

In derselben Weise wurde versucht, den Einfluß des Alters des Patienten festzustellen. Bei 13 Patienten von 15—25 Jahren war die Schrumpfung in durchschnittlich $2^3/_4$ Monaten, bei 7 Patienten von 45 Jahren an in 3 Monaten bis auf die Hälfte der ursprünglichen Größe erfolgt. Andererseits wurden 7 auffallend schnell und ebenso viele langsam geschrumpfte Zysten zusammengestellt. Es ergab sich, daß bei beiden Arten je 4 Patienten unter 40, je 3 über 40 Jahre alt waren. Das Alter des Zystenträgers scheint also ohne Einfluß zu sein. Allerdings hat es den Anschein, als ob bei Kindern die Zysten besonders schnell sich verkleinerten.

Es ist also ein anderer Grund für die Verschiedenheit im zeitlichen Ablaufe des Schrumpfungsvorganges anzunehmen. Außer der Lokalisation spielt vielleicht die Stärke des Knochenbaues des einzelnen Patienten eine Rolle. Unter den 7 sehr langsam geschrumpften Zysten (der oben erwähnte am Gaumen operierte Fall ist hierbei nicht mitgerechnet) waren 3 bei Männern und 4 bei Frauen, ein Verhältnis, das dem der Zysten überhaupt bei beiden Geschlechtern entspricht. Hingegen fanden sich 6 von den 7 schnell verkleinerten Zysten bei Frauen und die siebente bei einem achtjährigen Knaben. Wenn auch die Zahlen viel zu klein sind, um etwas beweisen zu können, so sprechen sie doch dafür, daß die Stärke des Knochenbaues bei der Schrumpfung der Zysten nicht ohne Einfluß ist.

In einigen Fällen ist es vorgekommen, daß eine Zyste hinter einem Zahne herumwuchs, so daß ihre Eröffnung, falls die Erhaltung dieses Zahnes wünschenswert erschien, an zwei Stellen, vor und hinter ihm, erfolgen mußte (z. B. Fall 2). Es mußte also an die Stelle der breiten Eröffnung eine doppelte Fensterbildung treten, wodurch der Heilungsverlauf sich etwas länger hinzog. Folgender Fall möge dies erläutern:

Fall 26. Anna L. 47 Jahre, 19. IX. 1910. Bei der Patientin ist schon jahrelang eine Eiterung aus dem rechten Oberkiefer, in dem außer dem Eckzahn und Wurzelresten der Schneidezähne kein Zahn mehr steht, bemerkt worden. Der Eiter quillt aus einer feinen, nicht mit Granulationen besetzten Öffnung und aus der Alveole von 2| und kommt aus einer Auftreibung, welche unter dem rechten Nasenflügel fühlbar, gleichmäßig kugelig, gegenüber der Umgebung scharf abgesetzt, den Nasenflügel nach vorn drängt. Der Nasenboden zeigt keine Vorwölbung. Leicht vorgewölbt ist der Gaumen, an dem sich auch eine gewisse Nachgiebigkeit nachweisen läßt. Dort soll früher, angeblich vor 17 Jahren ein Einschnitt gemacht worden sein.

22. IX. Operation: Bei der Patientin wird mit bogenförmigem Schnitte die Zyste eröffnet. Nach der Durchtrennung der ziemlich derben Wand zeigt sich, daß die Höhle mit Eiter gefüllt ist und um den festen Eckzahn herum sich nach hinten zieht, so daß die Eröffnung in der Gegend des lateralen Schneidezahnes nicht ausreicht, und jenseits des Eckzahnes die Zystenhöhle ebenfalls eröffnet werden muß. Da der Eckzahn für die Befestigung der Prothese noch von Wichtigkeit ist, wird versucht, ihn zu erhalten, und zu beiden Seiten von ihm die Schleimhaut eintamponiert, so daß 2 Höhlen geschaffen werden, die durch den Eckzahn, dessen Schleimhautbedeckung nun fehlt, äußerlich voneinander getrennt sind, hinter ihm aber kommunizieren.

26. IX. Tampon wenig durchtränkt. Lappen gut angeheilt. Weichteilschwellung bis an das untere Augenlid reichend. Sonst keine Beschwerden. Erneuerung der Tamponade.

16. X. Entfernung der Tamponade. Keine Schwellung, keine Beschwerden. Ausspülen der Höhle durch die Patientin.

20. XII. Die Zystenhöhle hat sich weiter verkleinert und ist gänzlich reizlos geblieben. Keine Beschwerden. Der Eckzahn steht fest.

Auf die Komplikation der Zystenheilung bei Durchbruch zum Antrum Highmori ist bereits hingewiesen worden.

Als unangenehme Nebenerscheinung der breiten Exzision sind in einigen Fällen Sprachstörungen beobachtet worden. Philipp beobachtete stark dröhnende Resonanz beim Sprechen nach Eröffnung einer Zyste vom Gaumen her. Dependorf beschreibt einen ungewöhnlich großen, durch eine Oberkieferzyste verursachten Defekt, der zu äußerer Entstellung, Sprach- und Schluckbeschwerden führte, die durch einen Obturator behoben wurden. Hesse beobachtete bei 2 Patienten nach Eröffnung einer Oberkieferzyste Sprachstörungen. Im ersten Falle fand sich der „Klang der Stimme etwas verändert", und Patient konnte nicht mehr pfeifen. Die Störung verschwand, wenn die Wange der Zystenhöhle anlag. Der zweite, sehr genau beobachtete Fall betraf eine Patientin, die von einem Techniker operiert worden war. Es handelte sich um eine große Höhle, die den ganzen Alveolarfortsatz mitbeteiligte. „Es macht jetzt noch, nach einem Vierteljahr, das Sprechen Mühe, die Aussprache sämtlicher Konsonanten, vor allem der vorderen Zischlaute, ist geschädigt . . .“ Durch Andrücken der Wange an den Defekt oder Ausstopfen wird die Sprache normal; daher wurde der Defekt durch Prothese gedeckt. Eine Eröffnung der Kieferhöhle bestand nicht. Zwei ähnliche Fälle, bei denen aber nach wenigen Tagen sich die Sprache wieder normal gestaltete, beobachteten auch wir:

Fall 27. Johann L. 53 Jahre. 8. VII. 1893. Patient gibt an, daß er nie Zahnschmerzen gehabt habe. Vor einem Jahre traten wiederholt Zahngeschwüre auf, die auf derselben Seite des rechten Oberkiefers an zwei Stellen bemerkbar waren. Infolge dieser Zahngeschwüre blieben kleine Öffnungen zurück, aus denen sich hin und wieder Eiter entleerte. Um sich davon zu befreien, ließ sich Patient den hintersten Backenzahn rechts oben entfernen. Die Wunde heilte rasch. Aber ungefähr eine Woche nachher bemerkte Patient den Ausfluß einer geringen Menge übelriechenden und schlecht schmeckenden Eiters aus der Stelle, wo der Zahn entfernt war. Der Eiterausfluß wiederholte sich öfters.

Ohne daß bei äußerer Besichtigung irgend eine Schwellung vorhanden ist, gelangt man in der Gegend des Weisheitszahnes in eine nur für eine kleine Sonde durchgängige Fistel, durch welche man ziemlich hoch in den Kiefer selbst hinein kann. Dabei entleert sich aus der Höhle eine größere Menge dünnen, krümeligen Eiters. Um sich eine Übersicht über die Höhle zu machen, wurde eine breite Inzision entlang dem Alveolarfortsatze gemacht und von derselben aus die Höhle durch eine größere Menge Jodoformgaze tamponiert, um dadurch die Höhle breit offen zu halten.

12. VII. Patient stellt sich wieder vor mit der Angabe, daß er die Tamponade vertragen hätte; bei Herausnahme des Tampons gelangt man in dieselbe Höhle hinein, ohne daß es möglich ist, sie zu übersehen. Die Sonde dringt $2^3/_4$ cm hinauf. Die Höhle macht sich besonders auch dadurch bemerkbar, daß die Sprache eine eigenartige Resonanz erhält.

29. VII. Der Tampon wird fortgelassen.

Fall 28. Theodor R., Inspektor, 51 Jahre, 6. VII. 1909. Der Patient bemerkt seit ungefähr 2 Jahren am Zahnfleisch des rechten Oberkiefers eine Schwellung, die an Volumen immer mehr zu nahm. Seit einem Vierteljahr gesellte sich dazu noch eine Schwellung der rechten Wange in der Gegend des Nasenwinkels.

Man sieht beim Patienten eine Schwellung in der Gegend der rechten Fossa canina, die sich nach dem Mundwinkel hin erstreckt. Die Höhe der Geschwulst liegt etwas unterhalb des Nasenwinkels. Fluktuationsgefühl ist deutlich nachweisbar. Bei der Inspektion des Mundes sieht man die Schwellung sowohl im Vestibulum oris stark prominieren, als auch die rechte Hälfte des Gaumendaches stark vorgewölbt, das im Umfange eines Markstückes fehlt. Die Fluktuation ist ebenfalls nachweisbar im Vestibulum oris, als auch bei Palpation am Gaumen in der Richtung nach außen. Am Gaumen ist deutlich die Grenze zwischen dem verdünnten und noch gesunden Knochen zu fühlen. Das Gebiß ist stark zerstört. In der Geschwulst sitzt ein Bikuspis, der stark gelockert ist, so daß er hin und her bewegt werden kann. Schmerzen hat der Patient nicht. Die Punktion fördert eine schokoladenbraune Flüssigkeit zutage, die kein Cholestearin enthält, wie die mikroskopische Untersuchung ergibt. Bei Inspektion der Nase ergibt sich eine starke Vorwölbung des rechten Nasenbodens.

Operation: Beim Patienten wird unter Kokain-Adrenalin die über 4 cm breite Geschwulst am Alveolarfortsatz durch einen Bogenschnitt freizulegen versucht. Dabei wird die Zystenhöhle eröffnet und aus ihr eine reichliche Menge schokoladenbrauner Flüssigkeit entleert. Nach Abtragung eines größeren Streifens der Schleimhautdecke zusammen mit dem Zystenbalge gelingt es, den Zystenbalg von der Schleimhaut zu trennen und umfangreich abzutragen. Bei der Exzision dieses Streifens des Zystenbalges wird eine Arterie angeschnitten. Da eine stärkere Blutung auftritt, wird zur Unterbindung und Umstechung geschritten. Die Höhle ist 4 cm tief und 4 cm breit und ist von rötlichem, stellenweise oberflächlich blutendem Zystenbalge ausgekleidet. Unter Einschlagen des oberen Schleimhautlappens wird die ganze Höhle mit einem großen Bausche Jodoformgaze gefüllt. Von der Höhle aus kann man den Zystenbalg nach Nase und Gaumen vorwölben. Dort ist der Knochen ganz geschwunden.

10. VII. Tamponadewechsel. Wunde sieht gut aus. Patient klagt, daß er schlecht sprechen könne, sobald die Tamponade entfernt sei.

14. VII. Wunde gut. Tamponade wird nicht erneuert.

Wir müssen wohl annehmen, daß durch die Schaffung einer Nebenhöhle im Munde die Bedingungen der Sprache sich ändern, woran sich die Patienten erst gewöhnen müssen, was bei unseren beiden Patienten einige Tage dauerte. Daß Hesses Patientin das nicht lernte, führt Hesse wohl mit Recht darauf zurück, daß bei ihr ein großer Defekt am Alveolarfortsatze bestand, ein Umstand, der der Abbildung nach auch bei Dependorfs Patienten sich vorfindet. Daher weist Hesse darauf hin, „den Bogenschnitt nicht zu tief, nicht bis nahe an den Kamm des Alveolarfortsatzes zu verlegen".

Trotz der guten Erfolge der Exzisionstherapie ist Partsch seit einiger Zeit zur Exstirpation von Zysten übergegangen, allerdings mit großer Auswahl. Die Operation besteht in breiter Aufklappung der Schleimhaut, Ausschälung des Zystenbalges mit dem Partschschen Zystenlöffel, Naht. Die Heilung geht unter Anfüllung der Knochenhöhle mit sterilem Blute vor sich (Schedescher Blutschorf). Eine Jodoformknochenplombe, wie sie von Mayrhofer und Ernst empfohlen worden ist, wurde nie angewendet. Die Unterschiede dieser Methode gegenüber der früher von anderer Seite geübten Exstirpation bestehen darin, daß der Zystenbalg nicht ausgekratzt, sondern möglichst in toto entfernt wird, zweitens in der primären Naht. Die Zahl der Zysten, die nach dieser Methode zu behandeln sind, ist eng begrenzt. Indiziert ist die Exstirpation bei kleinen Zysten, bei deren Exstirpation weder eine Eröffnung des Antrums, noch der Nase, noch eine Perforation des Gaumens zu befürchten ist, und besonders bei solchen, die in unnachgiebigem Knochen gelegen sind, so daß ihre Schrumpfung bei der Exzisionstherapie lange Zeit beanspruchen würde. Man kann sich in den meisten Fällen über das einzuschlagende Verfahren erst nach Eröffnung der Zyste schlüssig werden. Sobald sich beim Luftpressen bei zugehaltener Nase die nasale Zystenwand

bewegt, sobald sich unter dem vom Gaumen her geübten Fingerdrucke eine Bewegung der palatinalen Zystenwand zeigt, unterlasse
man die Exstirpation und bleibe bei der alten Methode! Im Unterkiefer wird das Wachstum der Zyste bis zum Canalis mandibularis
der Exstirpation ein Hindernis setzen, da dann unter Umständen
Verletzung der Gefäße bezw. des Nerven zu befürchten ist. Es
verfallen also dem von uns geübten Exstirpationsverfahren nur kleine
Zysten. Im Gegensatz hierzu behauptete Szabó, daß sich zur
„Radikaloperation", d. h. völligen Entfernung des Zystenbalges nur
größere Zysten eignen; er empfiehlt bei kleineren absichtlich ein
Rezidiv eintreten zu lassen. Diese Ansicht widerspricht den an der
Spitze der Therapiebesprechung zitierten Worten Dupuytrens, dürfte
sich daher nicht als Methode empfehlen.

Die Vorteile der Exstirpation bestehen in dem primären Schlusse,
so daß also die, wenn auch geringe, so doch bestehende Belästigung
des Patienten infolge des Vorhandenseins einer Höhle im Munde
wegfällt. Die Nachteile bestehen in der größeren technischen
Schwierigkeit des Eingriffes, sodann in dem Auftreten einer stärkeren
reaktiven Schwellung, die größere Dimensionen erreichen und in
den ersten Tagen nicht unerhebliche Schmerzen verursachen kann.
Diese unangenehme Nebenerscheinung ließ sich allerdings meist mit
einem äußeren Druckverbande auf ein Minimum reduzieren. Ein
Fall, bei dem gleichzeitig auf der einen Seite nach der Exzisions-,
auf der anderen nach der Exstirpationsmethode operiert wurde, be-
leuchtet die Verhältnisse wohl am klarsten:

Fall 29. Emma P, 14 Jahre, 20. VI. 1910. Patientin kommt wegen
einer Auftreibung an der fazialen Wand des linken Oberkiefers, die sie
zuerst im März bemerkte. Der Auftreibung ging vorher eine akute
Schwellung, die sich über die ganze linke Wange erstreckte, aber bald
wieder nachließ. Ab und zu entleert sich etwas Eiter aus dem oberen
linken ersten Molar.

Bei äußerlicher Betrachtung sieht man eine Schwellung der ganzen
linken Wange. Die Haut ist nicht verändert und läßt sich über einer
zirkumskripten, hühnereigroßen Geschwulst mit glatter, kugeliger Oberfläche
verschieben. Die Geschwulst zeigt Fluktuation. Im Vestibulum oris gewahrt man eine Auftreibung des linken Oberkiefers vom Eckzahn bis zum
zweiten Molaren. Wand ist eindrückbar. Auch am harten Gaumen ist
eine schwache Vorwölbung vorhanden. Die Zähne des linken Oberkiefers
sind mehr oder weniger kariös, der erste Molar hat offene Pulpakammer.
Lymphdrüse B ist beiderseits mandelgroß geschwollen und auf Druck
unempfindlich.

Auch auf der rechten Seite des Oberkiefers gewahrt man an der
Außenfläche des Alveolarfortsatzes bei Palpation in der Gegend des ersten
Molaren, der auch tief zerstört ist, eine kirschkerngroße, deutlich umschriebene Geschwulst von glatter Oberfläche, prall gespannter Konsistenz
und Fluktuation. Die Schleimhaut ist darüber nicht verändert.

Operation am 22. VI. Bei der Patientin wird unter Novokain-, Lokal-
und Leitungsanästhesie zunächst links der Lappenschnitt gemacht, um

von ihm aus die Zyste freizulegen. Aber es gelingt wegen der entzündlichen Verwachsung der Zystenwand mit dem Schleimhautlappen nicht, die Zyste genügend zu isolieren. Es fließt eitriger Zysteninhalt reichlich aus einer Höhle, die 6 cm aufwärts, 4 cm von vorn nach hinten reicht. Ein Teil der Zystenwand wird, soweit er sich isolieren läßt, exzidiert, und die Zyste erweist eine vertikal gestellte Querwand. Tamponade mit Jodoformgaze mit Eintamponieren des Lappens. Die Extraktion von |6 wird angeschlossen.

Auf der rechten Seite wird unter gleichen Bedingungen ein Bogenschnitt gemacht und die vom Knochen bedeckte Zyste durch Abheben des Schleimhautlappens losgelöst. Um sich über die Größe der Zystenhöhle zu informieren, wird ein fünfzigpfennigstückgroßes Stück exzidiert. Nach der Exzision sieht man, daß die Zyste von der Spitze der mesialen Wurzel des oberen ersten Molaren ausgeht. Sie wird nunmehr aus dem Knochen ausgehoben, was ohne Verletzung der Kieferhöhlenschleimhaut, aber unter Bloßlegung derselben gelingt. Dicht in der Nähe der Wurzel zeigen sich weißliche Erhabenheiten auf der Innenwand der Zyste (verfettete Partien). Nach Aushebung der Zyste liegt die mesiale Wurzel frei. Der Zahn wird dann extrahiert und der Schleimhautlappen durch Naht zurückgelagert. Kompressionsverband auf dieser Seite.

24. VI. Kompressionsverband liegt nicht richtig. Kieferklemme mittleren Grades, Schleimhautbelag, Stomatitis. Reinigung des Mundes von den abwischbaren Belägen.

27. VI. Kieferklemme zurückgegangen. Der eingeschlagene Lappen links liegt gut. Tamponade wird erneuert. Die Wundränder rechts sind geschlossen, die Nähte werden entfernt.

11. VII. Rechts primäre Heilung, linke Höhle verkleinert und Ränder epithelisiert.

11. X. Rechts primär verheilt, links auf 4 cm aufwärts verkleinert.

9. V. 1911. Links $1^1/_4$ cm tiefe Höhle.

Es wurden bisher 29 Fälle nach dieser Methode operiert, und bis heute war, trotzdem auch in 3 Fällen die Kieferhöhle eröffnet wurde und mehrmals keine völlige primäre Heilung zustande kam, kein Mißérfolg zu verzeichnen. Von den Fällen, von denen 4 bereits von Partsch veröffentlicht wurden, greife ich noch folgende heraus:

Fall 30. Pauline S., 36 Jahre, 3. V. 1910. Patientin erscheint wegen einer Schwellung am harten Gaumen. Nach ihrer Angabe hat sie vor längerer Zeit eine Fistel in der Gegend der Wurzel des linken oberen seitlichen Schneidezahnes gehabt, deretwegen sie sich zu einem hiesigen Zahnarzt begab, der den Zahn nach längerer Behandlung füllte. Bald darauf stellte sich eine Schwellung am harten Gaumen ein; sie begab sich daher nochmals zu dem sie behandelnden Zahnarzt, der die Füllung entfernte und den Zahn wiederum einige Zeit behandelte.

Äußerlich ist an der Patientin nichts zu bemerken. Bei näherer Untersuchung des Mundes bemerkt man im Vestibulum oris in der Gegend der Wurzel des linken oberen lateralen Inzisivus ein vernarbtes Fistelmaul. Auf der distalen Seite des Zahnes befindet sich eine Kavität, der Wurzelkanal ist offen und der Zahn selbst nach dem mittleren Inzisivus geneigt. Die Schleimhaut auf der labialen Fläche des Alveolarfortsatzes ist gesund und nicht gerötet, der Knochen nicht aufgetrieben. Am harten Gaumen bemerkt man eine halbkugelige Vorwölbung der Schleimhaut etwa in der Größe einer Haselnuß, die sich ziemlich derb anfühlt. Fluktuation besteht nicht.

Behandlung und Wurzelfüllung von |2.

4. V. Operation: Bei der Patientin wird mit bogenförmigem Schnitt die Schleimhaut am Alveolarfortsatz am lateralen Schneidezahn so durchtrennt, daß das Fistelmaul in den Lappen zu liegen kommt. Der Lappen läßt sich nach Durchtrennung des Periostes ohne Schwierigkeit vom Knochen ablösen, der Knochen erscheint glatt, nirgends verdünnt, auf Druck nicht nachgiebig. Der Knochen muß erst 2 mm dick fortgenommen werden, ehe man auf den Zystenbalg kommt. Sobald er bloßgelegt ist, läßt er sich mit dem Löffelelevatorium leicht aus der Knochenhöhle abheben. Dabei zeigt sich, daß die Unterwand bereits durchbrochen ist und zwar in einem kreisrunden Fleck von 1 cm Durchmesser. Auch von dort, wo die Schleimhaut die äußere Wand bildet, läßt sich die Zyste gut abheben und wird in toto aus dem vorderen ungefähr fünfpfennigstückgroßen Knochendefekt über die Wurzelspitze des lateralen Schneidezahnes weggezogen und nach außen gebracht. Die Wurzelspitze wird fortgenommen, weil sie über die äußere Knochenlamelle hinausragt. Die Höhle erweist sich $2^1/_2$ cm tief und 2 cm breit. Nach Säuberung der Höhle wird die Schleimhaut mit sechs Nähten in ihrer ursprünglichen Lage vernäht.

6. V. Leichte Weichteilschwellung, Wunde reizlos.

10. V. Entfernung der Nähte, Gesichtsschwellung ist unter trockenwarmen Umschlägen zurückgegangen. Leichte Lockerung von ⌊2.

6. VI. Geheilt entlassen.

Fall 31. Emma K., 30 Jahre, 31. X. 1910. Patientin gibt an, sie habe seit etwa drei Jahren am linken Oberkiefer eine Schwellung, Schmerzen habe sie nicht gehabt und nur von Zeit zu Zeit ein dumpfes Druckgefühl in der Gegend des linken Oberkiefers. Vor etwa 2 Wochen habe sie sich zu einem Zahnarzt in Behandlung gegeben, der ihr mehrere Wurzeln des linken Oberkiefers extrahierte. Mehrere Stunden nach der Extraktion habe sie bemerkt, daß eine mit Blut vermischte reichliche Flüssigkeitsmenge aus einer der Extraktionswunden geflossen sei.

Äußerlich ist an der Patientin nichts zu bemerken. Bei der näheren Inspektion des Mundes bemerkt man im Vestibulum oris am linken Oberkiefer etwa in der Gegend des ersten oder zweiten Molaren eine haselnußgroße Schwellung, die größte Höhe der Schwellung liegt an der Umschlagsfalte. Der Kieferknochen ist aufgetrieben und so stark verdünnt, daß er sich leicht eindrücken läßt, wobei man Pergamentknittern hört. An der vorderen Seite der Schwellung fühlt man einen scharfen etwa $1^1/_2$ bis 2 cm langen Knochenrand, am Gaumen ist eine Auftreibung nicht wahrzunehmen.

8. XI. Operation: Bei der Patientin wird, da die Größe der Höhle nach dem Röntgenbilde nicht sehr erheblich ist, die Operation begonnen mit einem größeren Schleimhautschnitt unter Lokal- und Leitungsanästhesie und beim Zurückschieben des Periostes konstatiert, daß der Knochen in seiner vorderen Partie gebläht und verdünnt ist, in seiner mittleren Partie vollständig fehlt, so daß die Wand der Zyste bloßliegt. Da sich beim Einstich in die Zyste zeigt, daß sie Kirschgröße nicht überschreitet, wird der Versuch gemacht, die Zystenwand auszulösen und vom Knochen abzuheben. Das gelingt bis auf den Boden des Zahnfaches relativ gut. Hier hängt die Zyste fester an und muß zum Teil mit dem Messer abgelöst werden. Nach vollständiger Freilegung der knöchern umrandeten Höhle erscheinen an der Hinterwand die bloßliegenden Wurzeln des stehenden ⌊7. Die Höhle wird mit dem Jodbläser desinfiziert und dann der Lappen in seiner alten Lage durch Naht fixiert.

11. XI. Patientin hat am ersten Tage gelegentlich Schmerzen gehabt. Bald trat auch eine Schwellung hinzu, die bis ans Auge reichte, heute bereits etwas abgeklungen ist. Haut leicht verfärbt durch Blutextravasat, weich, nicht schmerzhaft. Gingiva auch leicht geschwollen, aber nicht

faltig, Naht liegt gut. Blutaustritt ist aus der Operationswunde nicht erfolgt, nur ganz kurz nach der Operation. Patientin erhält einen Druck-
verband, der auch das linke Auge mitfaßt und ruhigstellt.

14. XI. Schwellung bedeutend zurückgegangen, keine Beschwerden.
Nähte werden entfernt. Lappen hat sich mit der Schleimhaut gut verbunden.

1. XII. Wunde bis auf einen feinen ½ cm langen Gang ganz geschlossen,
keine Sekretion, keine Beschwerden.

14. XII. Geheilt entlassen; der schmale Spalt, der bis jetzt bestand,
vollkommen geschlossen.

Fall 32. Elfriede F., 15 Jahre, 10. I. 1911. Patientin bemerkt seit
ungefähr 6 Wochen am linken Oberkiefer in der Gegend der beiden
Prämolaren eine Auftreibung, die ihr weder früher noch gegenwärtig
Schmerzen verursacht.

Äußerlich bemerkt man auf der linken Gesichtsseite neben der Nase
eine Schwellung. Auf der linken Seite besteht oberhalb der Prämolaren,
von denen der erste Wurzelrest, der zweite tief zerstört ist, eine Auftreibung,
die sich am Oberkiefer nach oben hinzieht. Die Auftreibung ist hart, läßt
sich jedoch eindrücken und zeigt deutliche Fluktuation. Bei der Punktion
entleert sich eine helle Flüssigkeit, das Röntgenbild zeigt in der Gegend
der Prämolaren einen Hohlraum und die Wurzeln der Prämolaren stark
verdrängt.

11. I. Operation: Bei der Patientin wird Lokalanästhesie gemacht
und Leitungsanästhesie durch Injektion in den Nervus infraorbitalis,
breiter Bogenschnitt im Vestibulum oris, Abhebung des Schleimhautlappens
von der Knochenwand, die auf Druck nachgiebig ist; bei Druck auf die
Fläche ballotiert das Messer. Die Ablösung wird ziemlich hoch auf der
Vorderfläche des Oberkiefers vorgenommen und dann eine umfangreiche
Exzision, um sich über die Höhle zu orientieren. Ausfluß einer Flüssigkeit
aus einer glattwandigen Höhle. Die Wurzel von |4 ragt in die Höhle hin-
ein, wird extrahiert und die Extraktion der Wurzelreste von |5 6 ange-
schlossen. Da überall die Höhle in der Tiefe von Knochen umgeben erscheint, wird versucht, den Zystenbalg mit dem Zystenelevatorium abzulösen.
Es erfolgt die Ablösung mit Leichtigkeit ohne große Behinderung bis auf
den untersten, dem Ausgangspunkte der Zyste nahen Teil; jedoch läßt
sich auch dieser in toto, ohne zu zerreißen, entfernen. Die Knochenhöhle,
die 3 cm tief und 3 cm lang ist, wird mit dem Jodbläser desinfiziert und
durch Naht geschlossen. Da die Extraktionswunden Schwierigkeiten
machen, wird eine Naht quer herübergelegt zum Schlusse der Alveole von |4.
Kompressionsverband.

13. I. Der Verband hat nicht gut gehalten. Die Wange ist an-
geschwollen. Die Wunden sind in guter Verfassung, auch die Extraktionswunde beginnt sich zu schließen. Trocken-warme Umschläge.

16. I. Die Schwellung ist vollständig zurückgegangen. Die Wunden
sind in guter Heilung; die Nähte werden entfernt.

20. II. Die Extraktionswunden sind noch nicht in demselben Niveau
des Alveolarfortsatzes. Sonst Heilung gut.

Fall 33. Anna B., 30 Jahre, 9. II. 1911. Seit einem Jahr bemerkt
Patientin rechts oben eine Geschwulst. Vor ca. 5 Monaten hatte sie an
dieser Stelle eine Eiterung, die sie sich selbst ausgedrückt hat. Von Zeit
zu Zeit hat es wieder geeitert.

Äußerlich keinerlei Schwellung. Über der Wurzelspitze des Wurzel-
restes von 2| ist eine geringe Auftreibung fühlbar, an einer Stelle ist der
Knochen deutlich eindrückbar. Die Schleimhaut über der Anschwellung
ist etwas gerötet. Keine Druckempfindlichkeit.

17. II. Operation: Bei der Patientin wird mit großem Bogenschnitt
die rechts oberhalb des lateralen Inzisivus liegende Zyste freigelegt. Der

Knochen ist verdünnt, aber überall noch erhalten. Nach Exzision eines kleinen Stückes übersieht man, daß es sich um eine 1½ cm tiefe, 2½ cm breite Höhle handelt, die rings vom Knochen umschlossen ist. Deshalb wird der Versuch gemacht, die Zyste zu exstirpieren. Es gelingt leicht mit dem Zystenlöffel, die Zyste aus ihrem Lager zu heben und in toto zu entfernen, nachdem der laterale Inzisivus mit der Zange entfernt worden ist. Abtragung der scharfen Knochenränder mit der Fräse. Jodierung der Höhle, dichte Naht.

21. II. Keine Reaktion. Die Nähte liegen gut.

24. II. Entfernung der Nähte. Die Operationswunde ist geschlossen.

17. III. In der Mitte der Wunde ist eine kleine Nische, in die man mit der Sonde hineinkommt

Vgl. ferner Fall 6.

„Sicherlich liegt in der Exstirpation der Zysten mit primärer Deckung der Schleimhaut ein erheblicher Fortschritt für die Schnelligkeit der Heilung, besonders in den Fällen, wo die Zyste ziemlich starr in unnachgiebigem Knochen gelegen ist“ (Partsch). Es bleibt aber zu Recht bestehen, was Partsch 1897 schrieb: „Bei solchen Zysten, . . . bei denen der Knochen bereits eingeschmolzen, die Zystenwand mehr an die den Alveolarfortsatz deckende Schleimhaut herangerückt ist oder tief in die Knochenhöhle hineinsieht, so daß man den oberen Pol kaum vom Munde aus sehen, viel weniger so erreichen könnte, daß man eine sichere Ablösung der Zystenwand von der Schleimhaut der Kieferhöhle vornehmen könnte, wo ferner die Gefahr besteht, daß man durch die Entfernung der Zystenwand eine breite Eröffnung der Kieferhöhle schafft und damit das harmlose Leiden in einer dem Patienten äußerst lästigen Weise nachhaltig kompliziert, halte ich die Exstirpation des Zystenbalges für geradezu gefährlich und mit Sicherheit nicht ausführbar.“ Das Normalverfahren ist und bleibt die Exzision der äußeren Zystenwand. Die Exstirpation ist, wie dargestellt, „nur ausführbar in bestimmten Fällen unter gewisser Einschränkung, nicht wahllos“ (Partsch).

2. Follikuläre Zysten.

Man kann wohl sagen, daß die Literatur über die follikulären Zysten zu der der Wurzelzysten im gleichen Verhältnis steht, wie die Häufigkeit beider Erkrankungen. Zumal die Genese der Follikularzysten ist nicht sehr reichlich bearbeitet worden. Es bestehen im wesentlichen zwei Ansichten über ihre Entstehung, die von Malassez-Albarran, die sie ebenso wie die Wurzelzysten von den paradentären Epithelresten ableiten, und die von Broca-Magitot, die den Ausgangspunkt im Follikel selbst sehen. Die Broca-Magitotsche Ansicht ist wohl heute die allgemeine, ihr schließen sich auch Perthes und Peckert an. Bei Follikularzysten, die mehrere Zähne enthalten,

denkt Peckert an zystisch entartete Odontome. Perthes schreibt:
„Wir nehmen . . . an, daß bei der Entstehung der Follikularzysten
es in der Tat der Follikel selbst nebst seinem Inhalte, dem Schmelz-
keim, ist, welcher zystisch entartet und welcher entweder nur den
einen Zahn bildet, welchen er normalerweise bilden soll, oder aber
auch infolge der Störung, die ihn betroffen, überzählige Zähne und
Zahnrudimente produziert. Welches die Störung ist, die den Zahn-
follikel zur Degeneration veranlaßt, wissen wir nicht". Für diese
Störung hat Lartschneider eine Erklärung zu geben versucht. Er
nimmt an, daß es infolge Wurzelhauterkrankung eines Milchzahnes
zu einer perifollikulären Entzündung der unter ihm liegenden Anlage des bleibenden Zahnes mit einem entzündlichen Ergusse in den
Innenraum des Zahnfollikels komme, ähnlich, wie wir auch bei peri-
artikulären Entzündungen (z. B. Osteomyelitis) Gelenkhydrops finden.
Die follikulären Zysten der Weisheitszähne glaubt er mit einer entsprechenden Periodontitis des zweiten bleibenden Molaren erklären
zu können. Wir kommen auf diese Ansicht noch zurück.

In jüngster Zeit hat Fischer experimentelle Untersuchungen zur
Genese der follikulären Zysten angestellt. Er hat in die Umgebung
eines Zahnkeimes $2^0/_0$ige Höllensteinlösung injiziert und in dem
Schmelzepithel bezw. seinen Resten Epithelvermehrung und Zysten-
bildung auftreten gesehen. Er scheint sich also der Malassez-
Albarranschen Auffassung über die Entstehung der Follikularzysten
anzuschließen. Ob allerdings diese Zystchen, die sich in Fischers
Präparaten finden, mit follikulären Zysten im üblichen Sinne in
Parallele gestellt werden können, erscheint mir zweifelhaft. In diesen
Fällen ist gleichzeitig eine Erkrankung der Keimpulpa eingetreten
(Abszeß in der Keimpulpa, Abb. 7); diese Bilder sind vielleicht eher
in Parallele mit den Wurzelzysten zu stellen und als — sit venia
verbo — Wurzelzysten eines Zahnkeimes zu deuten. Weitere Klärung dieser Frage ist noch abzuwarten.

Wenn wir uns nach unseren 13 Fällen von Follikularzysten zur
Genese dieser Zysten äußern wollen, so ist das klinisch nur möglich,
soweit Lartschneiders Ansicht in Frage kommt. Einer unserer
Fälle scheidet hierbei aus, da nähere Aufzeichnungen über den Fall
fehlen.

Von den anderen Fällen sprechen sechs für Lartschneiders Auffassung, d. h. es finden sich bei ihnen neben einer follikulären Zyste
tief zerstörte bezw. periodontitische Milchzähne. In Fällen, wo ein
Milchzahn bezw. bei einer Weisheitszahnzyste der zweite Molar
früher extrahiert wurde, kann man wohl annehmen, daß auch hier
weitergehende Zerstörungen vorgelegen haben, und diese Fälle eben-

falls hierher zählen. Der Wichtigkeit dieser Frage entsprechend lasse ich die 6 Krankengeschichten folgen.

Fall 34. Heinrich P., 9 Jahre. 10. I. 1898. (Im vierten Bericht unserer Poliklinik bereits veröffentlicht.)

Der Knabe hat im zweiten Lebensjahre Rachitis gehabt, welche mit Seesalzbädern behandelt wurde; die Milchzähne sind langsam durchgebrochen, und ebenso ist die zweite Dentition verlangsamt. Seit einem Jahre bemerkt die Mutter eine Schwellung am linken Unterkiefer an der Stelle des fehlenden ersten Milchmolars, der wegen starker Schmerzen, die er verursachte, im Jahre 1895 extrahiert wurde.

Reste der Rachitis sind bei dem Knaben noch heute in der Kopfbildung und den Gelenken vorhanden. Es ist an der Außenseite des linken Unterkiefers in der Gegend des Bikuspidaten eine diffuse Geschwulst bemerkbar. Die Haut über derselben ist infolge einer Jodpinselung abgeschilfert. Man fühlt die Geschwulst von außen bei völlig verschieblichen Weichteilen in der vorderen Hälfte des Unterkiefers auf die Außenseite beschränkt, nicht über den Rand hinüberreichend. Im Vestibulum oris sieht man einen ungefähr 5 cm langen, das ganze Vestibulum oris ausfüllenden und in den Zwischenraum zwischen $\overline{3}|$ und $|\overline{5}$ sich vorwölbenden Tumor, auf dem die Schleimhaut verschieblich ist und weder Rötung noch Schwellung zeigt. An Stelle des Interstitiums zwischen $|\overline{3}$ und $|\overline{5}$ ist deutlich Fluktuation vorhanden. Dort schimmert auch die Geschwulst bläulich durch. Die äußere Begrenzung bildet eine dünne Knochenschale, die teilweise Pergamentknittern aufweist. Die innere (linguale) Knochenlamelle ist nur wenig vorgewölbt. Drüsenschwellung ist in beiden Submaxillargegenden ebenso wie an den Halsdrüsen vorhanden. Druckempfindlich ist die Geschwulst nicht.

In Bromäthylnarkose wird mit dem Schneidemeißel eine Exzision der äußeren Wand gemacht und damit eine walnußgroße Höhle eröffnet, die mit einer schleimhautähnlichen Membran ausgekleidet ist und an ihrem vorderen unteren Ende den Keim des ersten Bikuspidaten erkennen läßt. Derselbe wird extrahiert, wobei sich zeigt, daß es sich um eine vollentwickelte Bikuspidatenkrone mit schmalem Dentinring und weicher Pulpamasse handelt. Die Höhle wird mit Jodoformgaze austamponiert.

12. I. Leichte Schwellung der Lippe. Patient hat heute morgen etwas gebrochen, was wohl auf das Jodoform zurückzuführen ist. Objektiv geht es sonst gut. Im Vestibulum oris keine Rötung und Schwellung; der Puls etwas klein. Der Tampon liegt gut und wird gelassen.

14. I. Die Mutter bringt die Nachricht, daß der Knabe Scharlach bekommen habe. Während dieser Zeit wurde der Tamponadewechsel in der Wohnung des Knaben vorgenommen. Die Epithelisation der Wundränder war bald erfolgt.

28. II. Nachdem Patient den Scharlach, zu dem sich noch Nephritis und urämische Krämpfe hinzugesellt hatten, überstanden, stellt er sich heute wieder vor. Zwischen $|\overline{3}$ und $|\overline{5}$ findet sich eine $1^{1}/_{2}$ cm lange und 1 cm hohe, von Schleimhaut ausgekleidete Nische, deren rötliches Epithel sich über die Ränder hinweg mit der Mundschleimhaut vereinigt hat. Speisereste halten sich in derselben nicht. Nach dem $|\overline{5}$ zu ist eine kleine Nische vorhanden, in der sich aber die Wurzel desselben nicht nachweisen läßt.

2. VII. Man sieht von der ganzen Höhle nichts mehr als eine zwischen $|\overline{3}$ und $|\overline{5}$ vorhandene seichte Delle und eine intensive Rötung der Gingiva in Größe einer kleinen Bohne an der Übergangsstelle der Gingiva in die Wangenschleimhaut.

20. XI. 1902. Patient stellt sich wieder vor auf besondere Veranlassung. Von der Zyste ist nichts mehr zu fühlen. Hinter dem Eckzahn zieht in das linke Vestibulum hinein eine Reihe mehrerer Falten, vom Zahnfleisch bis hinüber zur Wange. An der Außenseite ist von irgendwelcher Höhle oder Wölbung nichts mehr zu fühlen, ebensowenig von einer Vorwölbung durch einen in der Tiefe sitzenden Zahn. Die Dentur ist insofern vollständig hergestellt, als eine Lücke zwischen den Zähnen nicht vorhanden ist. Eher stehen die vorhandenen Zähne etwas gedrängt.

‾7 ist durchgebrochen, ‾6 in richtiger Stellung mit einer Amalgamfüllung auf der Kaufläche. Vorher steht anscheinend ‾5 etwas gedreht. ‾4 fehlt. Dicht an ‾5 steht ‾3, und zwischen dem Eckzahn und dem relativ großen ‾2 der ‾3̊. Die Artikulation mit dem oberen Gebiß ist hergestellt.

Fall 35. Joseph R., 9 Jahre. 20. II. 1900. Patient gibt an, seit $^1/_2$ Jahr habe er am Unterkiefer links eine Schwellung, die sich, ohne Schmerzen zu bereiten und sonstige Erscheinungen zu machen, bis zu ihrer jetzigen Größe entwickelt habe. Zahnschmerzen, geschwollenes Gesicht habe er nie gehabt. Anderweitige Behandlung sei noch nicht in Anspruch genommen worden.

An dem sonst gesund und für seine Jahre normal entwickelt aussehenden Patienten fällt zunächst eine diffuse flache Schwellung auf, welche von der lateralen Partie des Kinns ausgehend, etwa die erste Hälfte des linken horizontalen Unterkieferastes einnimmt. Die Haut über der Schwellung hat normales Aussehen. Bei Palpation von außen gewahrt man einen Tumor, welcher aus dem Knochen hervorquellend, ganz scharf gegenüber seinem Mutterboden abgegrenzt, sich als eine kugelig vorgewölbte, rundliche Geschwulst dem tastenden Finger darstellt. Der Tumor erstreckt sich in der Größe eines Tauben- bis Hühnereies von der lateralen Kinnpartie aus über die erste Hälfte des horizontalen Astes, geht nicht über den Kieferrand hinaus. Die Konsistenz ist knochenhart, die Haut über der Geschwulst ist verschieblich und normal. Eine kleine Drüse ist zu fühlen.

Beim Öffnen des Mundes zeigt sich folgendes: Es stehen ‾|1 2 3̊ 4̊ 5̊ 6. ‾|4̊ ist distal, ‾|5̊ mesial tief kariös. Beide Zähne sind weder auf Wurzel-, Kronen- noch seitlichen Druck empfindlich. Mit der Sonde dringt man tief in die Pulpakammer ein. Das Vestibulum oris ist eingenommen von einer Geschwulst, die sich vom Milcheckzahn ab bis zum ersten permanenten Molar erstreckt. Bei Palpation ergibt sich, daß der Tumor von normaler, verschieblicher Schleimhaut überzogen ist. Man fühlt an der Geschwulst zwei leichte, knotenartige Vorwölbungen, die eine in der Gegend des Milcheckzahnes, die andere in der des zweiten Milchmolaren. Die Geschwulst ist auf Druck nachgiebig und zeigt ganz deutlich Pergamentknittern. Auf der lingualen Seite des Kieferknochens ist nichts Anormales wahrzunehmen. Die Punktionsnadel dringt ohne besonderen Widerstand leicht in den Tumor ein in eine scheinbar umfangreiche Höhle, in der man aber keine Hartgebilde fühlen kann. Dem Zuge der Spritze folgt eine dünne, blutuntermischte Flüssigkeit von gelblicher Farbe. Cholestearin ist makroskopisch nicht wahrzunehmen. Die Flüssigkeit reagiert schwach alkalisch.

Operation: Es wird mit dem Schneidemeißel ein größeres Stück der äußeren Wandung ausgeschnitten zugleich mit den beiden Milchmolaren, was bei der stark verdünnten Knochenwand ohne besondere Schwierigkeit gelingt. Dabei ergießt sich noch der Rest des flüssigen Inhaltes in die Mundhöhle. Nach gehörigem Ausspritzen der Zyste sieht man die schleimhautähnliche Zystenmembran spiegeln. Am distalen Ende des walnußgroßen Hohlraums steht die Krone des zweiten Bikuspidaten, während vom ersten nichts zu sehen ist. Die Höhle wird tamponiert.

3. III. Am Boden sind die Keime beider Bikuspidaten sichtbar. Größe der Höhle von vorn nach hinten 2 cm und von oben nach unten $^3/_4$ bis 1 cm.

10. VI. 1903. Völlig normaler Unterkiefer. Von einer früheren Zyste ist nichts zu bemerken.

Fall 36. Karl S., Pferdeknecht, 18 Jahre. 12. XI. 1902 (von Else Hamecher publiziert.)

. Nie Zahnschmerzen. Einmal im Munde ein Zahngeschwür, auch sehr oft Gesichtsschwellungen dort und an anderer Stelle. Seit zwei Monaten ist es außen offen und eitert.

Patient zeigt jetzt ein Geschwür an der rechten Wange, dessen Grund knopfartig erhaben sich vorwölbt. Die ungefähr bohnenförmige Stelle zeigt ziemlich lebhafte Sekretion. Diese Zone ist siebförmig durchbrochen. Eiterige Sekretion auf Druck recht bedeutend. Sonde dringt 5 cm in die Tiefe und läßt sich frei hin- und her bewegen, so daß sie sich in einem beträchtlichen Hohlraum befinden muß.

Bei Betrachtung der Mundhöhle fällt auf, daß eine Anzahl von Milchzähnen und Wurzelresten derselben persistieren, während bleibende Zähne in der Zahnreihe fehlen. Die Dentur zeigt folgendes Bild: $\overline{7\ 6\ \overset{o}{5}\ 4\ \overset{o}{3}\ 2\ 1}|$.

Am rechten Oberkiefer ist die faziale Kieferwand oberhalb des Alveolarfortsatzes breit vorgewölbt, in der Ausdehnung von $\underline{6-4}|$, so daß dadurch das Vestibulum oris ausgefüllt ist. Schleimhaut verschieblich; die Schwellung ist knochenhart, unempfindlich, es fehlen wesentliche, entzündliche Erscheinungen der Umgebung.

Operation: Nach Extraktion mehrerer Wurzeln wird zunächst intraoral an die Zyste herangegangen. Nach Schnitt oberhalb der Vorwölbung wird mesial und distal von dem tief kariösen Milchmolaren mit Schneide- und geraden Meißeln die Zystenwand mit dem entsprechenden Kieferstück durchtrennt. Sobald der Zystenhohlraum eröffnet ist, fließt eine große Menge dicken, stinkenden Eiters heraus. Man bemerkt auch bald in der Höhle die Anlage des fehlenden Bikuspidaten, welche, an der Wand der Follikelzyste sitzend, frei mit ihrer Krone in die Höhle hineinragt. Das Stück der Wand (distal), welches den Zahn trägt, wird mit ihm herausgeschnitten. Jodoformgaze-Tamponade der Höhle.

Es wird jetzt außen die Fistel von den verdünnten Hautfetzen befreit und tüchtig ausgelöffelt. Die Sonde gelangt von hier aus durch die Zystenhöhle frei in den Mund. Leichter Tampon außen, Jodoformgazevollverband.

Fall 37. Paul R., 5 Jahre. 14. XI. 1907. Seit August 1907 besteht beim Patienten eine Schwellung über $\overset{o}{3}|$, die allmählich größer wurde, dann abnahm und schließlich ihre augenblickliche Größe wieder angenommen hat. Zahnschmerzen waren nicht damit verbunden.

Die Besichtigung des Mundes ergibt ein durch Karies stark zerstörtes Milchgebiß. An der bukkalen Seite der rechten Oberkieferhälfte befindet sich eine Geschwulst, die von zwei Zähnen herrührt: Am zweiten Milchmolaren erkennt man deutlich eine Periodontitis, während am Milcheckzahn eine stark fluktuierende Auftreibung wahrnehmbar ist, die nur in ihrem oberen Teile sich noch derb anfühlt. Eine Probepunktion ergibt als Inhalt dieser Geschwulst eine helle Flüssigkeit; Eiter ist nicht vorhanden. Eine Röntgenaufnahme zeigt, daß es sich hier um eine follikuläre Zyste handelt; denn außer den bleibenden Zähnen sieht man in der Gegend der Spitze der Milcheckzahnwurzel ein überzähliges Zahngebilde, das die Form einer Bikuspidatenkrone hat.

Fall 38. Amalie F., 31 Jahre. 10. I. 1910. Patientin gibt an, daß sie im Juli vorigen Jahres eine große Geschwulst in der Gegend des linken aufsteigenden Kieferastes bekommen hätte. Zu Weihnachten hätten sich die Schmerzen noch vergrößert.

Man sieht bei der Patientin auf der linken Gesichtshälfte eine Geschwulst, die vom Jochbein herabziehend, den ganzen aufsteigenden Kieferast bedeckt. Der Kieferwinkel ist frei. Die höchste Erhabenheit der Geschwulst liegt in der Gegend des äußeren Gehörganges. Die Haut ist verschieblich und nicht gerötet. Die Palpation ergibt eine elastisch-harte Konsistenz, wobei jedoch in der Mitte eine kleine Erweichung zu fühlen ist. Ferner ist bei der Palpation ein Reibegeräusch zu hören, ähnlich dem Pergamentknittern. Kieferklemme ist nicht vorhanden. Das Gelenk funktioniert normal.

Bei der Inspektion des Mundes ergibt sich im linken Unterkiefer folgender Zahnbestand: $\overline{1\,2\,3\,4}|$. Das Vestibulum oris ist links vollkommen ausgefüllt, da die entzündete Schleimhaut sich zwischen die beiden Zahnreihen vorwölbt. Infolgedessen ist durch den Aufbiß des oberen Zahnes die Schleimhaut ulzeriert. Auch auf der rechten Seite ist ein kleines Dekubitalgeschwür vorhanden. Die Konsistenz der inneren Geschwulst, die von der Linea obliqua aus sich über den ganzen aufsteigenden Kieferast auf der Außenseite hinzieht, ist elastisch-derb. Eine Punktion ergibt einen braunen, dünnflüssigen Inhalt. Drüse B ist derb geschwollen und auf Druck empfindlich.

Zur Beseitigung der Geschwüre wird eine Ätzung mit 8 % Chlorzinklösung gemacht und der Patientin eine energische Mundreinigung empfohlen.

11. I. Bei der Patientin wird eine große Exzision aus der Schleimhaut, die den Tumor deckt, gemacht und damit die Zystenhöhle eröffnet; diese reicht 5 cm nach hinten. In der Zystenhöhle findet sich unter etwas schwammigem Gewebe die voll entwickelte Krone eines Weisheitszahnes. Nach Ausräumung der Höhle wird auf der Innenseite der Zystenbalg mit der Schleimhaut des aufsteigenden Gaumenpfeilers vereinigt. Auf der Außenseite läßt sich die Vereinigung mit der Schleimhaut nicht herbeiführen wegen der großen Entfernung und weil man sonst den Weisheitszahn wieder überdecken würde. Die Tamponade wird so eingerichtet, daß der Weisheitszahn frei bleibt.

15. II. Die äußere Schwellung ist ganz zurückgegangen. Ein ganz leichtes Knacken beim Kieferöffnen ist noch fühlbar. Die Höhle hat sich sehr verkleinert und dabei über den Weisheitszahn zurückgezogen. Patientin ist jetzt völlig beschwerdefrei.

Fall 39. Gertrud F., 11 Jahre. 10. XII. 1910. Anschwellung am linken Unterkiefer seit über $\frac{1}{4}$ Jahr. Am 28. XI. begab sich Patientin in zahnärztliche Behandlung; es wurde innen inzidiert, wobei sich nur Blut entleerte; in den nächsten Tagen wurden ihr zwei Zähne gezogen. Die Anschwellung soll zurückgegangen sein.

Die vordere Hälfte des horizontalen Astes des linken Unterkiefers wird von einer scharf abgegrenzten, etwas auf die Unterseite des Kiefers übergreifenden Schwellung eingenommen, die nicht vom Knochen abzugrenzen ist. Die Haut über der Schwellung ist normal, abhebbar. Im vorderen Teil der Schwellung ist der Knochen eindrückbar, Fingerdruck ergibt ein schwappendes Geräusch. Keine Drüsenschwellung.

Innere Besichtigung: $\overline{3\,4\,7}$, $\overline{3}$ im Durchbruche. Zwischen $\overline{4}|$ und $\overline{7}|$ zwei gut aussehende Extraktionswunden. Der Mundvorhof dieser Gegend ist von einer Geschwulst ausgefüllt, die im hinteren Teile derb ist, im vorderen Teile eindrückbar, wobei aus der vorderen Extraktionswunde unter schwappendem Geräusch mit Luft vermischte Flüssigkeit entweicht.

Die Anschwellung ist nicht schmerzhaft, auch nicht auf Druck. Mit der Sonde gelangt man von der Alveole des vorderen extrahierten Zahnes ($\overline{|\mathring{5}}$?) $2^1/_2$ cm in die Tiefe, in die Alveole des hinteren ($\overline{|6}$) kann man nicht eindringen.

12. XII. Operation: Bei der Patientin wird unter Lokalanästhesie ein breiter Schleimhautlappen ausgeschnitten, konvex nach dem Alveolarrande zu und der Lappen subperiostal abgehoben von der ungefähr 1—2 mm starken Knochenschicht, die eindrückbar ist. Nach Fortnahme der Wand fließt ein größerer Teil Flüssigkeit aus, aus einer $3^1/_2$ cm langen und $2—2^1/_2$ cm tiefen Höhle, die glatt ausgekleidet ist mit einem Balge. Am vorderen Rande der Höhle liegt der zweite Bikuspidat etwas schräg nach hinten oben gerichtet. Da die Höhle ziemlich groß ist, wird von der äußeren Wand noch mehr entfernt, dann der Weichteillappen nach der Tiefe zu eingeschlagen und die Höhle tamponiert. Verband.

14. XII. Leichte äußere Schwellung ohne Verfärbung der Haut. Keine subjektiven Beschwerden. Tampon bleibt liegen. Verband.

24. XII. Lappen liegt gut. Tamponade der gut granulierenden Wundränder.

31. XII. Tampon weggelassen. Patientin wird zur täglichen wiederholten Ausspülung eine Spritze verordnet.

3. I. Die gut ausgekleidete glänzende Höhle wird hier ausgespritzt. Der zweite Bikuspis ist bereits etwas höher heraufgerückt.

16. I. Der Bikuspis ist bereits bequem in der Höhle mit seiner Krone sichtbar. Höhle sonst glatt und glänzend Ausspritzungen.

4. II. Status idem. Bikuspis ist wieder etwas höher heraufgerückt.

17. II. Schleimhaut der Wange vollkommen in der Zyste angeheilt. Zyste vollkommen ausgeheilt. Bikuspis etwas nach hinten gerichtet.

Von den anderen Patienten standen fünf im Alter von 19 bis 48 Jahren, als sie zur Behandlung kamen. Es ist also nicht verwunderlich, daß sich bei ihnen entzündliche Veränderungen an den Milchzähnen, auch anamnestisch, nicht mehr nachweisen ließen; diese Fälle sind also keinesfalls gegen Lartschneider zn verwerten. Nur in einem Falle (Beobachtung 2 aus Partschs Arbeit von 1892) standen beide Milchmolaren gelockert, ohne daß einer stärkeren Zerstörung Erwähnung getan wird.

Von unseren 13 Fällen fanden sich 7 bei Männern, und 6 bei Frauen. Nach Bayer kommen die Follikularzysten in der Hauptsache bis zum 20. Lebensjahre vor, Perthes gibt das 12.—16. als Prädilektionsalter an. Wir fanden im Alter von

1—10 Jahren: 4

11—20   „   5

21—30   „   2

im 4. und 5. Dezennium je einen Fall. Follikularzysten im höheren Alter (50 Jahre und darüber) haben Jourdain (Salter), Parreidt und Klare beobachtet. — Über die Beteiligung beider Kiefer sind die Ansichten der Autoren geteilt; nach Perthes und Andereya sind die Follikularzysten in beiden Kiefern gleich häufig, nach Peckert im Ober-, nach Parreidt im Unterkiefer häufiger. Wir beobachteten 9 Fälle im Oberkiefer (5 bei Männern, 4 bei Frauen) und 4 im Unter-

4

kiefer (je 2 bei Männern und Frauen), ohne daraus wegen der geringen Anzahl allgemeine Schlüsse ziehen zu wollen. 8 der Zysten
betrafen die rechte, 5 die linke Seite. Alle 13 Zysten enthielten
ausgebildete Zähne. Mehrere Zähne oder Zahngebilde in einer
follikulären Zyste, wie sie von vielen anderen Seiten beobachtet
wurden — Windle und Humphrey fanden sogar 44 Zahngebilde
in einer Zyste (Kuhlo) — fanden sich in einem Falle. Es fand sich
„ein verkümmerter Zahn, dessen Krone stark resorbiert ist. An
den Wänden hängen im Innern des Zystenbalges 3—4 Schmelzblättchen".

Von einem Milchzahnkeim ausgehende Follikularzysten, die
Peckert als „äußerst ungewöhnlich" bezeichnet — Edwards (Salter)
und Heath beschrieben solche —, kamen nicht zur Beobachtung.
Auch mehrere Follikularzysten beim selben Patienten sahen wir nicht.
Glaswald (Salter) und Bayer sahen doppelseitige Follikularzysten,
Salter Zystenbildung um alle 4 zweiten Molaren, Reinmöller
6 Follikularzysten bei einem Patienten; Perthes zitiert einen von
Heath und Magitot erwähnten Fall doppelter Follikularzyste. Für
diese Fälle kann Lartschneiders Erklärung natürlich nicht ausreichen.
Hier muß es sich um eine gleichzeitige Erkrankung mehrerer Follikel
handeln, über deren Ursache sich nichts aussagen läßt.

In zwei Zysten fanden sich überzählige Zahngebilde. 5 Zysten
betrafen Bikuspidaten (2 oben, 3 unten). 3 den oberen Eckzahn, je
1 den oberen mittleren Schneidezahn und unteren Weisheitszahn.
Das stimmt mit Webers Beobachtungen überein, der die oberen
Eckzähne und die Prämolaren als häufigsten Ausgangspunkt der
Follikularzysten angibt, während dies nach Parreidt und Perthes
die Molaren sind.

4 der follikulären Zysten kamen noch uneröffnet zur Behandlung, 3 waren bereits vereitert, in 3 Zysten wurde Cholestearin
nachgewiesen.

Betreffs Ausbreitung und Wachstum der Zysten gilt im allgemeinen das bei den Wurzelzysten Gesagte. Den seltenen Fall
eines Durchbruchs nach außen beobachteten wir einmal (Fall 36).
Perforation in die Kieferhöhle fand sich ebenfalls einmal.

Über die Therapie gilt dasselbe, was bereits bei den Wurzelzysten gesagt wurde. Auch 4 der Follikularzysten waren anderwärts
ohne Erfolg mit Inzision behandelt. Warum Kleider die Totalentfernung der Follikularzysten fordert, während er bei Wurzelzysten
für Partschs Methode eintritt, ist nicht ersichtlich. Partsch ist
auch bei den Follikularzysten für die breite Exzision der Zystenwand eingetreten. 9 unserer Fälle sind mit bestem Erfolge in

dieser Weise operiert worden. Die Exstirpation haben wir in drei
Fällen mit gutem Erfolge ausgeführt. 3 Fälle sind dadurch bemerkenswert, daß sich der in der Zyste liegende Zahn erhalten ließ
(Fall 35, 38, 39). In dem ersten dieser Fälle stand drei Jahre nach
der Operation der Zahn normal in der Zahnreihe.

3. Zysten nicht dentalen Ursprungs.

Schließlich kamen 9 Kieferzysten in Beobachtung, die keinen
Zusammenhang mit dem Zahnsystem hatten, bezw. bei denen ein
Zusammenhang mit dem Zahnsystem nicht nachweisbar war. Diese
Zysten entstehen, wie Büchtemann und Kolaczek nachgewiesen
haben, aus Epithel, das vom Mundepithel abstammt. „Der Gedanke,
daß sie von den Malassezschen Epithelresten aus sich entwickeln,
dürfte nicht allzuferne liegen" (Partsch).

7 dieser Fälle sind bereits anderweitig veröffentlicht (Partsch,
Partsch-Treuenfels, Partsch-Perliński, Neumann). Dazu
kommen folgende 2:

Fall 40. Richard H., 8 Jahre, 10. VI. 1904. Die Mutter des Knaben
gibt an, daß seit Geburt am rechten Oberkiefer eine Vorwölbung bestehe,
die seit ¹/₄ Jahr größer geworden, aber völlig schmerzlos sei.

Äußerlich sehen wir bei dem Kinde in der Gegend der rechten
Fossa canina eine walnußgroße Vorwölbung der Wange, die ungefähr vom
unteren vorderen Rande der Fossa canina bis zum Processus zygomaticus
des Oberkiefers reicht. Die Haut über dieser Geschwulst ist nicht im
geringsten verändert und gegenüber der Umgebung völlig verschieblich,
während der Tumor auf dem Knochen fest aufsitzt. Bei Palpation fühlt
sich der Tumor von außen knorpelhart an. Die Inspektion des Mundes
ergibt folgendes: Im Oberkiefer steht der erste bleibende Schneidezahn,
vom durchbrechenden lateralen Schneidezahne sieht man nur die Spitze,
an dritter Stelle sehen wir den Milchkaninus, auf den der permanente
Prämolar folgt; die Zahnreihe wird beschlossen durch den sechsjährigen
Molaren. Zwischen dem Bikuspis und dem Molaren aber erblickt man
einen Milchmolaren in völlig perverser Stellung; die Kaufläche ist palatinal
gewendet, die Wurzeln liegen entblößt in horizontaler Richtung. Vom
Milcheckzahne bis zu dem die Zahnreihe beschließenden permanenten
Molaren erstreckt sich auf der Bukkalseite des Processus alveolaris ein
Tumor. Bei Palpation bemerkt man, daß seine Konsistenz dieselbe ist,
die man bei äußerer Abtastung wahrnahm. Im allgemeinen ist der Tumor
elastisch-hart, an einer Stelle jedoch elastisch-weich und wiederum an einer
anderen macht sich deutliche Fluktuation bemerkbar. Diese durch Fluktuation sofort auffallende Stelle ist von einem scharfen, harten Rande
umgeben. Die palatinale Seite des Processus alveolaris zeigt keine Veränderung.

Operation: Nachdem mit dem Thompsonschen Hebel zunächst der
verlagerte Milchmolar extrahiert worden ist, wird die Zyste eröffnet und
ein Teil der Zystenwand exzidiert. Die Höhle, die im Vergleich zu dem
kleinen Kiefer eine enorme Ausdehnung zeigt, wird mit Jodoformgaze
tamponiert.

13. VI. Befinden des Patienten gut. Höhlentiefe 4,5 cm. In der
Höhle nichts von Zahn usw. zu bemerken. Ausdehnung nach oben bis
zur Orbita.

27. VI. Tiefe der Höhle 4 cm. 5⌉ im Durchbruch begriffen.

18. VII. 5⌉ deutlich hervorgetreten zwischen 6⌉ und 4⌉. Höhle völlig glatt und umrandet, 3,5 cm tief.

1. VIII. Tiefe der Höhle knapp 3 cm.

23. V. 1905. Kleine Nische an operierter Stelle, spaltförmig, $^3/_4$ cm tief, vollkommen ausgeglichen. 5⌉ normal entwickelt.

Fall 41. Martha Sch., 51 Jahre, 3. VII. 1905. Patientin klagt, seit ungefähr 3 Wochen stechende und juckende Schmerzen an der rechten Hälfte des Unterkiefers zu verspüren. Schon früher sei am rechten Unterkiefer eine Schwellung aufgetreten, nach einiger Zeit aber wieder abgeklungen. Vor 3 Wochen habe die Schwellung von neuem eingesetzt und seit der Zeit stetig zugenommen. Über Schmerzen in den Zähnen der rechten Unterkieferhälfte klagt Patientin nicht; es seien wohl früher Extraktionen notwendig gewesen, doch liege die letzte 19 Jahre zurück. Dagegen gibt Patientin an, daß sie sich vor einiger Zeit einen rechten oberen Mahlzahn habe extrahieren lassen; es sei jedoch eine Wurzel im Kiefer zurückgeblieben, die besonders beim Aufbeißen durch ihren scharfen Rand Schmerzen verursache.

Die äußere Inspektion ergibt eine Schwellung am rechten Unterkiefer, welche sich von der Mitte des horizontalen Astes bis zum aufsteigenden Aste und vertikal über den ganzen Kiefer bis zum unteren Rande ausdehnt. Die Form der Schwellung ist nur annähernd als länglich-rund zu bezeichnen; der palpierende Finger vermag nicht überall gleichmäßig deutlich die Grenzen der ziemlich harten Schwellung abzutasten. Empfindlichkeit bei der Palpation ist nicht vorhanden. Die Weichteile des Gesichtes sind im übrigen wenig verändert, zeigen keine entzündliche Rötung.

Die Inspektion der Mundhöhle zeigt eine Schwellung am rechten Unterkiefer, die sich von der Wangenschleimhaut, das Vestibulum oris ausfüllend, über die bukkale, die obere und die linguale Fläche des Alveolarfortsatzes, und lingualwärts weiter hinab bis zum Mundboden erstreckt. In sagittaler Richtung setzt die Schwellung ein dicht hinter dem zweiten unteren Molaren und reicht bis auf den aufsteigenden Unterkieferast. Die Schleimhaut auf dieser Schwellung und in der Umgebung weist wenig veränderte Farbe, keine entzündliche Rötung auf, auf der oberen Fläche hingegen zeigen sich die Abdrücke von 8 7⌉. Es stehen rechts unten $\overline{7\,5\,4\,3\,2\,1}$⌉. Von 8⌉ stehen sämtliche Wurzeln miteinander verbunden im Kiefer, und auch ein Teil der Krone ragt aus dem Zahnfleisch hervor, an seiner Bukkalseite starke Zahnsteinablagerung zeigend. Besonders scharf ist der Palatinalrand der Frakturfläche. Druck auf den Zahn löst heftigen Schmerz aus.

Bei Palpation der Schwellung gibt sich deutlich Fluktuation kund. Probepunktion entleert eine leicht fadenziehende, ziemlich stark blutig tingierte, seröse Flüssigkeit mit alkalischer Reaktion.

Operation unter Kokain-Adrenalin. Vorderwand der Zyste lappenförmig exzidiert ohne Hindernisse, etwa pflaumengroß. Höhle glatt, leer, zahnlos, ca. 3 cm lang von vorn nach hinten; andere Dimensionen schwer zu bestimmen. Kieferknochen außen noch vorhanden, aufgetrieben, lingualwärts deutlich geschwunden. Isoformtamponade.

6. VII. Tampon gewechselt. Tampon etwas übelriechend. Schwellung außen. Wundränder schmierig belegt. Neuer Jodoformgazetampon.

10. VII. Tampon entfernt. Wundränder gut. Ausspritzen der Wunde mit Kochsalzlösung; offen ohne Tamponade entlassen. Spülwasser.

6 der Fälle betrafen das männliche, 3 das weibliche Geschlecht; die verschiedenen Lebensalter waren ziemlich gleichmäßig beteiligt: das erste, vierte und fünfte Dezennium mit je 1, das zweite, dritte und sechste mit je 2 Fällen. 4 Fälle betrafen den Oberkiefer, 5 den Unterkiefer (je 3 bei Männern). Die Unterkieferzystome saßen alle, worauf auch Neumann hinweist, am Kieferwinkel. 7 Fälle betrafen die rechte, 2 die linke Seite.

Nur 3 der Zystome kamen uneröffnet in Behandlung; 4 Zysten waren bereits vereitert; zweimal ließ sich Cholestearin im Zysteninhalte nachweisen. In 2 Fällen war die Zystenwand tumorartig degeneriert. Zweimal war auswärts Heilung per incisionem versucht worden.

Die Therapie richtet sich in diesen Fällen nach der Größe des Zystoms. In den beiden mit Tumorbildung einhergehenden Fällen mußten umfangreichere Operationen, in dem einen Falle Exartikulation einer Unterkieferhälfte vorgenommen werden. Einmal wurde der Zystenbalg von außen her exstirpiert. In 5 Fällen wurde mit vollem Erfolge die Partschsche Zystenoperation, wie bei Wurzelzysten vorgenommen, davon einmal, wie bereits oben erwähnt, vom Gaumen aus. Es wird wohl in unkomplizierten Fällen diese Operation ihrer Einfachheit wegen die Methode der Wahl sein, ausgenommen in den Fällen, in denen sich nach den bei der Therapie der Wurzelzysten dargelegten Grundsätzen die Exstirpation vom Munde aus empfiehlt.

Ich gestatte mir, auch an dieser Stelle meinem hochverehrten Chef, Herrn Geheimrat Partsch, für die Anregung zu dieser Arbeit, die freundliche Überlassung des Materials und seine Unterstützung meinen ergebensten Dank auszusprechen.

Literatur.

Albrecht, Über Zysten im Kiefer. D. V. f. Z. 1865. — Andereya Zur Diagnose und Behandlung der Oberkieferzysten. A. f. Lar., Bd. 20. — Astachoff, Über die Pathogenese der Zahnwurzelzysten. D. M. f. Z. 1909. — Baume, Fälle aus der Praxis, D. V. f. Z. 1876. — Bayer, Die Zahnzysten der Kiefer. Inaug.-Diss. Tübingen 1873. — Bayer, Zahnzyste des linken Oberkiefers. D. med. Woch. 1904, Nr. 33. — Boennecken, Über Pulpenamputation. D. Z. i. V., H. 12. — Cattlin, Odont. Soc. of Gr.-Brit. D. V. f. Z. 1868. — Charézime, Kyste paradentaire à développement sinusien, traumatism antérieur. Ref. D. M. f. Z. 1909. — Charvot, Über die Zysten des Kieferperiostes. Korr. f. Z. 1884. — Coleman, Odont. Soc. of Gr.-Brit. D. V. f. Z. 1864. — Dependorf, Zahnzysten. D. M. f. Z. 1910. — Dieck, Anatomie und Pathologie der Zähne und Kiefer im Röntgenbilde. Hamburg 1911. — Dupuytren, Leçons orales de Clinique chirurgicale. Bruxelles 1839. — Ernst, K. K.

Ges. d. Ärzte in Wien. Wien. klin. Woch. 1903, Nr. 25. — Fackeldey, Über Kieferzysten. Ref. D. V. f. Z. 1870. — Fischer & Landois, Zur Histologie der gesunden und kranken Zahnpulpa. D. Z. i. V. H. 7, 9. — Fischer, Experimentelle Untersuchungen über die Entwicklung follikulärer Zysten. D. M. f. Z. 1911, H. 3. — Fryd, System der Erkrankungen der Alveolarfortsätze usw. D. M. f. Z. 1909. — Gerber, Über die rhinoskopische Diagnose und die Behandlung der Kieferzysten. A. f. Lar., Bd. 16. — Grawitz, Die epithelführenden Zysten der Zahnwurzeln. Greifswald 1906. — Grünwald, Über Kieferzysten und Kieferhöhlenzysten und ihre gegenseitigen Beziehungen. Österr.-ung. V. f. Z. 1896. — Haasler, Die Histogenese der Kiefergeschwülste. A. f. klin. Chir. 1896. — Haderup, Zur Punktion und Drainage der Kieferhöhle und Kieferzysten. Korr. f. Z. 1892, S. 351. — Hamecher, Wangenfisteln durch Zahnzysten verursacht. D. M. f. Z. 1903. — Harmer, Über Eiterungen der Kieferhöhle und die Differentialdiagnose zwischen diesen und den Kieferzysten. Österr. Z. f. Stom. 1904. — Heath, Krankheiten der Kiefer. Korr. f. Z. 1888. — Helm, Über Zystenbehandlung mit Formalin. D. z. W. 1903 (V—B). — Hern und Gould, Odont. Soc. of Gr.-Brit. Korr. f. Z. 1894. — Hesse, Sprachstörung nach Freilegung einer Oberkieferzyste. M. M. W. 1911, H. 18 (V—B) und D. M. f. Z. 1911, H. 7. — Hoffmann, Über Kieferzysten. M. M. W. 1903 (V—B). — Jung, Die Karies der Zähne in Scheff, Handbuch der Zahnheilkunde, III. Aufl. — Jungnickel, Beitrag zur Kasuistik der Kieferzysten. Prager med. W. 1901. — Kehr, Zur Frage der Wurzelgranulome und -zysten. D. M. f. Z. 1908. — Kleider, Über Zahnzysten. Inaug.-Diss. Jena 1902. — Kleinmann, Korr. f. Z. 1892 (V—B). — Körner, D. M. f. Z. 1900 (V—B). — Körner, Kieferzysten und deren operative und prothetische Behandlung. D. z. W. 1904. — Kuhlo, Die Zahnzysten der Kiefer. Inaug.-Diss. Leipzig 1903. — Kunert, Über die Differentialdiagnose zwischen Zysten und Antrumempyemen. A. f. Lar., Bd. 7. — Lartschneider, Beitrag zur Anatomie und Chirurgie der von den oberen Frontzähnen ausgehenden Kiefererkrankungen. Öster.-ung. V. f. Z. 1907/08. — Lartschneider, Zweizellige (bilokuläre) Oberkieferzyste. Österr.-ung. V. f Z. 1909. — Lindt, Einige Fälle von Kieferzysten. Ref. Schweiz. V. f. Z. 1902. — Michel, Karies in Ergebnisse d. ges. Zahnheilkunde. I, 2. — Neumann, Einige Fälle von doppelseitigen Wurzelzysten usw. Inaug.-Diss. Breslau 1909. — Pape, Zyste mit Wurzelresektion. D. z. W. 1904 (V—B). — Papsch, Über eine Behandlung des Antrum Highmori mit konsekutiver Zystenbildung. Österr.-ung. V. f. Z. 1894. — Parmentier, Über eine seröse Zyste des Gaumens. Der Zahnarzt 1856. — Parreidt, Über Kieferzysten. D. M. f. Z. 1886. — Parreidt, Über Zahn- und Kieferzysten. D. M. f. Z. 1887. — Parreidt, Beitrag zur Diagnose, Ätiologie und Behandlung der Zahnzysten. D. M. f. Z. 1889. — Partsch, Über Kieferzysten. D. M. f. Z. 1892. — Partsch und Treuenfels, Zweiter Bericht der Poliklinik für Zahn- und Mundkrankheiten des zahnärztlichen Instituts Breslau. D. M. f. Z. 1895. — Partsch und Perliński, Dritter Bericht usw. D. M. f. Z. 1896/97. — Partsch und Kunert, Vierter Bericht usw. D. M. f. Z. 1899. — Partsch, Verletzungen und Erkrankungen der Kiefer. Handbuch der prakt. Chir. Stuttgart 1900. — Partsch, Die Aufklappung der Schleimhautbedeckung der Kiefer. D. M. f. Z. 1905. — Partsch, Die Geschwülste der Mundgebilde. In Scheff, Handbuch der Zahnheilkunde. III. Aufl. — Partsch, Zur Pathogenese der Kieferzysten. D. M. W. 1910 (V—B). — Partsch, Die Behandlung der Kieferzysten. D. M. f. Z. 1910. — Partsch, Werden und Wachsen der Zahnwurzelzysten. Österr. Z. f. Stom. 1911, H. 7. — Peckert, Die Mißbildungen des Gebisses. Jena 1911. — Perthes, Verletzungen und Krankheiten der Kiefer. Stuttgart 1907. — Philipp, Zystenpräparate. D. z. W. 1907. — Preindlsberger und Wodynski, Ein Fall von Zahnzyste des Oberkiefers. Ref. Österr.-ungar. V. f. Z. 1901. — Pröll, Zur Mikroskopie der Granulome und Zahnwurzelzysten. D. M. f. Z. 1911, H. 3. — Reinmöller, D. z. W. 1910, S. 457. — Riesenfeld, Über operative Eingriffe an den Kiefern. Österr. Z. f. Stom. 1905. — Römer, Über Wucherungen an der Zahnwurzel. D. M. f. Z. 1899. — Römer, Periodontitis und Periostitis alveolaris in Scheff, Handbuch der Zahnheilkunde. III. Aufl. — Sachse, Über moderne Behandlung von Kieferzysten und Antrumempyemen. M. M. W. 1900. — Salter, Zahntragende Zysten. D. V. f. Z. 1876. — Schlaffke, D. z. W. 1903 (V—B). — Scheff, Bericht über die Entwicklung und Leistungen des k. k. zahnärztl. Universitätsinstitutes im ersten Dezennium seines Bestehens. Österr.-ung. V. f. Z. 1900. — Schuster, Zur Frage der Herkunft des Epithels in Zahnwurzelzysten. D. M. f. Z. 1908. — Seefeld, D. z. W. 1911, Nr. 22 (V—B). — Simpson, Eine Zahnzyste. Ref. D. z. Z. 1911, Nr. 16. — Stoppany, Schweiz. V. f. Z. 1904 (V—B). — Szabó, Bericht der zahnärztl. Klinik der Königl. Universität in Budapest. Österr.-ung. V. f. Z. 1901. — Torger, Heilung einer zystösen Entartung des Oberkiefers durch Wurzelspitzenresektion. Zahnärztl. Rundschau 1905. — Tschmarke, M. M. W. 1901 Nr. 51 (V—B). — Verhandlungen der VI. Jahresversammlung des Vereins Schleswig-Holsteinscher Zahnärzte 1880. D. V. f. Z. 1881. — Weber, Die Krankheiten des Gesichts. Pitha-Billroth, Handb. d. Chir., Bd. 3. — Wedl und Heider, Anatomischer Befund über eine Zyste des Oberkiefers usw. D. V. f. Z. 1865. — Weiser, Heilung einer mit dem Antrum Highmori kommunizierenden Kieferzyste. Österr.-ung. V. f. Z. 1891. — Weiser, Die Resultate der radikalen Behandlung des Alveolar-Abszesses und der Zahnwurzelzyste bei Konservierung des Zahnes. Österr.-ung. V. f. Z. 1900. — Weiser, Operative Behandlung einer großen Zahnwurzelzyste des Unterkiefers. Österr. Z. f. Stom. 1903. — Westphal, Über das Auftreten der Karies in den verschiedenen Lebensaltern. 67. Versamml. d. Naturf. und Ärzte. 1895. — Williger, Zähne und Trauma. D. Z. i. V., H. 16. — Witzel, Über Zahnwurzelzysten, deren Entstehung, Ursache und Behandlung. D. M. f. Z. 1896.

Von

Dr. **Paul Rosenstein,**
Arzt und Zahnarzt, Assistent des Institutes.

Die Kiefer bilden bekanntlich eine Prädilektionsstelle für Geschwülste aller Art, sowohl bösartige als auch gutartige. Unter den gutartigen spielen die Fibrome eine besondere Rolle, die, abgesehen von den Nasenrachenpolypen besonders häufig am Kiefer vorkommen (Ribbert). Nach einer Tabelle, in der Partsch mehrere Statistiken von Oberkiefertumoren zusammengestellt hat, kommen die Fibrome unter den gutartigen an zweiter Stelle. Eine eigenartige Form dieser Kiefertumoren bilden die symmetrischen Fibrome, das sind Fibrome, die symmetrisch an beiden Seiten des Ober- bezw. Unterkiefers auftreten.

Der erste, der das vorliegende Krankheitsbild richtig beschrieben hat, war Perthes, der in seinen „Verletzungen und Krankheiten der Kiefer" zwei Fälle von symmetrischen Fibromen erwähnt. Denn Hisey, dessen Fall Hesse gelegentlich seiner Beschreibung eines Falles von symmetrischen Kieferfibromen mit Recht als hierher gehörig deutet, hielt die Erkrankung für eine Zahnfleischhypertrophie.

Steiner beschreibt aus Billroths Privatpraxis folgenden Fall eines 16jährigen Mädchens, das wegen „Hydrops der Highmorshöhle" zur Behandlung kam.

Die ersten Milchzähne erschienen bei dem skrophulösen Kinde mit Beginn des 2., die bleibenden im 8. Lebensjahre ohne besondere Beschwerden. Der Milchzahnbestand soll dem jetzt bestehenden bleibenden entsprechend gewesen sein. „Eine Geschwulst drängt sich links unter der Oberlippe hervor; sie sitzt im linken Oberkiefer, dessen Zahnfächerfortsatz, sowie der der rechten Seite sich als eine massige, aufs Doppelte des normalen vergrößerte und mit außerordentlich dickem Zahnfleisch bedeckte zahnlose Leiste darstellt. 3 zarte, kleine, ungleichstehende, bleibende Schneidezähne, wovon einer erst im Durchschneiden begriffen und ein kleiner Teil der Kante eines Zahnes, von der nicht genau zu bestimmen ist, ob sie dem linken Eck- oder ersten Backenzahn angehört, sitzen vorn an ihrer gewöhnlichen Stelle.

Von diesen paar Zähnen ab gehen die Processus alveolares als zwei unförmlich dicke Leisten zahnlos nach hinten. Der Unterkiefer trägt 12 bleibende Zähne. Die zweiten Mahlzähne, die regelmäßig im 13. Lebensjahre vortreten sollten, sind noch nicht erschienen. Das Zahnfleisch ist, wie überall, so auch hier, über den Stellen der noch fehlenden zwei Mahlzähne in beiden Unterkieferhälften verdickt wie eine Schwarte, etwas aufhebbar."

Die Beschreibung dieses Falles weist eine solche Ähnlichkeit mit unseren Fällen von symmetrischen Kieferfibromen auf, daß ich nicht anstehe, ihn als solchen zu deuten.

Le Dentu hat einen Fall von „Hypertrophie diffuse des maxillaires" 1879 beschrieben. Bei einem 18jährigen Mädchen fanden sich im Ober- und Unterkiefer den Alveolarfortsätzen aufsitzende, oben auch den Gaumen in Mitleidenschaft ziehende Schwellungen, die schon äußerlich zu einer Auftreibung des Gesichts geführt hatten. Die Zähne waren bis auf die Frontzähne in die Tumoren eingebettet. Le Dentu rechnet den Fall, da die Tumoren an einigen Stellen knochenhart waren, zu den diffusen Hypertrophien der Gesichtsknochen. Die mikroskopische Untersuchung, die den Bindegewebscharakter der Tumoren zeigte, läßt ihn auch an verknöcherte fibroplastische Geschwülste denken. Es ist wohl sicher, daß wir einen Fall von symmetrischen Kieferfibromen vor uns haben, in denen es stellenweise zur Bildung von Knochengewebe gekommen ist, wie wir es auch bei Epuliden finden (Hesse).

Einen in mancher Hinsicht interessanten Fall von „Hypertrophia gingivae" demonstrierte Papsch auf dem 11. Internationalen Medizinischen Kongreß.

Der 46jährige Patient fiel im Alter von 9 Jahren von einem zweistöckigen Hause herab aufs Gesicht. Nach einem halben Jahre begann eine Verdickung des Zahnfleisches. Das Sprechen war seitdem erschwert.

Patient trägt Ohrringe und hat seit einem Jahre an den Einstichstellen bohnengroße Hauthypertrophien. Am rechten Auge hat er seit 4 Jahren eine harte Geschwulst. Im Munde zeigen sich oben und unten „Zahnfleischwülste", aus denen die Zahnkronen zur Hälfte heraussehen. Im Unterkiefer reicht die Geschwulst von 5̅| bis |̅3 und sitzt nur an der Labialseite des Alveolarfortsatzes. Am Oberkiefer sind befallen: die Labialseite beiderseits bis zur Prominentia canini, die palatinale Partie von 4 an bis unter das Gaumensegel beiderseits. Diese beiden Tumorpartien treffen sich in der Mitte, so daß sie abgeplattet sind. Bukkal geringe Auftreibung in der Molarengegend. Die Tumoren sind derb, teils blaßrosa, teils intensiv rot gefärbt. Die Sprache ist erschwert.

Am interessantesten an diesem Falle ist die Beziehung des Trauma zur symmetrischen Fibrombildung. Es ist leider nicht beobachtet, ob die palatinalen Tumoren kurze Zeit nach dem Trauma auftraten, oder nur die vorderen Geschwülste. Für letztere käme immerhin das Trauma bei dem zur Tumorbildung disponierten Patienten (Ohren) als Auslösungsmoment in Betracht. Für die hinteren Geschwülste, an deren Ursprungsstelle das Trauma nicht direkt einwirken konnte, ist eine Beziehung von Trauma und Tumorbildung schwer vorstellbar.

Kentenich, der in seiner Dissertation die bis 1896 veröffentlichten Kieferfibrome kritisch zusammengestellt hat, erwähnt keinen Fall einer symmetrischen Geschwulstbildung.

Fünf derartige Fälle hat Becker in jüngster Zeit aus dem Berliner Institute veröffentlicht, von denen einer bereits in Willigers „Zahnärztlicher Chirurgie" abgebildet ist. Becker rechnet hierher auch Tumoren, die zu gleicher Zeit in Ober- und Unterkiefer einer Seite beobachtet wurden, wie sie Kritz und Gunzert beschrieben haben. Für den Fall von Kritz hat R. Parreidt in seinem Referate der Dissertation in der „Dtsch. Monatsschr. f. Zahnhlkde. 1904" bereits darauf hingewiesen, daß es sich nicht um gleichzeitig aufgetretene Geschwülste handelt, sondern daß die zweite mehrere Jahre nach der ersten auftrat, was auch bei Gunzerts Patienten der Fall war. Ferner weisen die kariösen Zähne und die Prothese, die Kritz als ätiologische Faktoren anzuführen vermag, darauf hin, daß wir den Fall als Auftreten von zwei Epuliden bei demselben Patienten anzusehen haben, eine Deutung, die auch Gunzert seinem Falle gibt, der überdies histologisch ein Fibrosarkom war.

Bockenheimers Fälle von diffusen Hyperostosen hierher zu zählen, wie es Becker anregt, halte ich nicht für richtig. Bockenheimer selbst weist auf den Unterschied hin, wenn er schreibt: „Fibrome des Zahnfleisches können mit einer diffusen Hyperostose der Alveolarteile bei oberflächlicher Untersuchung verwechselt werden." Bockenheimer schreibt bei allen Fällen, daß die Auftreibungen „knochenhart" waren. Bei Fall 4 schreibt er ausdrücklich: „die Verdickung betrifft nicht etwa das Zahnfleisch und die Mundschleimhaut, sondern die Knochen". Ferner findet sich bei allen Fällen außer der Verdickung der Alveolarfortsätze eine Mitbeteiligung des Kieferkörpers oder anderer Gesichts- und Schädelknochen. Höchstens sein 5. Fall käme hier in Betracht, bei dem er berichtet: „Es ist jedoch auch das Zahnfleisch verdickt und an den Stellen, wo die Knochenverdickung am stärksten ist . . . . . nach Art eines lappenförmigen weichen Fibroms gewuchert." Auffällig ist, daß Bockenheimer von einem weichen Fibrome spricht, während es sich bei den andern Fällen von symmetrischen Kieferfibromen immer um harte Fibrome handelt. Sein mikroskopisches Präparat betrifft leider nur die Knochenpartie, gibt also keinen Aufschluß über die

Art der Zahnfleischerkrankung. Jedenfalls liegt der Fall nicht so klar, daß man ihn ohne weiteres zu den symmetrischen Kieferfibromen rechnen könnte. Eher könnte man daran denken, Bockenheimers Fälle zu den symmetrischen Kieferosteomen zu zählen. Aber auch hier ergeben sich durch die Mitbeteiligung der anderen Schädelknochen und dadurch, daß wir es bei diesen Fällen nicht mit echter Geschwulstbildung, sondern mit diffuser Hypertrophie zu tun haben, solche Unterschiede, daß richtiger auch hiervon Abstand zu nehmen ist.

Becker gliedert seinen 5 Fällen einen 6. an, der aber nicht hierher gehört, da es sich um eine einseitige Geschwulstbildung handelt. Wenn Becker schreibt, daß dieser Fall nach dem mikroskopischen Bilde zweifellos hierher gehöre, so ist damit doch nur gesagt, daß es sich um ein hartes periostales Fibrom handelt, das meines Erachtens zur Epulis fibromatosa zu rechnen ist.

Als sichere Fälle von symmetrischen Fibromen der Alveolarfortsätze finden sich also in der Literatur: Je 1 Fall von Steiner, Le Dentu, Papsch, Hisey und Hesse, 2 Fälle von Perthes, 5 Fälle von Becker. Diesen Fällen kann ich aus dem Materiale unserer Poliklinik seit 1902 5 weitere hinzufügen, deren Krankengeschichten ich auszugsweise anführe.

Fall 1. Martha Sch., Verkäuferin, 26 Jahre, 18. X. 02 (Abb. 1). Patientin wird gelegentlich einer Zahnextraktion vor 3 bis 4 Wochen von dem Zahnarzte darauf aufmerksam gemacht, daß sie am Gaumen Schwellungen habe, welche sie operieren lassen müsse. Sie selbst hat nichts davon gemerkt und niemals Beschwerden gehabt.

Sie hat ein tief zerstörtes Gebiß. In den sehr gedrängten Zahnreihen steht $\underline{4}|$ pervers palatinal. Es sind vorhanden

$$\frac{8\ 7\ \ \ 5\ 4\ 3\ 2\ 1\ |\ 1\ 2\ 3\ 4\ 5\ 6\ 7\ 8}{8\ 7\ 6\ 5\ 4\ 3\ 2\ 1\ |\ 1\ 2\ 3\ 4\ 5\ 6\ 7\ 8},$$

mehrere der Zähne, besonders die Molaren sind tief kariös, von mehreren stehen nur noch die Wurzelreste; $|\underline{8}$ steht pervers bukkal.

Am rechten Gaumen befindet sich eine etwa pflaumengroße Geschwulst, die gestielt von der Lücke des $\underline{6}|$ ausgehend, nach hinten bis hinter $\underline{8}|$ zieht. Der Stiel ist ziemlich breitbasig und

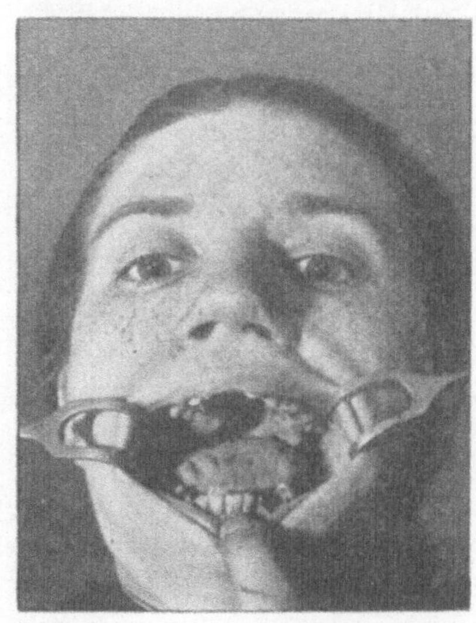

Abb. 1.

geht bis zum Anfang des Gaumenpfeilers. Die Geschwulst ist nur wenig beweglich, von glatter Schleimhaut überzogen, nirgends ulzeriert. Ihre

Konsistenz ist sehr derb und fest. Die Schleimhaut ist überall mit dem Tumor fest verwachsen. Korrespondierend mit dieser Geschwulst findet sich am linken Alveolarfortsatz am Hinterrande ebenfalls eine ähnliche, aber nicht so stark entwickelte, vorläufig noch weicher anzufühlende, etwas bewegliche Geschwulst, die von der inneren Lefze des Zahnfleischbesatzes ausgeht. In ähnlicher Weise erscheinen auch verdickt die hinteren Zahnfleischränder hinter den unteren Weisheitszähnen.

Operation: Zunächst Extraktion der nicht erhaltungsfähigen Wurzeln. Nach Anästhesie mit Anästhol Abstemmen und Durchschneidung beider Tumoren am Oberkiefer mit Schneidemeißel und Schere. Keine nennenswerte Blutung. Jodoformgazetamponade. Patientin wird nach 9 Tagen geheilt aus der Behandlung entlassen.

Fall 2. Paul R., Heizer, 18 Jahre, 23. V. 07 (Abb. 2). Patient gibt außer belangloser Anamnese an, daß er im 10. Jahre nicht mehr gut habe sprechen können; besonders die Aussprache des R machte Schwierigkeiten. Mit 15 Jahren stellte sich eine Mandelentzündung ein. Außerdem fiel ihm damals eine Verengerung des Gaumens auf, die ihn hinderte, die Zunge an den Gaumen zu legen. Die Zähne wurden schnell kariös. Die Mandelentzündungen wiederholten sich, bei der letzten wurde gleichzeitig eine Veränderung der Alveolarfortsätze festgestellt. Während der Patient früher den Daumen an den Gaumen legen konnte, gelang dies ihm allmählich nicht mehr. Aber da ihm diese Veränderung weder Schmerzen noch sonst Beschwerden bereitete, hat er bisher nichts dagegen getan.

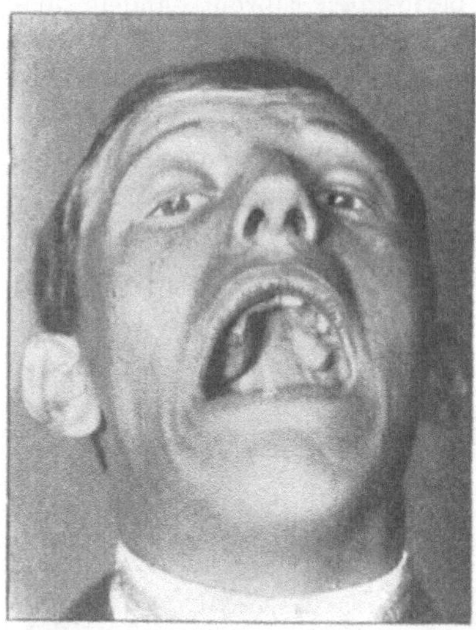

Abb. 2.

Schlecht gepflegtes Gebiß:

$$\overline{7\ 6\ 5\ 4\ 3\ 2\ 1\ |\ 1\ 2\ 3\ 4\ 5\ 6\ 7},$$

fast alles Wurzelreste.

Am hinteren Teile der beiden Processus alveolares bemerkt man zwei wulstartig vorgetriebene, vom Ende der Processus alveolares bis etwa in die Gegend der Bikuspidaten reichende, die Alveolarfortsätze sowohl nach bukkal als besonders nach palatinal auftreibende Tumoren von elastisch-derber Konsistenz, von normaler Schleimhaut überkleidet und von glatter Oberfläche, nicht druckempfindlich. Gegenüber ihrer breiten Basis lassen sie sich ein wenig verschieben.

Von den Mandeln sind nur Reste vorhanden, die hintere Pharynxwand ist mit Schleim bedeckt und leicht gerötet (Pharyngitis chronica). — Dieser Fall kam nicht zur Operation.

Fall 3. Lisbeth F., Arbeitsmädchen, 16 Jahre. 26. I. 11 (Abb. 3). Patientin wird wegen tiefsteckender, überwucherter Zahnwurzeln dem Zahnärztlichen Institut zur Operation überwiesen. Sie gibt an, Geschwülste im Munde habe sie bereits mit 10 Jahren bemerkt. Sie hat keine besonderen Beschwerden, nur empfindet sie es als Unbequemlichkeit, daß beim Sprechen die Zunge an die Geschwülste anstößt.

Gutes Gebiß: $\frac{7\,6\,5\,4\,3\,2\,1\,|\,1\,2\,3\,4\,5\,6\,7}{7\quad5\,4\,3\,2\,1\,|\,1\,2\,3\,4\,5\quad7}$.

Die Molaren links oben tief kariös.

Patientin hat einen partiell offenen Biß: Die Artikulation ist erst von den Eckzähnen an vorhanden. In der Gegend der Weisheitszähne des Oberkiefers, die noch nicht durchgebrochen sind, sieht man rechts und links je eine Vorwölbung, die von nirgends ulzerierter, glatter, weißlich gefärbter Schleimhaut überzogen ist. Die Tumoren sitzen breitbasig auf, wölben sich, rechts etwa daumen-, links kleinfingerbreit nach dem Gaumen zu vor; ihre Konsistenz ist derb; sie lassen sich auf der Unterlage um ein Geringes verschieben. Der rechte Tumor reicht bis 4|, der linke erreicht kaum |5. Das gleiche Bild sieht man am Unterkiefer in geringerem Maße. Hier findet sich beiderseits hinter 7 eine Geschwulst, etwa von der Länge eines Molaren, die sich etwas nach lingual vorwölbt. Die Tumoren sind 11 mm breit, 12 mm lang.

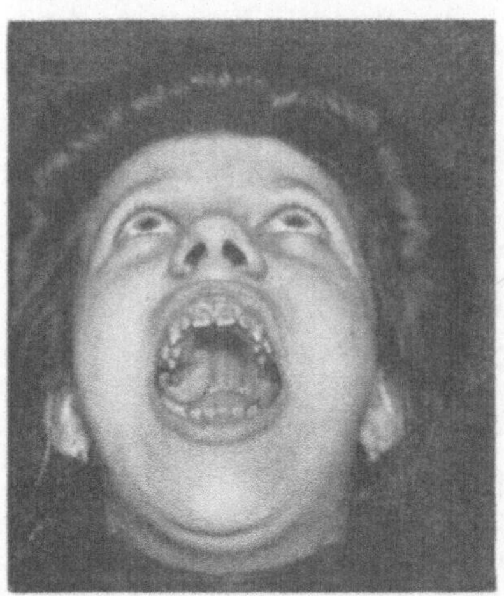 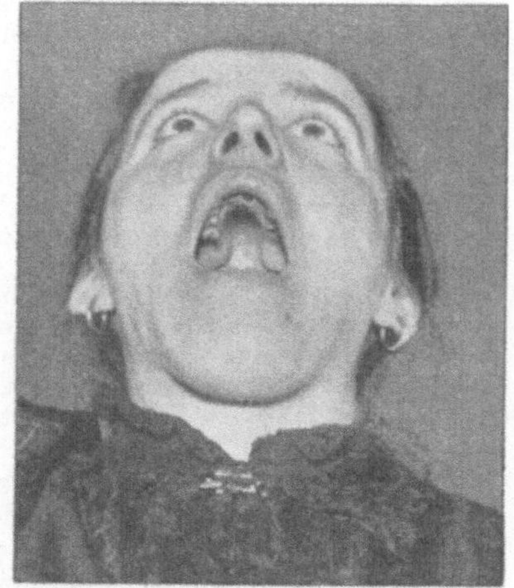

Abb. 3.   Abb. 4.

Extraktion von |6 7.

Operation am 30. I.; Unter Novokainanästhesie wird zunächst auf der rechten Seite das große Fibrom im Oberkiefer mit dem Schneidemeißel umschnitten und mit einem großen Teil der Schleimhaut auf der Außenseite fortgenommen, bis man reinen Grund vor sich hat. Dann wird linkerseits dieselbe Operation gemacht und dabei der Weisheitszahn bloßgelegt. Beide Wundflächen werden nur tamponiert. Größere Blutung ist nicht vorhanden.

Am 27. II. wird Patientin geheilt aus der Behandlung entlassen.

Mikroskopische Untersuchung: Im mikroskopischen Präparate sieht man unter der unversehrten Epithelschicht dicht verflochtene Bindegewebszüge mit stärkeren Zellanhäufungen an einigen Stellen. Die Basis des Tumors, die an das den Ausgangspunkt bildende Periost angrenzt, ist besonders zellreich. Das Fibrom ist gefäßreicher als das von Becker abgebildete, dem es im übrigen durchaus gleicht.

Fall 4. Christiane R., Landwirtsfrau, 24 Jahre, 11. III. 11 (Abb. 4). Patientin gibt an, als kleines Kind eine Kieferoperation durchgemacht zu haben, ohne sich an Einzelheiten erinnern zu können. Etwa Weihnachten 1909 hat sie bemerkt, daß sich an der rechten Seite des Oberkiefers hinten eine Veränderung gebildet hatte, die ohne zu schmerzen, sie doch erheblich störte, da Pat. ständig das Gefühl hatte, etwas im Munde zu haben. Namentlich beim Essen, weniger beim Sprechen wurde sie dadurch belästigt. Daß sie jetzt etwas näselnd spricht, soll aber nicht erst seit dieser Zeit herrühren, sondern schon seit ihrer Kindheit der Fall sein. Im Sommer 1910 bemerkte sie am linken Oberkiefer hinten ebenfalls eine kleine Anschwellung, die langsam wuchs. Allmählich gewöhnte sie sich auch so ziemlich an den Zustand, bis sie wegen Zahnschmerzen rechts oben gegen Weihnachten 1910 zum Zahnarzte ging, der ihr die Zähne rechts oben zog und ihr riet, wegen der Geschwulst am Gaumen zum Arzte zu gehen. Nachdem sie in letzter Zeit noch bemerkt hatte, daß auch hinten am Unterkiefer auf beiden Seiten Schwellungen auftraten, die sie namentlich beim Sprechen behinderten, kam sie nach Breslau, wo ihr von chirurgischer Seite in die rechte obere Geschwulst eine Inzision gemacht wurde. Da sich der erwartete Eiter nicht fand, wurde sie dem zahnärztlichen Institute überwiesen.

Äußerlich ist am Gesichte der Patientin keine Schwellung zu bemerken; an der rechten Unterkiefer- und Halsseite bemerkt man eine in allen Teilen festschließende, reizlose, gegen ihre Unterlage verschiebliche Hautnarbe, von T-Gestalt. Gebiß: $\frac{5\;4\;3\;2\;1}{5\;4\;3\;2\;1}\Big|\frac{1\;2\;3\;4\;5}{1\;2\;3\;4}$, größtenteils Wurzelreste.

Der Gaumen ist hoch und schmal. Am hinteren Ende des Alveolarfortsatzes des Oberkiefers auf beiden Seiten sieht man von der bukkalen Seite her übergreifend, nach der Gaumenwölbung zu vorspringend, zwei runde Geschwülste, rechts reichlich walnuß-, links haselnußgroß. Die die Tumoren überziehende Schleimhaut ist von gleicher Art wie die Gaumenschleimhaut, ohne Entzündungserscheinungen. Die Geschwülste, von gleichmäßig elastisch-harter Beschaffenheit, sind etwas um ihren breiten Stiel beweglich. An der Oberfläche des rechten Tumors findet sich eine $1\frac{1}{2}$ cm tiefe Einschnittwunde.

Zwei gleiche kleinere Tumoren. links klein-haselnuß,- rechts bohnengroß, finden sich an den Enden der Unterkiefer-Alveolarfortsätze.

Operation am 13. III. Bei der Patientin wird unter Lokal- und Leitungs-Anästhesie die Exstirpation der beiden Geschwülste im Oberkiefer mit der Schneidezange vorgenommen. Mit dem Schneidemeißel wird die Geschwulst noch weiter abgehoben und im Grunde abgelöst. Auf der rechten Seite wird versucht durch Abhebung der Schleimhaut und des Periostes die Schleimhaut über die breite Knochenfläche zu ziehen. Das gelingt aber nur teilweise. Von den Weisheitszähnen wird an beiden Stellen nichts sichtbar. Die Wundflächen werden mit Jodoformgaze tamponiert.

18. III. Die Wunden sind in gutem Zustande, Patientin hat wenig Beschwerden. Isoform.

Röntgenaufnahmen ergeben, daß in beiden Oberkiefern kein Weisheitszahn mehr vorhanden ist.

21. III. Bei Patientin werden die beiden fibrös degenerierten Schleimhautlappen im Unterkiefer unter Novokainanästhesie mit der Schneidezange unter Fortnahme des oberen Randes des Alveolarfortsatzes abgetragen. Da an der linken Seite noch ein starker prominierender Rest des Alveolarfortsatzes vorhanden war, mußte noch etwas vom Kiefer fortgenommen werden; darauf werden die Wundränder beiderseits durch Naht so geschlossen, daß der Knochen ganz bedeckt erschien und Tamponade sich erübrigte.

28. III. Extraktion mehrerer Wurzelreste im Ober- und Unterkiefer unter Novokain-Adrenalin.

30. III. Entlassungsbefund: Die Wunden am Oberkiefer sind fast völlig überhäutet, im Unterkiefer ist links der Schluß der Wunde noch nicht ganz erfolgt. Die Extraktionswunden heilen gut.

Im mikroskopischen Präparate zeigt sich unter unverletzter Epithelschicht ein typisches Fibrom mit einer zellreichen Partie an der Basis des Tumors.

Fall 5. Alma T,. Wärterin, 19 Jahre, 7. XII. 11 (Abb. 5). Patientin hat seit einer Woche Schmerzen im rechten Oberkiefer und bemerkt seitdem Zahnfleischwucherungen im Oberkiefer.

Äußerlich ist keine Schwellung wahrzunehmen. Drüse c rechts etwas druckempfindlich. Zahnbestand 7 5 4 2 1 | 1 2 4 5 7 .

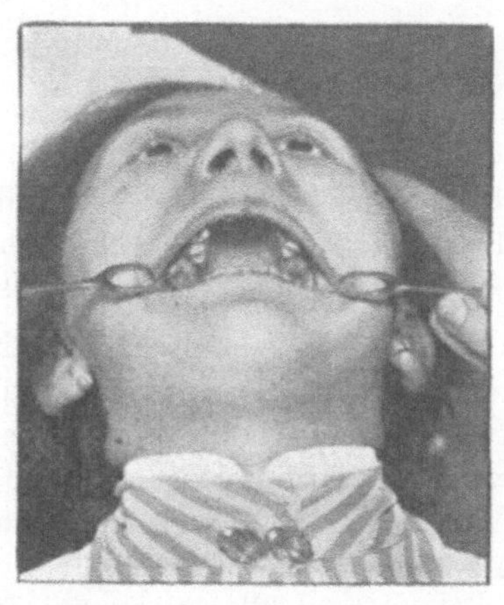

Abb. 5.

Palatinal von |7 befindet sich eine fast 1 cm breite Geschwulst, die nach dem Gaumen zu steil abfällt; ihre Farbe ist blaßrosa, Konsistenz derb. Auf der rechten Seite bietet sich fast dasselbe Bild. 7| ist zum Teil von der Geschwulst, die von dem Zahne sich leicht abheben läßt, bedeckt. Dieser Teil wird beim Biß von dem Antagonisten getroffen und ist druckempfindlich und gerötet. Die rechte Geschwulst fühlt sich nicht so fest an als die linke. Spülwasser.

11. XII. Die Beschwerden haben nachgelassen. Die entzündlichen Erscheinungen auf der rechten Seite haben sich erheblich gebessert.

Unter Novokain - Adrenalin werden beide Tumoren, zuerst links, dann rechts mit dem Schneidemeißel abgehoben und aus ihrem Lager ausgeschnitten. Sie erweisen sich aus weißglänzendem, derbem Gewebe aufgebaut. Die Unterfläche blutet nur wenig. Die Höhlen werden tamponiert.

13. XII. Die Tampons haben sich beiderseits gut an den Wundstellen festgesaugt. Sie bleiben bis auf weiteres liegen.

18. XII. Die Tampons sind herausgefallen. Die Wundflächen granulieren gut.

Das mikroskopische Bild zeigt ein aus dicht verflochtenen Bindegewebsbündeln bestehendes Fibrom.

Fassen wir die bisher beobachteten 17 Fälle zusammen, so ergibt sich folgendes: Die Beschwerden bestanden bei mehreren Patienten in Behinderung der Sprache und der Kautätigkeit, bei der Mehrzahl der Patienten wurde die Erkrankung gelegentlich einer Zahnbehandlung bemerkt. Einer unserer Patienten (Fall 2) litt an häufigen Mandelentzündungen. Interessant ist, daß 3 von Beckers Patienten geistig defekt waren, eine Beobachtung, die sonst nicht gemacht wurde.

Nach dem Geschlecht geordnet, ergeben die Fälle folgendes:

	Männer	Frauen
Le Dentu	—	1
Papsch	1	—
Steiner	—	1
Hisey	1	—
Hesse	1	—
Perthes	—	2
Becker	—	5
Eigene Beobachtungen	1	4
	4	13

Die symmetrischen Fibrome fanden sich also überwiegend beim weiblichen Geschlechte, eine Beobachtung, die Hesse für die Epuliden gemacht hat, der 172 Fälle bei Frauen 54 bei Männern gegenüber stellt, während nach Kentenichs Statistik die Kieferfibrome bei Männern und Frauen in fast gleicher Zahl vorkommen.

Die Entstehungszeit der stets langsam wachsenden Tumoren reicht bis in die früheste Kindheit; bei Hiseys Fall ist schon im zweiten Lebensjahre eine Anschwellung des Zahnfleisches beobachtet worden. Hisey selbst hält die „Hypertrophie" für angeboren. Da in Steiners Fall auch die Milchzähne im Oberkiefer nicht vollzählig erschienen — es waren nur 3 Milchschneidezähne vorhanden —, so muß man wohl annehmen, daß die Geschwülste, wenigstens im Oberkiefer, bereits in der frühesten Kindheit entstanden, vielleicht sogar angeboren waren. Die älteste Patientin war die von Perthes, die den Tumor im Alter von 42 Jahren zuerst bemerkte. Es stimmt dieses Verhalten zu dem der gewöhnlichen Kieferfibrome, die nach Kentenichs Angaben zwischen 4 und 46 Jahren, einmal auch kongenital, beobachtet wurden.

Über den Sitz der Tumoren gibt folgende Tabelle Auskunft:

	Oberkiefer	Unterkiefer	Ober- u. Unterkiefer
Le Dentu	—	—	1
Papsch	—	—	1
Steiner	—	—	1
Hisey	—	—	1
Hesse	—	—	1
Perthes	1	1	—
Becker	2	—	3
Eigene Beobachtung	2	—	3
	5	1	11

Der Unterkiefer war also seltener betroffen als der Oberkiefer; bemerkenswert ist, daß in ungefähr $^2/_3$ der Fälle sich die Tumoren in beiden Kiefern entwickelt hatten. Während bei Hiseys Patienten die Tumoren bereits die Alveolarfortsätze vollständig eingenommen hatten, fanden sich die Fibrome in den Fällen von Steiner (Unterkiefer), Le Dentu, Papsch (Oberkiefer), Hesse, Becker, einem von Perthes und unseren 5 Fällen an den Enden der Alveolarfortsätze, so daß diese den Prädilektionsort zu bilden scheinen. Nur in einem Falle Perthes' ist als Sitz der Geschwulstbildung die Prämolarengegend angegeben, bei dem Patienten von Papsch fanden sich Tumoren in der Schneidezahngegend des Ober- und Unterkiefers.

Ätiologisch ließ sich nichts feststellen. Prothese wurde in keinem Falle getragen; kariöse Zähne und Wurzelreste waren zwar in einigen Fällen vorhanden, in anderen bestand aber ein gepflegtes Gebiß; eine Patientin von Perthes war seit Jahren zahnlos. Über die Beziehung von Trauma und Tumorbildung ist bereits bei Besprechung von Papschs Fall die Rede gewesen. Becker schreibt, daß Hisey „den verzögerten Durchbruch impaktierter Weisheitszähne als mögliche Ursache anschuldigt"; ich habe das aus Hiseys Publikation nicht herauslesen können.

Wenn auch nicht in Hiseys Fall, so ist diese Beziehung zwischen Weisheitszahndurchbruch und Geschwulstbildung in anderen Fällen nicht ohne weiteres von der Hand zu weisen. Es ist nämlich zu bemerken, daß in 15 von den 17 Fällen die Enden der Alveolarfortsätze, also die Gegend der letzten Molaren betroffen war und daß diese Gegend den Ausgangspunkt der Tumoren zu bilden scheint, da sich die Geschwülste von distal nach mesial zu entwickeln; ferner ist bemerkenswert, daß gerade diese Patienten in einem Alter standen bezw. die Tumoren in einem Alter bemerkt hatten, wo der Durchbruch der zweiten bezw. dritten Molaren sich zu vollziehen pflegt. Es ist also der Gedanke nicht abzuweisen, daß in einer Anzahl der Fälle von symmetrischen Kieferfibromen der Durchbruch der Molaren zur Tumorbildung in einer Beziehung steht. Der längere Zeit bestehende mechanische Reiz, den der durchbrechende Zahn ausübt, regt das Periostbindegewebe zur Proliferation an, wie ja das Bindegewebe überhaupt auf traumatische Reize, mögen sie einmal oder wiederholt bezw. dauernd einwirken, gern mit Geschwulstbildung reagiert.

Die Therapie kann nur in der operativen Entfernung der Geschwülste bestehen. Hiseys Fall mit seiner sehr ausgedehnten Operation — es wurden unter Durchtrennung der äußeren Weichteile die Alveolarfortsätze entfernt, wobei auf einer Seite die Kieferhöhle eröffnet wurde — zeigt, zu welchem Umfange die Tumoren anwachsen können. Die Operation wird zweckmäßig unter Lokalbezw. Leitungsanästhesie — wir verwenden 2%iges Novokain mit Zusatz von synthetischem Adrenalin — in derselben Weise wie bei Epuliden vorgenommen, wie es Hesse in seiner Habilitationsschrift geschrieben hat. Bei Operation unseres 4. Falles leistete die von Partsch angegebene Schneidezange wie auch häufig bei Epulisexstirpationen gute Dienste. Sie hat die Form einer bajonett-förmigen Extraktionszange (Abb. 6). An Stelle der Schnäbel befinden sich zwei rund ausgebauchte gerade aufeinandertreffende

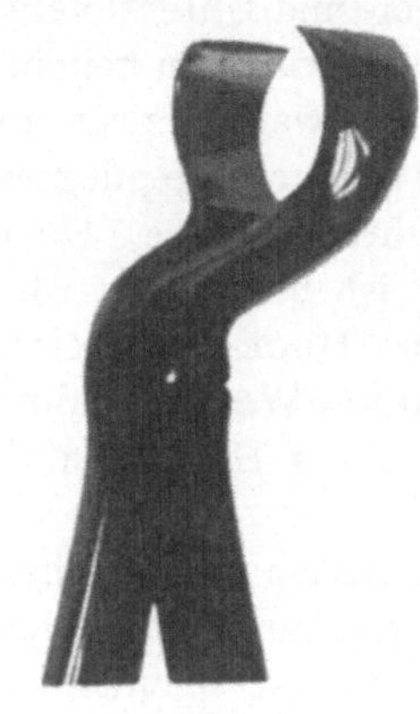

Abb. 6.

breite Schneideflächen, so daß die Zange eine gewisse Ähnlichkeit mit einer Zwickzange erhält. Dieses Instrument hat vor dem sonst von uns benutzten Schneidemeißel (Partsch) den Vorteil, daß es die Ablösung der Geschwulst von beiden Seiten gleichzeitig ermöglicht und dadurch die vollständige Abtragung des Tumors erleichtert. — Entfernung von größeren Knochenpartien und Opferung von Zähnen, wie in Beckers Fällen, war bei den in unserer Poliklinik operierten vier Fällen nicht erforderlich. Die Wunden wurden nur bei unserem letzten Falle durch Naht geschlossen, sonst nach anfänglicher Jodoformgazetamponade unter Bestäuben mit Isoform oder Airol der Heilung per secundam intentionem überlassen.

Außer an den Kiefern ist das symmetrische Auftreten von Fibromen auch in der Haut beobachtet worden, und zwar gehören sie hier dem Typus der weichen Fibrome an (Fibroma molluscum). Als ihr Ausgangspunkt werden die bindegewebigen Umhüllungen der Schweiß- und Talgdrüsen, der Haarbälge und die Scheiden der Hautnerven bezeichnet.

Auch bei fast allen anderen benignen Tumoren ist ein symmetrisches Vorkommen beobachtet worden. Vorzugsweise bei den Lipomen und Xanthomen.

Ehrmann weist als Analogon auf das symmetrische Auftreten von Hauterkrankungen hin, das er mit O. Simon erklärt „aus der symmetrischen Hautarchitektur, infolge deren alle bilateral symmetrischen Stellen, die ja denselben Reichtum an Nerven, Gefäßen, Follikeln, dieselben Spannungsverhältnisse haben, also vermöge ihrer totalen Analogie in symmetrischer Weise reagieren, wenn ein allgemein schädlicher Einfluß, sei es von außen oder von innen, die ganze Körperoberfläche trifft".

Für die symmetrische Tumorbildung ist häufig ein nervöser Reiz als Ursache der Symmetrie angenommen worden. Borst schreibt: „Hierbei darf man an die Mitwirkung nervöser Einflüsse bei der Anlage der betreffenden Geschwülste bezw. bei der Auslösung dieser Anlage denken (symmetrischer Reiz)." Weiteres über Erklärungsversuche des symmetrischen Auftretens von Tumoren wird bei Betrachtung der einzelnen Geschwulstarten zu erwähnen sein.

Das gleichzeitige Vorkommen von Tumoren paariger Organe (Mamma, Ovarium, Niere usw.) gehört wohl, wie auch Ehrmann betont, nicht hierher. Nur die von Selter und Borst beobachteten Fälle, wo an korrespondierenden Stellen beider Nieren Lipome, in einem Falle Fibromyolipome saßen, sind zu erwähnen.

Das Lipom bildet überhaupt die häufigste symmetrisch auftretende Tumorart und zwar tritt es meist in seiner multiplen Form symmetrisch auf. Während Laskarides 1879 erst 9 Fälle von symmetrischen Lipomen zusammengestellt hat, findet sich in Göbels Sammelreferat über multiple Lipome vom Jahre 1895 eine große Anzahl einschlägiger Beobachtungen, die in neuerer Zeit noch vermehrt worden ist. Von diesen Fällen ist eine Anzahl allerdings zu den diffusen Lipomen, zu denen auch Madelungs Fetthals gehört, zu zählen, die aber nicht eine echte Tumorbildung darstellen. Sie stehen nach Virchow in der Mitte zwischen Lipom nnd Polysarcie, und bei ihrem symmetrischen Auftreten wird auch auf die symmetrische Ansammlung des Fettes bei Adipositas hingewiesen.

Laskarides führt einen Teil der Lipombildungen auf erworbene Fettleibigkeit zurück, in anderen Fällen nimmt er einen nervösen Einfluß an.

Buchterkirch und Bumke haben einen Fall beobachtet, wo bei einem 56jährigen gesunden Arbeiter anderthalb Wochen nach einem $4^{1}/_{2}$ m tiefen Fall auf den Rücken mit Kontusion des Rückenmarks Tumoren symmetrisch am Rücken, Bauch usw. auftraten bei gleichzeitigen Symptomen von seiten des Nervensystems. Die Tumoren erwiesen sich histologisch als Lipome. Dieser Fall kann wohl als Beweis für das symmetrische Auftreten von Lipomen infolge zentraler nervöser Störungen gelten.

Alsberg beobachtete bei einem 39jährigen Arbeiter, der seit 3 Jahren über Mattigkeit, Schmerzen in Armen und Beinen klagte, kleine Lipome in großer Zahl fast symmetrisch angeordnet. In exzidierten Stücken fand er Nervenfasern und deutet die Tumoren als vom Endoneurium ausgehende Neurolipome. Was die Ätiologie anbetrifft, so weist er darauf hin, daß der Patient jahrelang mit Kupferlauge zu arbeiten hatte. Göbel bemerkt hierzu: „Es sind bei diesen Untersuchungen zwei Dinge genau voneinander zu trennen: Die eventuelle Herkunft der ersten Lipomzellen vom Nerven resp. dem Endoneurium und das spätere Umwachsen der Nerven, das Weiterwachsen der Lipome entlang den Nerven in die Gefäß- und Muskelscheiden." Er bemerkt, daß letzteres beim Madelungschen Fetthals öfters beobachtet wird, und erwähnt einen eigenen Sektionsfall, wo die Nerven wohl nur durch die Lipome hindurchzogen.

Köttnitz teilt die Fälle symmetrischer Lipome in zwei Gruppen: solche mit rheumatischen Schmerzen und nervösen Affektionen, wovon auch Göbel mehrere Fälle anführt, 2. solche, die symptomlos auftreten. Köttnitz beschäftigt sich auch mit der Theorie Groschs über die Entstehung der Lipome. Grosch hatte die Lipome in Beziehung gebracht zu den Schweiß- und Talgdrüsen der Haut und behauptet, die Disposition der einzelnen Körperteile zur Geschwulstbildung stehe in umgekehrtem Verhältnis zum Drüsenreichtum dieser Region. Im Verfolg dieser Idee betrachtet er das symmetrische Auftreten von Lipomen als zentral bedingte Trophoneurose der Haut, die zu einer Sekretionsstörung der Hautdrüsen führe. Köttnitz lehnt diese Theorie unter ausführlicher Begründung ab, ebenso wie es Göbel, Askanazy u. a. tun. Auch Borst schreibt: „Diese (Groschs) Hypothese erscheint mir gänzlich unannehmbar und darf bereits als widerlegt angesehen werden." Köttnitz erklärt die Entstehung der symmetrischen Lipome durch eine Trophoneurose aus nervöser Ursache zentraler Natur ohne Mitwirkung der Drüsen. „Auch bei unseren symmetrischen Lipomen", schreibt er, „kann sehr wohl eine Alteration bestimmter Nervenzentren und Gebiete, mag nun diese Alteration eine primäre oder sekundäre sein, eine Krankheit sui generis oder einen Folgezustand einer anderen Affektion bilden, vorliegen."

Payr, der einen mit Nervensymptomen verlaufenden Fall beobachtet hat, nimmt für die symmetrischen Lipome keine einheitliche Genese an. Für einen Teil der Fälle stellt er sich auf Groschs Standpunkt. Andere Fälle erklärt er mit Köttnitz durch Trophoneurose, für andere nimmt er mit Alsberg Entstehung von den Nervenscheiden an.

Göbel schuldigt als ätiologisches Moment ebenfalls trophoneurotische Einflüsse an.

Askanazy nimmt für seinen Fall die Lymphdrüsen als Ursprung der Geschwulstbildung in Anspruch. Borst deutet diesen Fall dahin, daß es sich um „eine exzessive und nicht geschwulstmäßige Wucherung des Hilusfettes der Lymphdrüsen" handelt, „wie er sie bei allgemeiner Adipositas sehr häufig beobachten konnte". Ähnlich deutet Göbel einen eigenen Fall durch Verdrängung des Drüsengewebes durch wucherndes Fettgewebe.

Erwähnt sei noch, daß von einigen Autoren bei multiplen Lipomen Schilddrüsenerkrankungen beobachtet worden sind (Curling, Madelung, Köttnitz).

Zusammenfassend ist zu bemerken, daß die meisten Autoren als Ursache der symmetrischen Lipombildung eine zentrale nervöse Affektion annehmen. Borst meint dazu: „Man denkt dabei an trophoneurotische Einflüsse, ohne sich etwas Klares darunter vorzustellen."

Das Xanthom oder Xanthelasma, das vorzugsweise an den Augenlidern in Erscheinung tritt, ist nicht selten symmetrisch beobachtet worden (Fuchs, Rayer, Poensgen, Ehrmann u. a.).

Poensgen berichtet über einen Fall von multiplen symmetrischen Xanthelasmen mit gleichzeitig bestehenden Exostosen. Ehrmann hat hereditäres Auftreten symmetrischer Xanthome beobachtet.

Unter den ätiologischen Momenten erwähnt Ehrmann Nerveneinflüsse, eine besondere Diathese, Persistenz von Plasmazellen (Waldeyer). „Wir können uns nicht verhehlen", schließt er diese Betrachtung, „das symmetrische Auftreten der Xanthelasmen ist vorerst ebenso rätselhaft wie das anderer Geschwulstarten."

Die Knochengeschwülste kommen sowohl als kartilaginäre wie als bindegewebige Exostosen symmetrisch vor. Das symmetrische Auftreten kartilaginärer Exostosen ist bei Eulenburg erwähnt. Fälle dieser Art berichten Reich, Starck, Lloyd, Hawkins u. a.; Heymann hat symmetrisches Auftreten kartilaginärer Exostosen hereditär beobachtet, ebenso Lloyd. Starck führt die Symmetrie der Exostosen als Beweis gegen ihren Zusammenhang mit Rachitis an. In einem von Lexer abgebildeten Röntgenbilde finden sich symmetrische Exostosen neben den genetisch ihnen nahestehenden, ebenfalls symmetrisch vorhandenen Enchondromen. Treten diese Exostosen in geringer Zahl symmetrisch auf, z. B. an den oberen Epiphysen beider Schienbeine (Eulenburg) oder symmetrisch an der Innenseite des Stirnbeins (Dupuytren), so gehören sie zweifellos hierher. Bei dem häufigen multiplen Auftreten der Tumoren scheint der Umstand, daß sie die Wachstumszonen und Metaphysen der langen Röhrenknochen bevorzugen, also an sehr beschränkten

Körperstellen aufzutreten pflegen, eine auffällige Symmetrie vorzu-
täuschen.

An den Kiefern, an denen Osteome keine Seltenheit sind,
kommen sie ebenfalls symmetrisch vor. Bruhn erwähnt in seiner
Zusammenstellung der Oberkieferosteome 13 doppelseitige Fälle und
schreibt, daß die doppelseitigen symmetrisch aufzutreten pflegen.
Bei kritischer Betrachtung werden wir allerdings nicht alle diese
Fälle als symmetrische Kieferosteome gelten lassen können. Es
handelt sich um folgende Fälle:

Cooper: Exostosen, beiderseits aus dem Antrum hervor-
wachsend.

Otto: Hier handelt es sich um Tumoren aus einem „lockeren,
sehr fettreichen Knochengewebe" bei einem Luetiker, so daß eine
spezifische Erkrankung nicht auszuschließen ist.

Adelmann erwähnt einen Fall von Hervez de Chégoin: Exostosen auf beiden Seiten des Oberkieferknochens.

Paget: Zwei Fälle von symmetrischen Oberkieferexostosen.
Der eine Fall begann mit Eiterung auf beiden Seiten und führte
nach längerem Krankheitsverlaufe zur Geschwulstbildung. Es handelt
sich also um keine echte Tumorbildung; Weber erwähnt bei Besprechung dieses Falles „die innige Beziehung, welche die Exostose
in ihrer Entstehung zu einer chronischen Periostitis hat". Diese
Ansicht können wir zwar heute nicht mehr anerkennen, sie weist
uns aber auf die Deutung dieses Falles als Endausgang eines entzündlichen Prozesses hin. — Dagegen handelt es sich in Pagets
zweitem Falle sicher um symmetrische Kieferosteome.

Howship: Dieser Fall ist, wie Weber erwähnt, identisch mit
Pagets auf chronischer Periostitis beruhendem Falle.

Dupuytren: Symmetrische Exostosen zu beiden Seiten der
Nase.

Genczik erwähnt in seiner Abhandlung den Fall Dupuytrens.

Podratzki: Hier handelt es sich nur um einen Tumor, der
beide Seiten des Oberkiefers einnahm.

Poisson: Beide Tumoren bestanden nicht gleichzeitig; der
zweite trat erst nach Entfernung des ersten auf.

Le Dentu: Dieser Fall ist von mir oben als ein Fall von symmetrischer Fibrombildung angesprochen worden.

Weber erwähnt seinen Fall nur in der Tabelle seiner Abhandlung als von beiden Oberkiefern ausgehend.

Roux: Dieser Fall findet sich in den Tabellen von Weber und Bruhn; als Ausgangspunkt sind die beiden Nasenfortsätze der Oberkiefer angegeben[1]).

Es bleiben also nur folgende 6 Fälle als symmetrische Oberkieferosteome bestehen: Cooper, Chégoin, Paget, Dupuytren, Weber, Roux. Keiner dieser Fälle betraf den Oberkiefer, soweit er zur Mundhöhle gehört, so daß symmetrische Oberkieferexostosen in der Mundhöhle bisher wohl nicht beobachtet worden sind.

Am Unterkiefer erwähnt Eckert in seiner Zusammenstellung der Unterkieferosteome keinen symmetrischen Fall. Ich habe in der Literatur drei Fälle gefunden: Der erwähnte Patient von Dupuytren mit symmetrischen Oberkieferexostosen bekam ein Jahr nach Auftreten der Oberkiefergeschwülste zwei Exostosen an den Kieferwinkeln. Der zweite Fall ist von Heath beschrieben. Es handelt sich um den Unterkiefer eines jungen Mädchens mit symmetrischen Knochenauswüchsen, die an der Innenseite der Alveolarfortsätze saßen und zwar an den Bikuspidaten und ersten Molaren. Vor kurzem hat de Prideaux einen völlig entsprechenden Befund an einem prähistorischen Unterkiefer veröffentlicht.

Ein diesen beiden Fällen völlig analoger wurde in unserem Institute beobachtet:

P., Sekretär, 52 Jahre alt. Bei dem Patienten bestehen angeblich, ohne daß er weiß wie lange, an der Innenseite des Unterkiefers an beiden Seiten knopfförmige Erhabenheiten, etwas größer und stärker auf der rechten als auf der linken Seite (Abb. 7 u. 8). In der Anzahl von 5 neben-

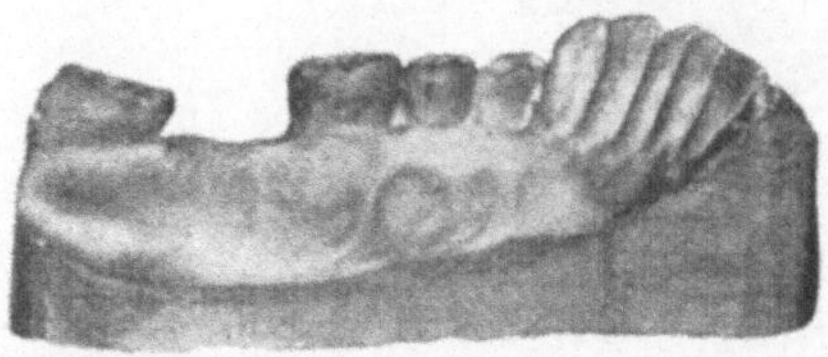

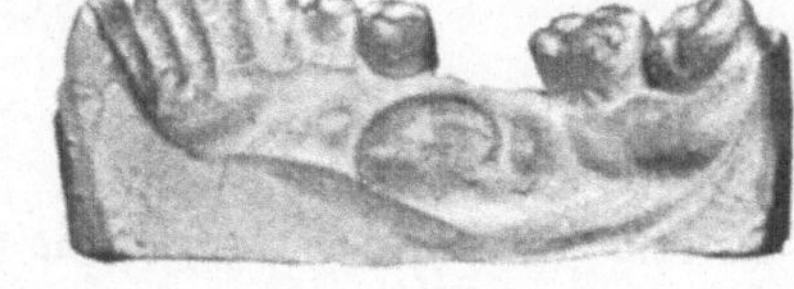

Abb. 7.   Abb. 8.

einander, ungefähr $^3/_4$ cm im Durchmesser messend, liegen die Erhabenheiten auf dem Kiefer auf ungefähr $^3/_4$ cm unter dem Gingivarande. Sie lassen sich nach unten zu vom Unterkieferrande abgrenzen. Beschwerden sind durch diese Affektion nicht entstanden.

Unter Kokain-Adrenalinanästhesie wird beim Patienten ein Bogenschnitt gemacht, welcher zunächst auf der rechten Seite die Schleimhaut über der Exostose trennt. Die Schleimhaut läßt sich überraschend leicht

---

[1]) Näheres über diesen Fall konnte ich nicht in Erfahrung bringen, da mir Roux' Publikation nicht zugänglich war.

von der Oberfläche der Exostose abheben, so daß die 5 Exostosen nebeneinander gelegen vorliegen. Sie werden mit dem Meißel abgetragen, da sie ungemein fest auf dem verdickten Kiefer auflagen. Auf der linken Seite muß zur Glättung der Fläche mit dem Bohrer nachgearbeitet werden; dann läßt sich die Schleimhaut sehr gut über die Wundflächen legen.

Im mikroskopischen Bilde erweist sich der Tumor aus geschichtetem, kompaktem Knochengewebe bestehend ohne jegliche Markraumbildung (Abb. 9).

Eine Ursache für die Tumorbildung ließ sich nicht ermitteln. Wir müssen daher an „eine auf falscher Keimanlage oder frühzeitiger Keimschädigung beruhende Entwicklungsstörung" denken

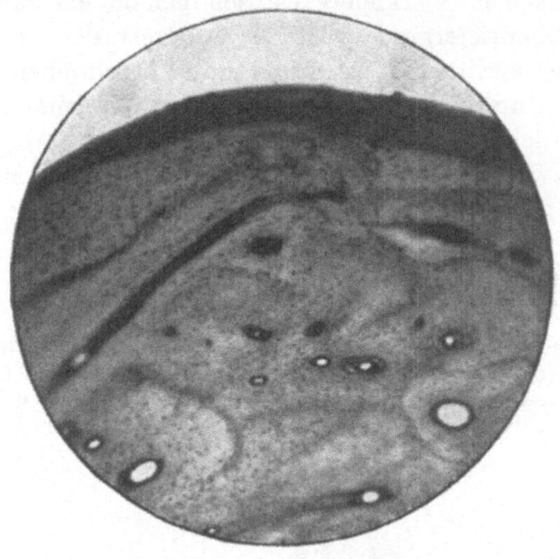

Abb. 9.

(Perthes), auf die Perthes die Entstehung der Kieferosteome überhaupt zurückführt, gerade mit Rücksicht auf ihr symmetrisches Auftreten.

Die Pigmentnaevi sind ebenfalls symmetrisch beobachtet, in einigen Fällen in einer Anordnung, die ihre Beziehung zu dem Verbreitungsbezirk bestimmter Hautnerven erkennen läßt (Nervennaevi). Von den Erklärungen erwähnt Borst Erkrankungen der Spinalganglien und trophoneurotische Störungen (Recklinghausen). Winiwarter erwähnt das bilateral - symmetrische Vorkommen von über einen ganzen Abschnitt der Körperoberfläche ausgedehnten behaarten Pigmentnaevi. Einen solchen Fall hatte auch Herr Geheimrat Partsch zu beobachten Gelegenheit. Es handelte sich um einen einige Monate alten Knaben mit starkem Hydrocephalus. Neben mehreren teils größeren, teils kleineren Naevi am Kopfe und den Extremitäten bestand ein großer Pigmentnaevus, der sich völlig symmetrisch um Brust, Bauch und den ganzen Rücken zog, und nur vorn in der Mittellinie einen etwas weiter nach rechts als nach links reichenden Streifen normaler Haut freiließ. Die Frage nach einer Beziehung zwischen Hydrocephalus und symmetrischer Naevusbildung muß wohl offengelassen werden.

Die zu den Angiomen gehörigen Naevi vasculosi kommen ebenfalls in symmetrischer Anordnung vor. Man hat sie deshalb in Beziehung zum Ausbreitungsgebiete der Hautnerven zu bringen gesucht, was allerdings für die Mehrzahl der Fälle von O. Simon bestritten wird. Auch eine fötale Erkrankung der Spinalganglien hat man beschuldigt (v. Bärensprung und Th. Simon). Campana glaubt an vasomotorische oder trophisch-neurotische Störungen, die ihren Sitz in den Ganglien und peripheren Zweigen der vasomotorischen und trophischen Nerven haben. „Eigentlich ist damit die Frage nach der Ätiologie der Naevi nur von den Gefäßen auf die Nerven abgelenkt, aber gelöst ist sie durch diese Hypothese nicht" (Winiwarter). Einen hierhergehörigen Fall beobachtete Laskarides in der Straßburger chirurgischen Klinik bei einem Mädchen von 18 Monaten. Die eine Geschwulst bestand bereits bei der Geburt als bläulichrotes Fleckchen und begann nach 6—8 Wochen zu wachsen; gleichzeitig zeigte sich eine Geschwulst auf der anderen Seite. Die Geschwülste saßen etwas oberhalb des Kieferwinkels. Zur Erklärung verweist Laskarides auf Cohnheims Theorie und fügt hinzu: „Daß hier eine während der Anlage des Organismus vor sich gehende doppelseitige Anlage auch der Geschwulstkeime nicht unmöglich sei, ist wohl nicht zu bestreiten, wenngleich wir das Hypothetische der ganzen Theorie nicht verkennen dürfen."

Einen Fall von doppelseitiger Lymphangiombildung der Wangen (Makromelie) hat Lannelongue beobachtet. Es handelte sich um ein Mädchen von 10 Monaten, das eine starke symmetrische Auftreibung beider Wangen aufwies. Das Kind hatte außerdem drei kleine Naevi vasculosi am Kopfe.

Wenn wir mit Hinsicht auf die erwähnten symmetrischen Tumorarten noch einmal zu den symmetrischen Geschwülsten im Munde zurückkehren, so muß man sagen, daß zur Aufklärung dieser Tumorart die Betrachtung der anderen symmetrischen Tumoren nichts beiträgt. Denn wenn Ehrmann sagt, daß wir „zur Erklärung der Symmetrie vieler, wenn nicht aller Geschwülste doch immer wieder auf einen nicht näher definierbaren Nerveneinfluß rekurrieren müssen", so ist dieser Nerveneinfluß weder für die symmetrischen Kieferfibrome noch -osteome als ätiologisches Moment verwertbar. Wir brauchen aber auch bei den symmetrischen Kieferfibromen keinen hypothetischen nervösen symmetrischen Reiz zur Auslösung einer eventuellen Geschwulstanlage anzunehmen, da wir wenigstens in dem größten Teile der beobachteten Fälle, in dem Durchbruche der Molaren einen symmetrischen mechanischen Reiz statthaben sehen, der als auslösendes Moment der Geschwulstentwicklung zu wirken scheint. Warum in diesen seltenen Fällen der doch bei allen Individuen zeitweise bestehende Reiz zu einer Fibrombildung führt, diese Frage können wir vorläufig nicht beantworten.

Nachtrag: Während der Drucklegung vorstehender Arbeit wurden zwei weitere Fälle symmetrischer Fibrome und ein Fall symmetrischer Exostosen bei uns beobachtet. Der erste Fall symmetrischer Fibrombildung betraf ein 20jähriges Mädchen, interessanterweise die Schwester des oben erwähnten 3. Falles. Die Fibrome fanden sich an beiden Enden des Unterkieferalveolarfortsatzes. Im Oberkiefer fand sich rechts ein $1^1/_2$ cm breiter Tumor palatinal von den Molaren, links war das Ende des Alveolarfortsatzes verdickt, von einer eigentlichen Tumorbildung konnte aber nicht gesprochen werden. Operation abgelehnt. Der zweite Patient, ein 19jähriger Schuhmacher, wies das typische Bild symmetrischer Oberkieferfibrome in der Weisheitszahngegend auf. Die symmetrischen Exostosen fanden sich bei einer älteren Dame auf der Bukkalseite des Oberkiefers in der Wurzelgegend der zweiten Molaren, in Erbsengröße. Sie wurden mit dem Meißel entfernt. Außerdem hatte Herr Privatdozent Dr. Feiler die Freundlichkeit, mir den Abdruck des Unterkiefers einer ca. 60jährigen Patientin zu überlassen, der lingual von den Bikuspidaten jederseits eine reichlich erbsengroße Exostose aufweist.

Es sei mir gestattet, an dieser Stelle meinem hochverehrten Chef, Herrn Geheimrat Partsch, für die Anregung zu dieser Arbeit, die freundliche Überlassung des Materials, sowie sein liebenswürdiges Interesse meinen ergebensten Dank zu sagen.

Literatur.

1. Adelmann, Untersuchungen über krankhafte Zustände der Oberkieferhöhle. Dorpat und Leipzig 1844. — 2. Askanazy, Zur Entstehung der multiplen Lipome. Virchows Arch., Bd. 158. — 3. Becker, Symmetrische Fibrome im Bereiche der Kiefer. Corr. f. Z. 1911, H. 1. — 4. Bockenheimer, Über die diffusen Hyperostosen der Schädel- und

Gesichtsknochen usw. Arch. f. klin. Chir. 1908. — 5. Borst, Die Lehre von den Geschwülsten. Wiesbaden 1902. — 6. Bruhn, Zur Kenntnis der Osteome des Oberkiefers. Inaug.-Diss. Berlin 1895, — 7. Buchterkirch u. Bumke: Die Bildung multipler symmetrischer Geschwülste infolge von Kontusion des Rückenmarks. B. klin. Wochenschr. 1887. — 8. Cooper, Exostosis in Surgical Essays by Cooper and Travers. London 1818. — 9. Dupuytren, Leçons orales de clinique chirurgicale. Bruxelles 1839. — 10. Eckert, Zur Kenntnis der Osteome des Unterkiefers. Beitr. z. klin. Chir., Bd. 23. — 11. Ehrmann, Über multiple symmetrische Xanthelasmen und Lipome. Beitr. z. klin. Chir. 1889. — 12. Eichler, Dentition in Scheffs Handb. d. Zahnhlkde., 3. Aufl. — 13. Eulenburg, Realenzyklopädie der gesamten Heilkunde, 3. Aufl. — 14. Fuchs, Lehrbuch der Augenheilkunde. Leipzig und Wien 1889. — 15. Genczik, Über Exostosen und Osteophyten. Erlangen 1846. — 16. Göbel, Über multiple Lipome. Centralbl. f. allgem. Pathologie 1895. — 17. Gunzert, Beitrag zur Statistik der Epulis. Inaug.-Diss. Heidelberg 1898. — 18. Heath, Krankheiten der Kieferknochen. Corr. f. Z. 1889. — 19. Hesse, Gingivitis hypertrophica und ein Fall von symmetrischen Kieferfibromen bezw. -osteofibromen. D. M. f. Z. 1910. — 20. Hesse, Die Epulis. Leipzig 1907. — 21. Heymann, Ein Beitrag zur Heredität seltener Geschwulstformen — multiple kartilaginäre Exostosen. Virchows Arch., Bd. 104. — 22. Hisey, A case of excessive hypertrophy of the gums. Dental Cosmos 1893. — 23. Howship, Praktische Beobachtungen (übersetzt von Schulze, Halberstadt 1819). — 24. Kentenich, Über Kieferfibrome. Inaug.-Diss. München 1896. — 25. Köttnitz, Über symmetrisches Auftreten von Lipomen. D. Z. f. Chir. 1894. — 26. Kritz, Über das gleichzeitige symmetrische Auftreten von Fibromen am Ober- und Unterkiefer. Inaug.-Diss. Leipzig 1902. — 27. Lannelongue et Ménard, Affections congénitales. Paris 1891. — 28. Laskarides, Über multiple symmetrische Lipome. Inaug.-Diss. Straßburg 1878. — 29. Le Dentu, Hypertrophie diffuse des maxillaires. Gazette des Hopitaux 1879. — 30. Lexer, Allgemeine Chirurgie. Stuttgart 1906. — 31. Lexer, Verletzungen und Erkrankungen des Gesichts. Handbuch d. prakt. Chir. Stuttgart 1900. — 32. Otto, Lehrbuch der pathologischen Anatomie. Berlin 1830. — 33. Paget, Lectures on Surgical Tumours. London 1853. — 34. Partsch, Verletzungen und Erkrankungen der Kiefer. Handb. d. prakt. Chir. — 35. Payr, Beitrag zur Lehre von den multiplen und symmetrischen Lipomen. Wiener klin. Wochenschr. 1895. — 36. Perthes, Die Verletzungen und Krankheiten der Kiefer. Stuttgart 1907. — 37. Poensgen, Mitteilung eines seltenen Falles von Xanthelasma multiplex. Virchows Arch. Bd. 91. — 38. Poensgen, Weitere Mitteilung über Xanthelasma multiplex. Virchows Arch. Bd. 102. — 39. De Prideaux, British Journal of Dent. Science, May 1911. — 40. Reich, Ein Beitrag zur Lehre über die multiplen Exostosen. D. Z. f. Chir. 1896. — 41. Ribbert, Geschwulstlehre. Bonn 1904. — 42. Selter, Über einige seltene heteroplastische Lipombildungen. Virchows Arch. Bd. 134. — 43. Starck, Über multiple kartilaginäre Exostosen und deren klinische Bedeutung. Beitr. z. klin. Chir. 1902. — 44. Steiner, Kasuistische Mitteilungen aus Hofr. Prof. Billroths Privatpraxis. D. V. f. Z. 1870. — 45. Weber, Die Exostosen und Enchondrome. Bonn 1856. — 46. Williger, Zahnärztliche Chirurgie. Leipzig 1910. — 47. Winiwarter, Die chirurgischen Krankheiten der Haut und des Zellgewebes. Stuttgart 1892. — 48. Ziegler, Allgemeine Pathologie. Jena 1898.

Von

H. Brasch.

(Mit 1 Tafel.)

Die Autoren, welche sich mit der Pathologie der Zahnpulpa beschäftigt haben, beschreiben neben der entzündlichen Veränderung, neben der gangränösen Zerstörung auch atrophische Zustände dieses Organes. So sehen wir bei Heider und Wedl (1) netzförmig atrophische Pulpen, Veränderungen der Blutgefäße, wie sie häufig darin vorkommen, Kalkablagerungen und Nervenbündel. Die Nervenbündel sind bis auf die Röhre in eine „trübe, fettkörnige, gleichmäßig das Rohr erfüllende Masse" verwandelt. Die Wand der Gefäße ist derart verändert, daß sie keine Kerne mehr zeigt und überhaupt alle charakteristischen Merkmale verloren hat. Die Faserbündel, welche die Gefäßwand umhüllen, stehen mit dem alveolären Fasergerüst des Parenchyms der Pulpa in unmittelbarem Zusammenhang. Weiter werden dann Kalkkonkremente in der Pulpa, kalkig inkrustierte Gefäße und Thrombosen in den Blutgefäßen beschrieben, wie sie zuweilen in den Pulpen seniler bleibender Zähne oder in Resorption begriffener Milchzähne vorkommen.

Ebenso zeigt Walkhoff (2) Atrophien durch Kalkablagerungen sowie auch senile atrophische Veränderungen, wobei vakuolenartige Räume in der Pulpa auftreten, während an anderen Stellen ihr Gewebe verdichtet erscheint. Römer (3) behandelt die Atrophie im vierten Teile seines großen Atlasses. Er unterscheidet die Atrophia senilis und die sekundäre oder degenerative Atrophie. Er erwähnt auch, daß bisweilen die senile Atrophie relativ früh beginnen könne und z. B. häufig bei den zwischen dem 14. und 17. Lebensjahre wegen gedrängter Zahnstellung extrahierten 6jährigen Molaren zu finden sei. Auch äußerlich intakte Zähne mit atrophi-

schen Pulpen beschreibt Römer und nimmt hier als Ursache dieser
Veränderung entweder lokale Affektionen am Kieferknochen an
oder gibt allgemeinen Ernährungsstörungen die Schuld oder einer
allmählichen Verengerung und Obliteration der Blutgefäße. Im
einzelnen zeigen seine Abbildungen dann Verminderung und Schrumpfung der Pulpazellen, Obliteration und Schwund der Kapillaren,
Odontoblasten, die blasig aufgetrieben sind, netzartige Atrophie usw.,
all die mannigfachen Formen, in denen die Atrophie auftreten kann.

Auch Fischer u. Landois (4) erwähnen die retikuläre Atrophie
und erklärten sie so, daß sie „lediglich auf einen Schwund der
Interzellularsubstanz infolge chronischer Zirkulationsstörungen und
das durch diese bedingte Ödem zurückzuführen" sei. Histologisch
fanden sie Atrophie der zelligen Elemente, Auflockerung der Grundsubstanz, starke Vaskularisation, aber keine Vermehrung der fixen
Zellen. Deswegen halten Fischer und Landois diese Bilder für
Folgezustände von Ernährungs- und Zirkulationsstörungen, bei denen
wieder die Karies eine Rolle spielt, nicht aber für eine entzündliche Veränderung.

Da ich mich im folgenden mit der Frage der Atrophie be-
schäftigen werde, will ich zunächst an Hand der genannten Arbeiten
und meiner eigenen für diesen Zweck angefertigten Präparate einen
Abriß vom normalen Bau und der Atrophie der Pulpa geben.

Die Pulpa des Zahnes besteht aus einer Grundsubstanz, die
von feinen Bindegewebsfibrillen durchzogen ist. In der Grundsubstanz befinden sich, in den verschiedenen Schichten verschieden
zahlreich, Bindegewebszellen von mannigfaltiger Form, spindelförmig,
dreieckig, sternförmig, die mit feinen fibrillären Ausläufern versehen
sind. An der Oberfläche der Pulpa sind ähnlich gebaute Zellen,
die sich durch lange, bis ins Dentin reichende Fortsätze auszeichnen,
besonders zahlreich vorhanden. Sie bilden hier die Odontoblastenschicht, so genannt, weil sie mit der Zahnbildung in Beziehung
stehen. Ihre Fortsätze in das Dentin, die Tomesschen Fasern, sind
innen hohl und enthalten Lymphe und gleichzeitig wahrscheinlich
Nervenfasern. Die sie umgebende Dentinschicht hebt sich durch
Kalkarmut von dem übrigen Dentin ab und bildet röhrenförmige
Scheiden (Römer) für die Fortsätze. Unter der Odontoblastenschicht
befindet sich die Weilsche Schicht, die gar keine Sternzellen enthält. Auf sie folgt wieder eine zellreiche Schicht, welche ihrerseits
eine zentral gelegene, relativ zellärmere umschließt. Die Gefäße der
Pulpa sind dünnwandig und verästeln sich meist in der Längsachse
des Zahnes bis unter die Weilsche Schicht. Die Nerven ziehen

meist in Begleitung der Gefäße. Auch das Vorhandensein von Lymphgefäßen ist durch neuere Untersuchungen sichergestellt.

Im wachsenden Zahne sind die Unterschiede zwischen den zellarmen und -reichen Schichten noch verwischt, und die Gefäße ragen bis in die Odontoblastenschicht. Das Dentin zeigt im fertigen Zahne eine ziemlich homogene Struktur, indem die Dentinglobuli, aus denen es sich zusammensetzt, durch die Zwischensubstanz eng miteinander verkittet sind. Stellenweise ist der Zusammenhang durch die sog. Interglobularräume unterbrochen, die sich, durch den Mangel eines Zelleinschlusses, als nicht etwa den Knochenkörperchen analoge Gebilde erweisen, sondern vielmehr als weniger verkalkte Dentinstellen anzusehen sind. Außerdem finden wir radiär nach der Pulpa verlaufende Kanäle, die bereits oben erwähnten Scheiden der Tomesschen Fasern. Auch das Dentin ist im wachsenden Zahne naturgemäß noch anders strukturiert: die verkalkten Globuli bilden eine scharf abgegrenzte Schicht gegenüber den noch nicht verkalkten Teilen.

Gegenüber dem saftreichen Aussehen einer solchen gesunden Pulpa fällt bei der makroskopischen Betrachtung einer der Atrophie anheimgefallenen auf, daß sie ganz platt und geschrumpft aussieht, so daß es fast unmöglich scheint, daß sie das ganze Pulpenkavum ausgefüllt hat. Zur Erklärung dieser Tatsache muß man sich vergegenwärtigen, daß die Pulpa durch die Odontoblasten gleichsam ausgespannt ist, so daß bei Eintreten der Atrophie, nicht wie bei anderen Organen, eine Volumensverminderung eintreten kann. Trotzdem kommt es durch die Atrophie zu einer Verminderung des Gewebes, die sich unter diesen Verhältnissen nur darin äußert, daß sich Lücken im Gewebe bilden, und es fragt sich nun, womit diese Lücken ausgefüllt sind. Zwei Möglichkeiten bestehen, es kann entweder eine Flüssigkeit oder ein gasförmiger Körper sein. Legt man, um diese Frage zu entscheiden, einen Schnitt durch die Pulpa, so sieht man nicht, wie bei Ödemen anderer Organe, Flüssigkeit hervorquellen und das Gewebe auseinanderdrängen, sondern im Gegenteil, die Pulpa sinkt womöglich noch mehr zusammen, und auch beim Ausdrücken gelingt es nicht, aus dem saftlosen Gewebe Flüssigkeit herauszupressen. Nehme ich dagegen diese Manipulation unter Wasser vor, so sehe ich kleine Bläschen emporsteigen, ein Beweis, daß die Pulpa von einem gasförmigen Stoffe erfüllt war.

Bei der Betrachtung der mikroskopischen Bilder, die eine solche Pulpa darbietet, läßt sich die Atrophie von ihren kleinsten Anfängen an beobachten. Da sehen wir an einer sonst intakten Pulpa einzelne Schichten des Parenchyms, die eine gewisse Kernarmut zeigen.

Diese Kernarmut rührt daher, daß die Sternzellen von atrophischen Veränderungen betroffen werden. Das äußert sich in der Weise, daß sie eine Metamorphose erleiden, indem sie ihre Ausläufer verlieren und sich in Bindegewebsfibrillen verwandeln. Infolgedessen scheint im Gewebe eine Häufung der Bindegewebselemente stattzufinden, die jetzt auch nicht mehr den zartverzweigten Bau des normalen Pulpenstromas zeigen, sondern knäuelförmig verdichtet erscheinen (Abb. 3). Bei einer anderen Pulpa wiederum sehen wir neben der Knäuelbildung eine balkenförmige Anordnung der Fasern (Abb. 2 u. 4). Je größere Bezirke die Atrophie einnimmt, desto deutlicher nimmt sie eine Form an, die wir als eine typische bezeichnen können, da wir ihr am häufigsten begegnen: Meist in jähem Übergang zum normalen Gewebe, dessen Kernreichtum und gute Vaskularisierung dadurch um so deutlicher hervortritt, sehen wir eine Auflockerung des Gewebes unter gleichzeitiger rapider Abnahme der Zahl der Sternzellen eintreten. Nur wenige Gefäße durchziehen hier das weitmaschige Gewebe, in das die Pulpa verwandelt ist. Die Bezeichnung als netzartige Atrophie erscheint als durchaus berechtigt, da die Pulpa wirklich als ein ausgespanntes Netz imponiert (Abb. 1). An anderen Stellen finden wir einen mehr allmählichen Übergang. Das zarte Gespinst des Stromas weitet sich, die Sternzellen werden immer spärlicher, bis schließlich auch hier das Gewebe ganz auseinander gezerrt und von Pulpazellen fast entblößt erscheint. Diese Auseinanderzerrung als Fortsetzung eines atrophischen Prozesses, der mit Knäuelbildung einsetzt, ist verständlich, wenn wir uns nur immer vor Augen halten, daß die Pulpa durch die Odontoblasten fest fixiert ist. Bei der Knäuelbildung ist das Gewebe nur zum Teil degeneriert, und an diesen Teilen erscheint das Bindegewebe gehäuft, in Knäueln. Bei der weiteren Atrophie tritt dann überall die Bindegewebsbildung mehr in den Vordergrund, da ja, wie oben geschildert, die Sternzellen eine dahingehende Metamorphose erleiden. Infolge der Menge dieser fibrillären Massen kommt, so kann man es sich vorstellen, die Zugwirkung der Odontoblasten deutlicher zum Ausdruck, und das Gewebe erscheint demzufolge auseinander gezerrt. Neben den Veränderungen im Parenchym, gehen solche in den Gefäßen und Nerven einher. An den zarten Gefäßen kann man da zunächst eine gewisse Kernarmut beobachten. Weitere Veränderungen finden wir dann in der Tunica externa, die nicht mehr einen festgeschlossenen Gürtel um das Gefäßlumen bildet, sondern fächerartig in das umgebende Gewebe sich verbreitet, so daß jede Grenze zwischen beiden verwischt ist. Bisweilen kann man Gefäße beobachten, die noch hochgradigere Veränderungen, hyaline Degeneration, aufweisen: Tunica media und externa sind in eine schollige homogene Masse verwandelt, und auch die Intima zeigt nur noch Reste ihrer Strukturelemente.

Auch die Nerven sind an der Degeneration beteiligt, ihre Achsenzylinder zerfallen und zerbröckeln in kleinste Körnchen.

Wie wir gesehen haben, spielt die Veränderung der Sternzellen eigentlich die Hauptrolle bei der atrophischen Veränderung. Durch ihre Verwandlung in Bindegewebsfibrillen kommt es zur Kernarmut und man kann, wie oben erwähnt, sich auch vorstellen, daß dadurch, daß sie als Fibrillen den Zug der Odontoblasten auf das Gewebe vermitteln und es so nach der Peripherie zu zerren, es zur netzartigen Atrophie kommt. Die Bildung von Vakuolen, wie wir sie in dem atrophischen Gewebe nicht gar so selten antreffen (Abb. 5 u. 6), mit ihrem gasförmigen Inhalt, wäre allerdings dadurch auch noch nicht erklärt. Hier ist anzunehmen, daß sich durch irgend einen bisher noch unbekannten Prozeß Gas bildet, das Pulpagewebe auseinanderdrängt und so die Vakuolen entstehen läßt.

Es erscheint selbstverständlich, daß wir auch an den Odontoblasten, die ja histogenetisch sich nicht von den Sternzellen unterscheiden, gleichfalls Veränderungen finden. Diese Veränderungen erscheinen um so bedeutungsvoller, als wir in den Odontoblasten ein Gewebe vor uns haben, das durch seine Fähigkeit Dentin zu bilden auch klinisch sehr wichtig ist. In der Tat kann man an den Zähnen, die während ihres Wachstums diese atrophischen Veränderungen erlitten, beobachten, daß ihr Dentin an der entsprechenden Stelle eine mangelhafte Verkalkung der Glomeruli zeigt. Histologisch sieht man zunächst ein Auseinanderrücken der Kerne und eine Isolierung einzelner. Als Ursache dieser Erscheinung sind Bläschen anzusehen, die in den Zellen entstehen und sie allmählich immer weiter auftreiben. Es bilden sich schließlich in der Odontoblastenschicht Vakuolen, an deren Rand die Zellkerne gedrückt sind, und endlich große Blasen, die die ganze Schicht von ihrer Unterlage abheben und an das Dentin pressen. Bezüglich des Inhalts dieser Blasen bin ich der Ansicht, daß es jedenfalls keine ödematöse Flüssigkeit, sondern ein gasförmiger Körper ist. Gegen die Annahme eines Ödems spricht einmal der bereits oben erwähnte Versuch, daß sich aus dem Gewebe keine Flüssigkeit, sondern nur Gasblasen exprimieren lassen. Ferner müßte die ödematöse Flüssigkeit, sei es in der Form von Fibringerinnsel oder von Niederschlägen, die sich durch das Formalin gebildet haben müßten, mikroskopisch sichtbare Spuren hinterlassen haben. Das ist aber keineswegs der

Fall. Schließlich geht ein Ödem stets mit einer Volumenvermehrung des befallenen Organs einher, während die Atrophie das deutliche Bild eines Schrumpfungsprozesses darbietet.

Wir haben also in der Atrophie der Zahnpulpa, um noch einmal kurz zusammenzufassen, ein Bild vor uns, das sich hauptsächlich aus Veränderungen der für die Pulpa charakteristischen Zellen, Sternzellen und Odontoblasten, und daraus resultierenden Folgeerscheinungen: Knäuelbildung, netzartige Atrophie und mangelhafte Dentinverkalkung, zusammensetzt. Ferner gelangen dabei Degeneration von Gefäßen und Nerven zur Beobachtung. Als Ursache werden von den Autoren Karies, Zirkulationsstörungen — infolge von Dentikeln, periodontitischen Prozessen, Thromben, Karies — angenommen, ferner Ernährungsstörungen allgemeiner Art oder zu hohe oder zu geringe Belastung.

Wenn nun auch all die genannten Schädlichkeiten als solche anerkannt werden dürfen, so müssen wir uns doch die Frage vorlegen, ob sie immer und allein als ausreichend zur Erklärung der Veränderungen des Zahnmarks herangezogen werden können. Wenn nicht, so haben wir uns weiter zu fragen, was denn außerdem als Ursache heranzuziehen sei. Daß es nicht nur theoretisches, sondern auch praktisches Interesse hat, zu wissen, ob die Karies, Pulpitis und Periodontitis diese Prozesse hervorgerufen hat, oder ob die Atrophie aus anderen Ursachen schon vorher vorhanden war, erhellt ohne weiteres. Wie die Untersuchungen über diese Frage anzustellen sind, ergibt sich von selbst: Es werden nur äußerlich ganz intakte Zähne untersucht, und von diesen werden noch die ausgeschieden, deren Periodontium Spuren früherer Entzündungen, Verdickungen usw. aufweist, oder in deren Pulpa sich größere Petrifikationen finden. Um auch allgemeine Ernährungsstörungen auszuschließen, wurden noch die Zähne ausgeschieden, die von Personen stammten, die an Kachexie infolge Karzinoms oder Tuberkulose litten. Da auch zu hohe oder zu geringe Belastung als Ursache der Atrophie angenommen worden ist, wurden auch sehr hoch belastete Zähne (alleinstehende Molaren mit Antagonisten) und gar nicht belastete (retinierte Zähne) verglichen. Da, wie ich vorausschicken möchte, sich bei diesen keine Unterschiede im Auftreten der Atrophie zeigten, ist diese Erklärung, meines Ermessens, abzulehnen.

Schließlich waren noch Zirkulationsstörungen als Ursache angegeben. Um auch sie möglichst auszuschließen, wurden von den einwurzligen Zähnen noch alle die ausgeschieden, die kleinste Dentikel enthielten, oder deren Gefäße in ihrem Bau eine Degeneration zeigten, die allein schon zur Erklärung der Atrophie der Pulpa ausgereicht hätte. Von dem zur Verfügung stehenden Material wurden auf diese Weise 50 Zähne ausgesondert und untersucht. Es waren 11 Schneidezähne, 6 Eckzähne, 18 Prämolaren, 13 Molaren.

Dem Alter nach

11 Jahre	:	1	32 Jahre	:	2
14 „	:	1	33 „	:	4
15 „	:	2	35 „	:	1
18 „	:	1	37 „	:	4
19 „	:	1	48 „	:	1
20 „	:	14	53 „	:	2
22 „	:	2	55 „	:	1
27 „	:	4	64 „	:	1
28 „	:	6	70 „	:	2

1. Oberer Molar eines 28 jährigen Mannes.

Auf dem Längsschnitt durch die Kronenpulpa sieht man eine gute Gefäßversorgung, nur das Bindegewebe scheint an einzelnen Stellen sehr reichlich. An der Wurzelpulpa erkennt man jedoch eine deutliche retikuläre Atrophie. Wohl ist auch hier kein Mangel an Gefäßen, doch das Gewebe verliert an einzelnen Stellen seine normale Struktur und erscheint aufgelockert. Die Kerne verschwinden und eine ungleichmäßige Faserschicht ist an Stelle des Pulpagewebes getreten.

2. Längsschnitt durch die Pulpa eines oberen Eckzahnes eines 28-jährigen Mannes.

Die Odontoblastenschicht zeigt keinerlei Veränderungen, ebenso sieht man, daß die Gefäße, die sehr zahlreich sind, nichts Pathologisches inbezug auf ihre Wand darbieten. Nur an der Wurzelspitze fällt der enge Zusammenhang der Tunica externa mit dem umgebenden Bindegewebe auf. Mehr nach der Kronenpulpa zu findet sich die typische retikuläre Atrophie: Unter einer normalen Odontoblastenschicht breitet sich ein Fasernetz ohne deutliche Struktur aus, das nur spärlich Kerne enthält und von wenigen Gefäßen durchzogen wird (s. Abb. 1).

3. Oberer Molar eines 28 jährigen Mannes.

Auf einer Reihe von Querschnitten durch die Wurzel ist eine retikuläre Atrophie zu beobachten. Bei einigen Gefäßen fällt die homogene Wand auf. Unter starker Vergrößerung erkennt man deutlich, daß es sich um eine hyaline Degeneration handelt, die jede Zeichnung der Gefäßwand verwischt hat. Die retikuläre Atrophie findet sich auch an einer anderen Wurzel, deren Gefäße keinerlei Veränderungen zeigen, woraus man, wie schon oben erwähnt, entnehmen kann, daß beide Erscheinungen als gleichwertig zu betrachten sind und nicht im Verhältnis von Ursache und Folge zueinander stehen.

4. Oberer Eckzahn eines 37 jährigen Mannes.

Während die Wurzelspitze noch intakt ist, macht sich weiter oben eine Zerfaserung des Gewebes bemerkbar, die allmählich in retikuläre Atrophie übergeht.

5. Oberer erster Molar eines 37 jährigen Mannes.

Am Übergang von Kronen- und Wurzelpulpa finden sich hyalin degenerierte Gefäße. Außerdem findet sich eine in der Wurzelpulpa beginnende netzartige Atrophie.

6. Oberer zweiter Molar eines 37jährigen Mannes.

Hier zeigt sich eine Atrophie, die streifenartig sich verbreitet.

7. Oberer zweiter Prämolar eines 37jährigen Mannes.

Durch Verwachsungen mit dem umgebenden Bindegewebe erscheinen die Gefäße zum Teil gedehnt. Die Atrophie zeigt sich in dem Seltenerwerden der Kerne und einer gewissen Regellosigkeit in der Anordnung der Fasern.

8. Oberer erster Prämolar einer 27jährigen Frau.

Hier sind weite Strecken des Gewebes atrophisch. Die Fasern sind zu einer nur undeutlich strukturierten Masse zusammengebacken, die hin und wieder von größeren Gefäßen durchzogen wird. An anderen Stellen wieder sind die Fasern in Streifen geordnet und bilden ein grobes Geflecht. Auch die Gefäße lassen Veränderungen ihrer Struktur erkennen. An einzelnen kleineren ist hyaline Degeneration wahrzunehmen.

9. Erster oberer Prämolar eines 20jährigen Mannes.

An der Wurzelspitze erscheint das Gewebe normal, weiter oben aber bemerkt man wieder die streifenförmige Anordnung, die stellenweise in netzartige Atrophie übergeht.

10. Zweiter oberer Prämolar einer 20jährigen Frau.

Dicht unter der Odontoblastenschicht beginnt eine Atrophie, die sich in der Mitte am deutlichsten durch Schwund der kernigen Elemente bemerkbar macht. Die Gefäße sind reichlich vorhanden, ohne pathologische Veränderung.

11. Zweiter oberer Prämolar eines 15jährigen Mädchens.

Auch an dieser Pulpa, die von dem Prämolaren eines jungen Mädchens stammt, finden wir eine deutliche Atrophie. Die Gewebselemente sind an einigen Stellen zu Streifen zusammengeklebt, die Struktur ist verwischt, die Zahl der Kerne vermindert.

12. Zweiter unterer Prämolar eines 15jährigen Mädchens.

In dem Präparat erkennt man atrophische Bezirke, in deren Umgebung sich eine Vakuolenbildung bemerkbar macht.

13. Oberer erster Prämolar eines 27jährigen Mannes.

Hier wurde eine Wurzel entkalkt und dann geschnitten, während die andere Wurzel zersprengt und dann die Pulpa gesondert geschnitten wurde.

In der Odontoblastenschicht fällt die geringe Gefäßversorgung auf. An einzelnen Zellen sieht man eine beginnende Bläschenbildung.

Ganz ähnliche Bilder sehen wir an den Präparaten der zersprengten Pulpa.

An einzelnen Streifen fällt ein Mangel an Pulpazellen auf. Das ganze Gewebe erscheint gezerrt. Wie Römer schon in seinem oben erwähnten Werke so treffend vergleicht, kann die durch die Odontoblasten fixierte Pulpa ebensowenig, wie eine Lunge mit atrophischen Septen, durch Atrophie schrumpfen; da nun zellige Elemente spärlich sind, erscheint sie hier sogar gedehnt.

14. Unterer Molar eines 27jährigen Mannes.

Hier fällt das unregelmäßige Aussehen der Odontoblastenschicht in die Augen. Bei starker Vergrößerung imponieren die betreffenden Stellen als Bläschen, die die Odontoblasten verdrängt haben. Dieser Zustand ist somit als weiterer Fortschritt des eben beschriebenen Bildes zu betrachten (s. Abb. 5 u. 6).

15. Oberer Molar eines 27jährigen Mannes.

Der Schnitt durch die Kronenpulpa läßt an den beiden Spitzen atrophische Veränderungen erkennen. Die Odontoblastenschicht ist hier noch unversehrt.

16. Oberer Molar eines 14jährigen Knaben.

An der Kronenpulpa sind atrophische Veränderungen wahrzunehmen. Auch die Odontoblastenschicht erscheint, im Wurzelteil, verändert. Sie ist nicht mehr dicht und eng zusammengefügt, sondern zerfasert.

17. Oberer erster Bikuspidat eines 19jährigen Mädchens.

Die Gefäße sind außerordentlich weit und zahlreich, lassen jedoch sehr wenig Strukturelemente erkennen. Netzartige Atrophie findet sich in einem kleinen Bezirk des einen Zipfels der Kronenpulpa.

18. Oberer zweiter Bikuspidat eines 32jährigen Mannes.

Auch hier ist die Kronenpulpa stellenweise atrophisch.

19. Oberer erster Schneidezahn einer 35jährigen Frau.

Auf einer Serie von 23 Querschnitten läßt sich hier eine netzförmige Atrophie recht gut in die Tiefe verfolgen. An zwei im Zentrum gelegenen Stellen kann man an allen Präparaten (die ganz verschiedenen Höhenlagen entsprechen) ein Hervortreten des Bindegewebes beobachten, und ein Seltenerwerden der Pulpazellen. Die Gefäßversorgung ist, wie man auf den Querschnitten sehr gut erkennt, reichlich, auch zeigt die Gefäßwand noch keinerlei pathologische Merkmale.

20. Oberer erster Prämolar eines 20jährigen Mädchens.

Die atrophische Stelle imponiert als heller weitmaschiger Bezirk inmitten des zellreichen normalen Pulpagewebes.

21. Unterer Molar eines 20jährigen Mädchens.

Nach der Wurzelspitze zu sieht man lange Streifen eines fast homogenen, atrophischen Gewebes ziehen. Auch die Odontoblastenschicht ist bläschenförmig degeneriert. An einer Stelle konfluieren viele Bläschen zu einer Kugel, die die zarte Schicht der Odontoblasten an der Stelle vom Dentin abgehoben hat.

22. Oberer Eckzahn eines 33jährigen Mädchens.

Die Kronenpulpa zeigt eine netzförmige Atrophie geringen Grades.

23. Oberer erster Prämolar eines 22jährigen Mannes.

Die netzförmige Atrophie hat bereits große Strecken der Pulpa ergriffen. An den Gefäßen ist noch keine Veränderung wahrzunehmen.

24. Oberer Schneidezahn eines 33jährigen Mannes.

Auffallend ist die Weite der Gefäße und die geringe Struktur ihrer Wand. Größere Strecken sind netzartig atrophisch.

25. Oberer zweiter Prämolar eines 33jährigen Mannes.

Die Atrophie zeigt sich hier in einer kleinblasigen Aufquellung des Gewebes, das wenig Kerne mehr enthält.

26. Oberer erster Prämolar eines 32jährigen Mannes.

Von diesem Präparate wurden Schrägschnitte angefertigt, und es ergeben sich daher etwas anders geartete Bilder. So scheint die atrophische Odontoblastenschicht sich stellenweise abzuheben und zu verschwinden, da der Schnitt hier die größte Länge der Blasen traf. Da darunter sich atrophisches Gewebe befindet, erhellt, daß der Zustand der Odontoblasten schicht nicht artefakt ist.

27. Oberer Eckzahn eines 28jährigen Mannes.

Die Pulpa enthält mehrere, mit einer Zellschicht umgebene, stärker tingierte Gebilde, die wohl als eingekapselte Dentikel zu deuten sind. Da sie in geringer Tiefe z. T. verschwinden — es sind mehrere Querschnitte angelegt — ist wohl schwerlich ein Einfluß auf die am Rande bestehende retikuläre Atrophie beizumessen.

28. Oberer erster Prämolar eines 28jährigen Mannes.

Trotz guter Gefäßversorgung sehen wir eine, sich besonders höher oben ausbreitende, netzartige Atrophie in beiden Wurzeln.

29. Oberer erster Molar eines 70jährigen Mannes.

Das noch recht gut vaskularisierte Gewebe bietet nur in einem kleinen Bezirke das Bild der retikulären Atrophie.

30. Oberer zweiter Schneidezahn eines 22jährigen Mannes.

Auch auf den kleinen Schrägschnitten dieses Präparates ist die retikuläre Atrophie deutlich.

31. Unterer zweiter Molar eines 55jährigen Mannes.

In dem einen Zipfel der Kronenpulpa befinden sich einige kleine Dentikel, in dem anderen eine netzartige Atrophie von ähnlicher Form. Vielleicht sind die atrophischen Stellen der anderen Seiten verkalkt und so zu Dentikeln geworden, wie wir ja überhaupt nicht selten Kalkablagerungen an atrophischen Stellen sehen. Jedenfalls erscheint mir diese Annahme wahrscheinlicher, als etwa die, daß die Dentikel etwa durch Druck eine Atrophie auf der entgegengesetzten Seite zustande gebracht haben sollten.

32. Oberer Eckzahn eines 33jährigen Mannes.

Die Wand der Gefäße ist nicht überall deutlich von dem umgebenden Bindegewebe geschieden; beginnende netzartige Atrophie ist vorhanden.

33. Oberer erster Molar eines 11jährigen Knaben.

Es sind einige ganz kleine Dentikel vorhanden; außerdem besteht netzartige Atrophie. Wir finden also bei einem Zahne, der 5 Jahre gebraucht worden ist, ähnliche Veränderungen, wie bei einem, der 65 Jahre über in Tätigkeit war (s. Nr. 29). Es spricht dies dafür, daß man die Ursache nicht in Noxen während des Lebens oder im Senium zu suchen hat, sondern daß sie in der Entwicklung des Zahnes begründet liegt. — Auch von diesem Zahne sind Schnitte durch den ganzen Zahn und durch die Pulpa allein gemacht worden.

34. Schneidezahn eines 70jährigen Mannes.

Es zeigt sich eine allgemeine Atrophie, die aber nicht recht typisch ist, sondern sich hauptsächlich in Bindegewebsvermehrung äußert. Auch hier sind nach beiden Methoden (s. o.) Präparate gefertigt worden.

35. Eckzahn eines 28jährigen Mannes.

Auf dem Längsschnitt erkennt man in der Kronenpulpa in der Umgebung eines großen Gefäßes wieder die typische retikuläre Atrophie.

36. Unterer Schneidezahn eines 20jährigen Mädchens.

Neben einer retikulären Atrophie imponieren auf diesem Präparate über die ganze Fläche der Pulpa verstreute runde weißliche kleinste Fleckchen. Da sie gleichmäßig verteilt sind, möchte ich sie nicht als Zeichen der Atrophie auffassen, da diese sich eigentlich immer in gewissen Grenzen hält. Vielleicht handelt es sich um Leichenveränderungen, denn das Präparat entstammt einer etwas älteren Leiche.

37. Unterer zweiter Schneidezahn eines 20jährigen Mädchens.

Dieses Präparat, das derselben Leiche wie das vorhergehende entstammt, zeigt ähnliche Veränderungen. Die retikuläre Atrophie tritt hier nur mehr in den Vordergrund.

38. Oberer Eckzahn eines 20jährigen Mannes.

Die retikuläre Atrophie ist hier sehr deutlich ausgesprochen. Von den oben erwähnten weißen Flecken ist hier nur sehr wenig zu bemerken.

39. Oberer erster Prämolar eines 20jährigen Mannes.

Die Atrophie hat z. T. schon hochgradige Formen angenommen; das Bindegewebe bildet kein Netz mehr, sondern ist ganz verworren und verschlungen, während an anderen Stellen sich nur die gewöhnliche retikuläre Atrophie zeigt.

40. Oberer zweiter Prämolar eines 20jährigen Mädchens.

Z. T. bietet dieser Längsschnitt das Bild der netzartigen Atrophie, z. T. sind die Bindegewebsfasern zu dicken Balken vereinigt, die in geringer Entfernung voneinander parallel das Gewebe durchziehen. Bisweilen sind die Balken von vakuolenartigen Räumen durchsetzt, die aber nur eine geringe Tiefe haben und demgemäß nur auf wenigen Schnitten vorhanden sind. Gefäße sind nur spärlich sichtbar, ihre Wand ist auffallend kernarm.

41. Oberer erster Molar eines 20jährigen Mannes.

Auf Längsschnitten durch die Pulpen der Wurzeln gewahrt man die gewöhnliche retikuläre Atrophie.

42. Oberer zweiter Schneidezahn eines 20jährigen Mannes.

In einem kleinen Territorium löst die netzartige Atrophie das Bild normalen Gewebes ab.

43. Linker oberer erster Schneidezahn eines 20jährigen Mädchens.

Auf dem Längsschnitt sieht man, wenn auch undeutlich, beginnende netzartige Atrophie, in der vor allem die Kernarmut des Gewebes auffällt.

44. Rechter oberer Eckzahn eines 20jährigen Mädchens.

Auf dem Schrägschnitt sind mehrere große Gefäße der Länge nach getroffen, so daß das Präparat ganz durchlocht erscheint.

Doch ist zwischen ihnen eine deutliche netzartige Atrophie des Gewebes zu beobachten.

45. Rechter erster oberer Molar eines 20jährigen Mannes.

Der Längsschnitt, der die Kronen einer Wurzelpulpa zeigt, hat an der Wurzel wieder größere Gefäße getroffen, die hier noch unverändert erscheinen. In der Kronenpulpa zeigt sich an mehreren Gefäßen ein glasiges Aussehen; vermutlich handelt es sich auch hier um hyaline Degeneration. Netzartige Atrophie zeigen mehrere Strecken der Kronenpulpa.

46. Oberer erster Prämolar eines 64jährigen Mannes.

Die Wurzelspitze zeigt in geringer Ausdehnung retikuläre Atrophie.

47. Oberer zweiter Schneidezahn eines 53jährigen Mannes.

Die Gefäße der Pulpa dieses Zahnes sind sehr zahlreich und überall mit gut erhaltenem Endothel versehen. Auch die Wurzelpulpa zeigt den zartverzweigten, reich mit Zellen versehenen Bau des normalen Gewebes, bis auf eine Stelle, wo sie gedehnt und atrophisch erscheint und ein Dentikel enthält. Da wir auch in der Kronenpulpa eine retikuläre Atrophie inmitten normalen Gewebes finden, liegt die Vermutung nahe, daß auch in der Wurzel die Atrophie das Primäre war, und nachher Verkalkung eintrat.

Bei dieser Annahme ist die Atrophie sowohl als auch die Verkalkung erklärt; sieht man aber Atrophie als eine durch den Druck und Zug des Dentikels bedingte an, so bleibt immer noch die Frage nach der Entstehung des Dentikels offen.

48. Linker oberer Schneidezahn eines 53jährigen Mannes.

Die Pulpa zeigt eine weit ausgedehnte netzartige Atrophie.

49. Unterer erster Schneidezahn eines 48jährigen Mannes.

Wir finden hier eine retikuläre Atrophie von beschränktem Umfang.

50. Oberer zweiter Bikuspidat eines 18jährigen Mannes.

Im Bereich einer netzartigen Atrophie sehen wir das, schon von Wedl geschilderte, Übergehen der Gefäßwand in das umgebende Bindegewebe.

Nun zu den Resultaten der Untersuchung. In sämtlichen Zähnen zeigte sich eine mehr oder minder ausgeprägte Atrophie. Bei einzelnen Zähnen waren auch die Gefäße stark verändert, jedoch nicht in der ganzen Pulpa, sondern nur stellenweise, so daß z. B. nur eine Wurzel betroffen war; da hier ein Kollateralkreislauf sehr wohl möglich war, genügt die Zirkulationsstörung zur Erklärung der bestehenden Atrophie nicht. Die Gefäßdegeneration ist vielmehr ein Ausdruck derselben Schädigung, die auch die Atrophie hervorgebracht hat. Fischers u. Landois' Erklärung, als eines Ödems, hatte Gefäßveränderungen durch Karies zur Voraussetzung und wäre somit eigentlich durch Ausschalten der Karies erledigt. Aber selbst wenn man die ohne Karies entstandenen eben genannten Gefäßveränderungen als mögliche Ursache ansehen wollte, so kann man m. E. trotzdem den Zustand der Pulpa aus den oben genannten Gründen nicht als ödematös bezeichnen. Wir sehen also, daß die gegebenen Erklärungen der Atrophie nicht genügen, da auch ohne sie derartige Veränderungen zustande kommen können. Es ist daher, wie ich glaube, die Erklärung gar nicht in Vorgängen außerhalb der Pulpa zu suchen, sondern in der Pulpa selbst. Vergegenwärtigen wir uns einmal die Funktion der Pulpa, so sehen wir, daß sie mit Fertigstellung des Zahnes ziemlich abgeschlossen ist. Wohl ist sie noch imstande Schutzdentin zu bilden, und auch das Pulpakavum verkleinert sich durch Dentinapposition ohne besondere Reize allmählich, aber alles geschieht in relativ geringem Maßstabe. Im übrigen aber ruht sie untätig und geschützt hinter der sicheren Mauer von Zahnbein und Schmelz. Während wir bei den anderen Organen Tätigkeit sehen und in deren Gefolge Abnützung und Wiederaufbau sich die Wage halten, liegen die Verhältnisse beim Zahne ganz anders. Er soll so, wie er durchbricht, für das ganze Leben aushalten, und bei erfolgter Abnützung ist seine Ergänzung nur in unvollkommener Weise möglich. Wenn die Pulpa als Zahnbildnerin in Tätigkeit tritt, so geschieht das gleichsam auf ihre Kosten, da das Pulpenkavum dadurch kleiner wird und so ihre Existenzbedingungen verschlechtert werden. Man könnte sich vielleicht also vorstellen, daß die Pulpa allmählich, da ihre Funktion so herabgesetzt ist, einer Inaktivitätsatrophie verfällt. „Die Inaktivitätsatrophie kommt", nach Ziegler (5), „sowohl an Muskeln und Drüsen, als an Knochen, Haut und anderen Organen vor und wird durch Nichtgebrauch der betreffenden Gewebe herbeigeführt. Bei den Muskeln und Drüsen ist die Inaktivität wesentlich eine aktive . . . . bei den anderen Geweben ist die Atrophie wesentlich auf eine Herabsetzung der Ernährung der nicht gebrauchten Teile zurückzuführen, doch ist eine Änderung der nutritiven Funktionen der Zellen nicht ganz auszuschließen". Wenn ich nun auch nicht glaube, daß die Inaktivitätsatrophie allein immer die Veränderungen der Pulpa hervorruft, so schafft sie doch m. E. eine Labilität des Gewebes, die es ermöglicht, daß geringe Reize und Schädigungen hier dauernde Veränderungen zurücklassen. Solche Insulte, die z. B. in Traumen bestehen können, wie sie aber auch jedes andere Organ auszuhalten hat, ohne daß dort dauernde Veränderungen degenerativer Natur zurückblieben, können dann Gelegenheitsursachen bilden, und hierher möchte ich auch die Karies mit ihren Folgeerscheinungen, die Periodontitis, und die allgemeinen Ernährungsstörungen rechnen. Die letzteren, zu denen ich außer erschöpfenden Krankheiten auch die Herabsetzung des Stoffwechsels im Senium zählen möchte, wirken allerdings wohl nur in dem Sinne, daß sie physiologische Hinfälligkeit der Pulpa noch mehr verstärken. Es besteht sicher die Möglichkeit, daß es durch Inaktivität und Hinfälligkeit allein schon zur Atrophie kommt, indem die Pulpa ihre Kraft erschöpft hat; dafür sind die hier veröffentlichten Fälle ein Beweis. Jedoch selbst wenn man noch einen besonderen Insult annehmen wollte, der sonst keinerlei Merkmale hinterlassen hat, so würde das eben auch nur für eine besondere Reizbarkeit der Pulpa sprechen. Demgemäß glaube ich, durch diese Untersuchungen den Beweis für die physiologische Begründung der Atrophie erbracht zu haben.

Technik der Untersuchung.

Die Zähne stammten z. T. aus dem zahnärztlichen Institut, z. T. wurden sie mir aus dem Material des Operationskurses und aus dem Sektionsmaterial des hiesigen pathol. Institutes durch die Liebenswürdigkeit der Herren Geheimrat Küttner und Ponfick zur Verfügung gestellt, wofür ich auch an dieser Stelle meinen besten Dank ausspreche.

Sofort nach der Extraktion wurden die Zähne in Formalin getan. Dort blieb ein Teil unter mehrfachem Wechsel der Flüssigkeit 8—10 Tage, wurde dann in aufsteigenden Alkohol und schließlich in 5%ige Trichloressigsäure gebracht. Da es sich um ganz intakte Zähne handelte, dauerte die Entkalkung in der täglich gewechselten Flüssigkeit bis 4 Wochen. Etwas beschleunigt wurde der Prozeß durch Abfeilen der Zähne. Nach dem Entkalken kamen die Zähne 24 Stunden in fließendes Wasser, dann in aufsteigenden Alkohol, Äther und schließlich in Zelloidin, in welches sie eingebettet wurden.

Ein Teil der Zähne wurde zersprengt und die Pulpa für sich allein fixiert. Zu diesem Zwecke wurden die Zähne in einen Schraubstock so fest eingespannt, daß einige Sprünge entstanden, dann wieder in Formalin getan und nach zwei Tagen endgültig zersprengt, wobei sich die Pulpa bei einiger Vorsicht leicht vollständig entfernen ließ. Dies Verfahren, dessen ich mich auf Rat von Herrn Prof. Dr. Wetzel bediente, wofür ihm auch hier bestens gedankt sei, hat sich durch Vergleich mit Präparaten, die nach der erstbeschriebenen Methode erhalten waren, als einwandfrei erwiesen. Statt der langsamen Härtung wurde auch die Schnellhärtung in erwärmtem Formalin (80—90°) an einzelnen Pulpen mit gutem Erfolg angewandt.

Zur Färbung dienten Hämatoxylin-Eosin, Eisenhämatoxylin, van Gieson. Auch Flemmingsche Lösung und Sudan (bei frischen Gefrierschnitten) wurden, um den — übrigens negativ verlaufenen — Nachweis von Fett zu führen, benützt.

Zum Schlusse meiner Arbeit sei es mir gestattet, Herrn Geheimrat Partsch für die Anregung zu der Arbeit, sowie für die freundliche Unterstützung während derselben meinen ergebensten Dank auszusprechen.

Literatur:

1. Heider u. Wedl, Atlas zur Pathologie der Zähne, 2. Aufl., bearbeitet von Dr. J. v. Metnitz. Leipzig 1893. — 2. Walkhoff, Mikrophotographischer Atlas der pathologischen Histologie menschlicher Zähne. Stuttgart 1897. — 3. Römer, Atlas der pathologisch-anatomischen Veränderungen der Zahnpulpa nebst Beiträgen zur normalen Anatomie von Zahnbein und Pulpa beim Menschen. Freiburg 1909. — 4. Fischer und Landois, Zur Histologie der gesunden und kranken Zahnpulpa mit besonderer Berücksichtigung ihrer harten Neugebilde. Erschienen in D. Z. i. V., begründet von A. Witzel. Leipzig 1908. — 5. Ziegler, Allgemeine Pathologie. Jena 1905. — 6. Fischer, Bau und Entwicklung der Mund-

höhle des Menschen unter Berücksichtigung der vergleichenden Anatomie des Gebisses und mit Einschluß der experimentellen mikroskopischen Technik. Leipzig 1901. — 7. G. Schmorl, Die pathologisch-histologischen Untersuchungsmethoden. Leipzig 1901.

Erklärung der Tafelabbildungen.

Abb. 1.

Retikuläre Atrophie. Präparat 2. Vergr. 350.
Das Maschenwerk der Pulpa erscheint gröber, es zeigen sich vielfach Vakuolen, die das Gewebe auseinanderdrängen, einzelne Bezirke erscheinen sehr kernarm.

Abb. 2, 3.

Präparat 39. Vergr. 350. Geflechtartige Atrophie mit Balkenbildung.
Starres Bindegewebe, z. T. zu Balken verklebt, z. T. geflechtartig verfilzt ist hier an die Stelle des zarten Gespinstes des normalen Pulpengewebes getreten. Beginnende Vakuolenbildung zeigt sich auch hier.

Abb. 4.

Präparat 13. Vergr. 350.
Das Bild stellt einen atrophischen Bezirk dar, in dem neben Balkenbildung die Auflockerung des Gewebes, das stark auseinandergezerrt erscheint, auffällt.

Abb. 5, 6.

Präparat 14. Vergr. 215 bezw. 350.
Die Abb. 5 zeigt den Rand einer Pulpa, die zahlreiche, stark gefüllte Gefäße enthält. Die Odontoblastenschicht ist durch Bildung von Vakuolen auseinandergedrängt, die Kerne sind stark vermindert. Abb. 6 zeigt dasselbe in starker Vergrößerung.

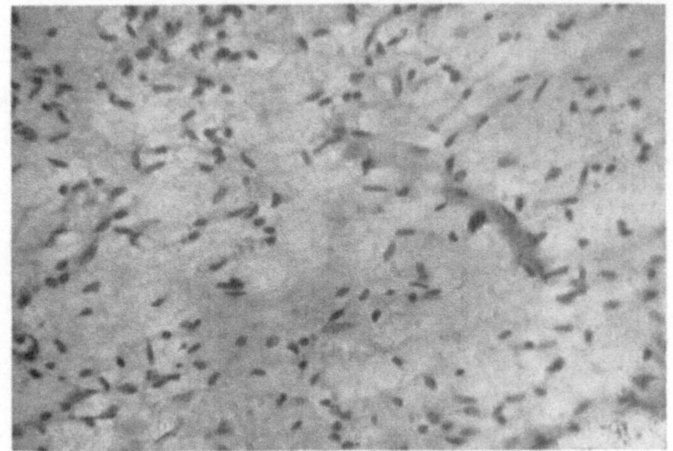

Abb. 1.

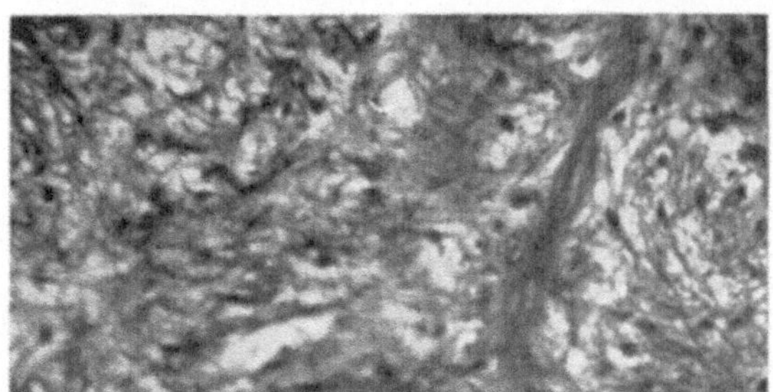

Abb. 2.

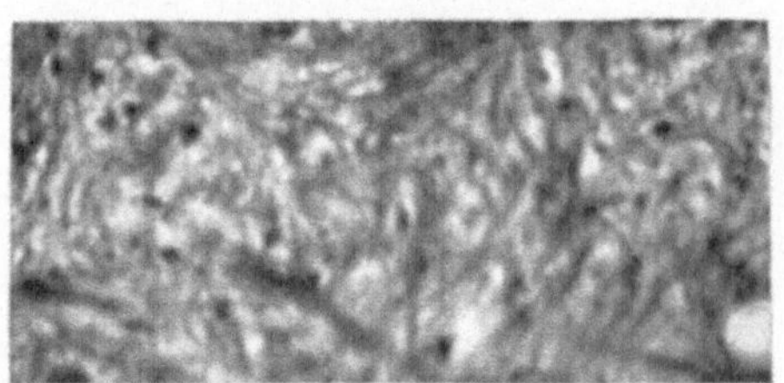

Abb. 3.

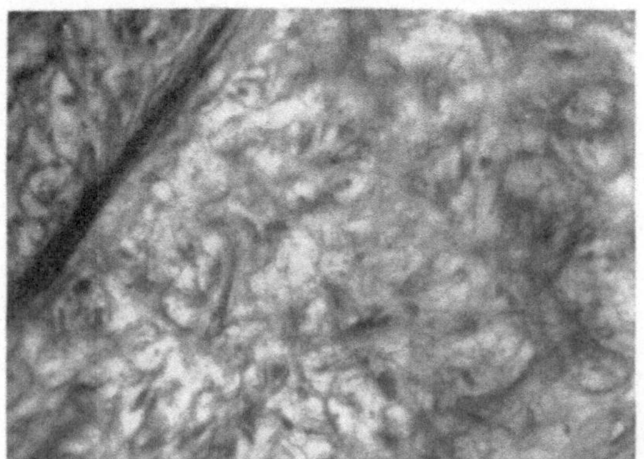

Abb. 4.

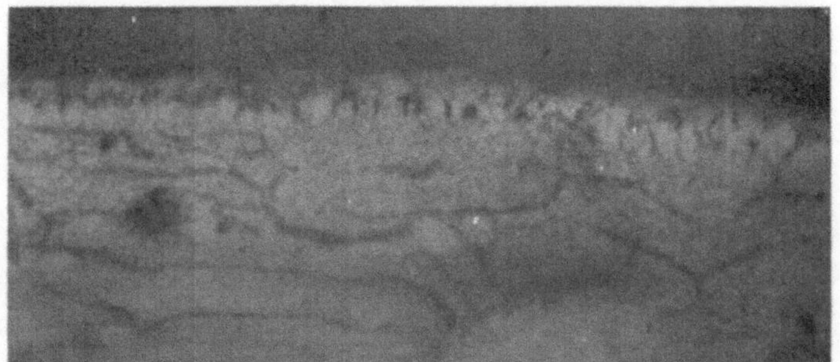

Abb. 5.

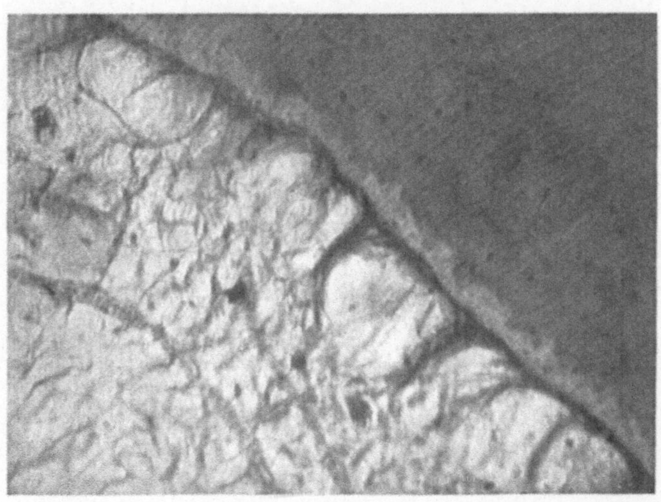

Abb 6.

Bemerkungen zur Wurzelspitzenresektion.

Von

Dr. **Paul Rosenstein**, Arzt und Zahnarzt,
Assistent des Instituts.

(Mit 1 Tafel.)

Sechzehn Jahre sind verflossen, seitdem Partsch seine ersten
Fälle von Wurzelspitzenresektionen veröffentlicht hat. Über die Be-
rechtigung dieser Operation, die eine Unzahl Zähnen von der Zange
bewahrt hat, braucht heute kein Wort mehr verloren zu werden.
In den Einzelheiten gibt es immerhin noch einige Punkte, die zur
Diskussion stehen. Ich möchte mir erlauben, einige dieser Fragen
herauszugreifen und vom Standpunkte der Breslauer Schule aus zu
beleuchten.

Das Hauptindikationsgebiet der Wurzelspitzenresektion stellt
die chronische granulierende Periodontitis dar. Der noch häufig
gebrauchte Ausdruck „chronischer Alveolarabszeß" trifft nicht das
Richtige und verführt nur zu falschen pathologisch-anatomischen
Vorstellungen. Die chronische Wurzelhautentzündung ist, worauf
Partsch wiederholt aufmerksam gemacht hat, eine gewebsbildende
Entzündung. Sie führt zur Bildung von Granulationsgewebe an der
Wurzelspitze, und dieses bewirkt die Auflösung des Knochens, die
also nicht durch eitrige Einschmelzung erfolgt. Tritt in diesen
Herden ein akuter Nachschub der Entzündungserscheinungen ein,
so können diese Granulationen vereitern. Demgemäß sind die
Fälle, wo sich ein Abszeß findet, selten, und selbst in diesen stellt
nicht die Eiterung das Charakteristische des Krankheitsprozesses
dar, sondern die Granulationsbildung. Partsch hat diese Produkte
der Wurzelhautentzündung als „Granulationsherde" bezeichnet, womit das dieser Erkrankung Eigentümliche prägnant bezeichnet ist.

Welche Granulationsherde sind chirurgisch zu behandeln? Im
allgemeinen alle diejenigen, die bei Behandlung vom Wurzelkanale
aus nicht ausheilen. Wir gehen in der Indikationsstellung nicht so
weit wie Konrad Cohn, der in Fällen, wo bei längerer Wurzel-

behandlung eine Ausheilung möglich erscheint, doch den operativen
Weg vorzieht, oder gar Metz, der bei Erkrankung des periapi-
kalen Gewebes überhaupt die medikamentöse Behandlung verwirft.
Im allgemeinen ist in jedem Falle eine Behandlung vom Wurzelkanale aus zu versuchen, da wir nicht in der Lage sind, von vornherein zu entscheiden, welche Herde der medikamentösen Behandlung zugänglich sind. Auch das Röntgenbild hat hierüber keinen
Aufschluß gebracht. Wenn allerdings das Röntgenbild einen Herd
aufweist, der Linsengröße übersteigt, ist eine medikamentöse Behandlung vergeblich (Abb. 1). Hierbei ist zu bemerken, daß, wie
auch Euler erwähnt, das Röntgenbild über die Ausdehnung eines
Herdes sehr täuschen kann, so daß man wiederholt bei der Freilegung über die Ausdehnung eines im Bilde verhältnismäßig kleinen
Herdes erstaunt ist.

Unter den Fällen, die der medikamentösen Behandlung trotzen,
erscheint die Zahl derer ziemlich groß, die auch im Röntgenbilde
umfangreiche Arrosionen am Apex erkennen lassen (Abb. 2, 4a).
In solchen Fällen also kann man zwar die Behandlung vom Kanale
aus versuchen, darf sich aber von vornherein nicht viel Hoffnung
machen, den Herd auf diesem Wege zur Ausheilung zu bringen.

Diese beiden Indikationen zur Operation, die Größe des Herdes
und die stärkeren Arrosionen, können aber nur dann erkannt werden,
wenn ein Skiagramm vorliegt. In der Praxis dürfte dies häufig
nicht der Fall sein; daher werden auch diese Fälle meist erst zur
Operation kommen, wenn die „interne" Behandlung versagt.

Häufig gelangt nun eine Periodontitis bezw. eine bestehende
Fistel scheinbar nach Wurzelbehandlung und -füllung zur Ausheilung,
nach Wochen oder Monaten zeigt es sich aber doch, z. B. gelegentlich einer Erkältung, einer stärkeren körperlichen Anstrengung usw.,
daß es sich nicht um eine tatsächliche Heilung gehandelt hat.
Hier die Füllung zu entfernen und wiederum eine Wurzelbehandlung
einzuleiten, wäre nutzlos. Durch die Wurzelspitzenresektion sind
diese Fälle radikal zu behandeln.

Bei Patienten, die mit heftigen akuten Nachschüben chronischer
Wurzelhautentzündungen zur Behandlung kommen, ist manchmal zu
beobachten, daß bei entsprechender Therapie (Reinigung des Wurzelkanals, Offenlassen des Zahnes, Jodpinselung, Thermotherapie) die
akuten Erscheinungen zwar abklingen, daß aber, sobald der Zahn
zum ersten Male eine antiseptische Einlage erhält, wiederum die
Entzündungserscheinungen akut werden. Auch in diesen Fällen
führt unserer Beobachtuug nach häufig nur die chirurgische Behandlung zum Ziele.

Mißerfolge der chirurgischen Therapie sind bei unzureichender Technik selbstverständlich. So beobachteten wir einen Fall, wo von offenbar ungeübter Seite die Wurzelspitze angebohrt, aber nicht entfernt worden war, so daß eine Heilung natürlich nicht eintrat (Abb. 3). Mißerfolge bei einwandfreier Technik, wozu auch eine exakte Wurzelfüllung gehört, sind dann zu gewärtigen, wenn nicht nur die Wurzelspitze erkrankt ist. Denn nur durch die Entfernung alles krankhaft veränderten Gewebes kann man sichere Heilung erzielen. So ist der Erfolg der Operation bei gleichzeitig an Alveolarpyorrhöe erkrankten Zähnen zweifelhaft und höchstens bei gleichzeitiger eingehender Behandlung dieser Affektion zu erzielen. Ferner hatte in einem Falle, den ich kurz skizzieren will, die Operation nicht den erwarteten Erfolg: Wegen andauernder Schwellung an einem unteren Bikuspis wurde chirurgisch eingegriffen. Ca. 4 mm der Wurzelspitze wurden abgetragen und die Granulationen entfernt. Da sich aber nach einiger Zeit eine dauernd sezernierende Fistel bildete, wurde 10 Monate nach der Operation der Zahn extrahiert. Es zeigte sich die Wurzel durch sekundäres Zement stark verdickt; die Resektionsfläche ging mitten durch die Zementwucherung hindurch. Diese Fläche war 5 mm breit und 4 mm dick. Es hat also den Anschein, daß derartige Hyperzementosen ungünstige Verhältnisse für die Ausheilung chirurgisch behandelter Granulationsherde abgeben. Man wird daher in derartigen Fällen diesem Umstande Rechnung tragen und versuchen müssen, durch Entfernung des ganzen verdickten Wurzelbereiches Heilung zu erzielen.

Operieren in akut-entzündlichem Zustande möchte ich im allgemeinen dringend widerraten. Die Lokalanästhetika und Nebennierenpräparate können in solchen Fällen ihre Wirkung nicht recht entfalten. Für die Patienten wird so der Eingriff, der sonst weniger anstrengend ist, als viele unserer Maßnahmen beim Füllen der Zähne, äußerst schmerzhaft. Der Operateur wird durch die starke Blutung aus den entzündeten Granulationen in einem raschen und gründlichen, übersichtlichen Arbeiten gehemmt; für den Heilungsverlauf liegen die Verhältnisse recht ungünstig. Mit trocken-warmen Umschlägen, Jodpinselungen, Pyramidongaben, event. Inzision bei Bildung eines subperiostalen oder subgingivalen Abszesses kann man die Patienten stets ohne stärkere Beschwerden über die akuten Erscheinungen hinwegbringen, um dann in Ruhe unter günstigeren Bedingungen die operative Behandlung vorzunehmen.

Bei der technischen Ausführung der Operation stehen zwei Fragen noch zur Diskussion, die auch in einem gewissen Kausalverhältnis zueinander stehen: erstens der Zeitpunkt der Wurzelfüllung, zweitens die Wundversorgung. Partsch und seine Schüler (Kunert, Luniatschek, Riesenfeld, Hesse, Williger) verlangen unbedingt die Füllung des Wurzelkanales vor Vornahme der Operation. Es kann jedoch nicht unerwähnt bleiben, daß, abgesehen von einigen Autoren wie Mayrhofer, Kersting, Kerber, Dependorf, die große Mehrzahl die Wurzeln erst während oder nach der Operation füllt. Frey, der in der Festschrift des Vereins österreichischer Zahnärzte die Frage der Wurzelfüllung bei Resektion eingehender besprochen hat, entfernt sogar vor der Operation etwa bereits vorhandene Wurzelfüllungen. Als Gründe für die Füllung der Wurzel nach der Aufklappung führt er an: 1. Durch eine eingeführte Nadel kann man sich von der Länge der Wurzel überzeugen und so die Lage der Wurzelspitze ungefähr bestimmen. 2. Auch während der Operation kann man sich durch eingeführte Nadeln über die Lage des Wurzelkanales orientieren. 3. Nach Abtragung der Wurzelspitze kann der Kanal bequem mit Beutelrockbohrern gereinigt werden, ohne daß man einen falschen Weg befürchten müßte. 4. Man kann von der Kavität aus den Kanal mit H_2O_2 durchspritzen.

Dagegen ist zu bemerken: Über die ungefähre Lage der Wurzelspitze gibt das Röntgenbild, das im allgemeinen vor jeder Wurzelspitzenresektion anzufertigen ist, Aufschluß. Außerdem ist eine so zirkumskripte Freilegung des Herdes, daß man nur gerade die Wurzelspitze trifft, gar nicht angebracht. Nur gute Übersicht bei der Operation gewährleistet gute Resultate und macht auch das Sondieren des Wurzelkanals während der Operation überflüssig. Eine gute Wurzelreinigung und -füllung läßt sich auch, mit oder ohne Beutelrockbohrer, vorher ausführen. Über etwaige Wurzelkrümmungen gibt das Röntgenbild Aufschluß. Sodann betrifft unsere Operation in der überwiegenden Mehrzahl der Fälle einwurzelige Zähne, bei denen eine exakte Wurzelfüllung selten auf Schwierigkeiten stößt. Sollte einmal ein Point die Wurzelspitze perforieren oder nicht ganz erreichen, so ist dieser Umstand auch ohne Belang, da die Spitze ja doch bald darauf entfernt wird. Das Durchspritzen von Desinfizientien durch den Kanal und die Wunde erscheint aus Gründen der Asepsis nicht angebracht, da auch die „sorgfältige Bedeckung der Wunde mit einem Tampon" diese nicht immer vor Berührung mit der Spülflüssigkeit schützen dürfte.

Demnach können wir in dem Füllen der Wurzel nach erfolgter Resektion keinen Vorteil erblicken. Es erscheint aber ein aseptischer Verlauf der Operation gesicherter, wenn der Wurzelkanal vorher hermetisch verschlossen ist. Die Versorgung der Wunde durch

Naht, die aus bald darzulegenden Gründen anzustreben ist, kann daher nur ausgeführt werden, wenn der Wurzelkanal gefüllt ist. Dies ist ein entscheidender Grund für das von uns geübte Vorgehen.

Der Schluß der Wunde durch Naht wird im Breslauer Institute seit einer Reihe von Jahren bei der Wurzelspitzenresektion prinzipiell geübt. Die Gründe hierfür sind: Wird die Wunde mit einem Tampon versorgt, so ist eine Retraktion des Schleimhautlappens unvermeidlich. Hierdurch tritt ein Klaffen der Wundränder ein, das verstärkt wird durch das Quellen der Gaze, infolge Aufsaugung der Wundsekrete und des Speichels. Diese Wundhöhle muß sich nun allmählich durch Granulationsbildung verkleinern. Der in der Tiefe der Höhle liegende Wurzelquerschnitt bietet hierbei immer gewisse Schwierigkeiten, da seine Überwachsung in der Regel sehr langsam vor sich geht. Für die Überhäutung der granulierenden Wunde gestalten sich die Verhältnisse dadurch nicht sehr günstig, daß der Wundlappen sich am Rande einzuschlagen pflegt. Dazu kommt, daß das Freiliegen des Knochens immer mit Infektionsgefahr verknüpft ist und häufig Nachschmerzen auslöst. Diese Übelstände werden vermieden, wenn die Wunde durch Naht primär zum Schlusse gebracht wird. Knochen und Wurzelquerschnitt sind gedeckt, und in der Regel ist in 7—10 Tagen die Wunde vollständig verheilt, so daß der Patient aus der Behandlung entlassen werden kann. Wenn auch die Naht der Mundschleimhaut nicht immer leicht ist und oft große Geduld von seiten des Operateurs erfordert, unter Umständen mehr Zeit in Anspruch nimmt als der übrige Teil der Operation, sind die Vorteile doch derartig, daß man, wo irgend möglich, bei allen Operationen, bei denen es sich nicht um akutentzündliches Gewebe handelt, die Wunde durch Naht schließen sollte. Und schon um dieses Ziel bei der Wurzelspitzenresektion zu erreichen, ist die Wurzelfüllung vor der Operation angezeigt.

Da es sich in der Regel um infiziertes Operationsgebiet handelt, ist es erforderlich, die Wundhöhle vor der Naht zu desinfizieren. An Stelle der hierzu verwendeten antiseptischen Pulver haben wir seit einiger Zeit die Joddämpfe vermittels des Jodbläsers von Jungengel benutzt. Durch einen glühenden Platindraht erwärmte Luft wird vermittels eines Handgebläses über Jodkristalle geleitet. Hierdurch tritt eine Verdampfung des Jods ein, das sich so in fein verteiltem Zustande auf der Wunde niederschlägt. Jungengel erblickt den Hauptvorzug seines Verfahrens in der aktiv hyperämisierenden und formativ reizenden Wirkung des Jods. Durch die hierdurch angeregte lebhafte Granulationsbildung wird die Wunde vor Infektion geschützt; die direkt keimschädigende Wirkung kommt erst in zweiter Linie. Wir haben die Joddämpfe bei einer größeren Zahl von Operationen im Munde, darunter 24 Wurzelspitzenresektionen, mit gutem Erfolge angewendet und dabei beobachten können, daß unter der Jodeinwirkung die Wundheilung gut von statten geht und daß selbst vereiterte Herde ohne Störungen primär ausheilen.

Wie geht nun der weitere Heilungsverlauf in diesen Herden vor sich? Die primär mit Schleimhaut gedeckte Knochenhöhle füllt sich mit Blut an, das durch seine Organisation zu fester Vernarbung führt, und im Verlaufe einiger Monate heilt die Höhle völlig durch Bildung neuer Knochensubstanz aus. Auf Röntgenbildern läßt sich gut verfolgen, wie zunächst der helle Schatten der Knochenwunde von der Peripherie sich verdichtet und es im weiteren Verlaufe von allen Seiten her zur Anbildung neuer Knochensubstanz kommt (Abb. 4—7), bis schließlich nur noch die Form der Wurzelspitze von der stattgehabten Operation zeugt (Abb. 8 u. 9).

Die Mosetigsche Jodoformplombe, die für die Zahnheilkunde mit dem Namen Mayrhofer aufs engste verbunden ist, haben wir nie verwendet. Wir haben mit dem Blutgerinnsel als natürlicher Knochenplombe völlig einwandfreie Resultate erzielt, so daß die Jodoformplombe für uns eine überflüssige Komplizierung der Operationstechnik bedeuten würde.

Auf diesem chirurgischen Wege kann man also sonst der Zange verfallene Zähne dauernd erhalten. Als Beispiel hierfür mag die Patientin dienen, bei der Partsch im Februar 1895 zum ersten Male eine Wurzelresektion vornahm und die heute noch, wie ich mich vor kurzem überzeugen konnte, den resezierten Zahn funktionstüchtig besitzt.

Erklärung der Tafelabbildungen;

Abb. 4a vor der Operation, b nach der Operation, c nach 2 Monaten.
Abb. 5a vor der Operation, b nach $2^1/_2$ Monaten.
Abb. 6 $2^1/_2$ Monate nach der Operation.
Abb. 7a vor der Operation, b nach 6 Monaten.
Abb. 8a vor der Operation, b nach 6 Monaten.
Abb. 9a vor der Operation, b nach 1 Jahre.

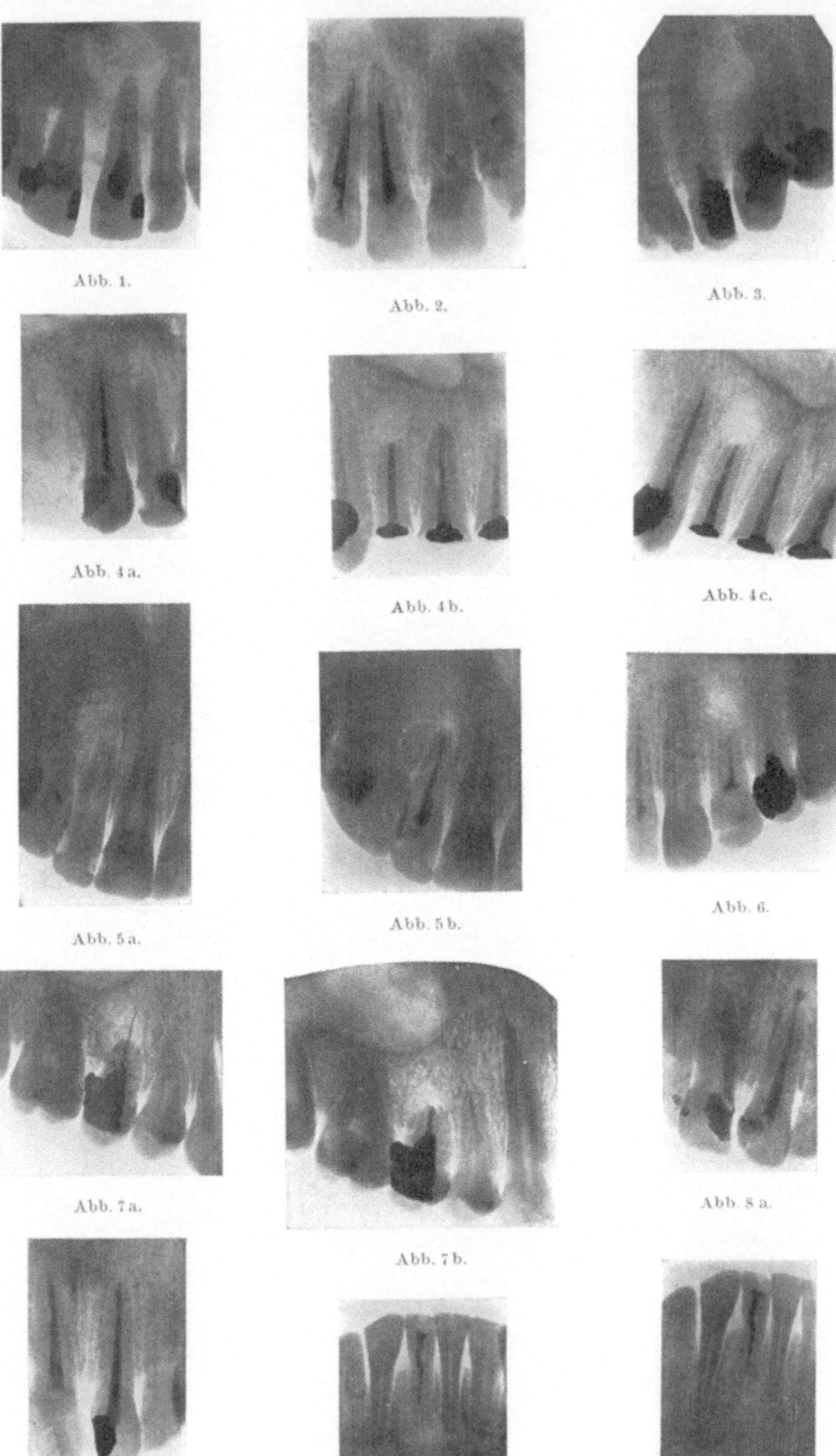

Abb. 1.

Abb. 2.

Abb. 3.

Abb. 4a.

Abb. 4b.

Abb. 4c.

Abb. 5a.

Abb. 5b.

Abb. 6.

Abb. 7a.

Abb. 7b.

Abb. 8a.

Abb. 8b.

Abb. 9a.

Abb 9b.

Zwei seltene Fälle hochgradiger Gebißzerstörung durch Zahnschwund und durch Zuckerkaries.

Von

Oberarzt **Scharnweber** vom Grenadier-Regiment Nr. 11,
kommandiert zum Zahnärztlichen Institut.

In seiner 1907 veröffentlichten Arbeit: „Versuche und Beobachtungen über den Schwund der harten Zahngewebe, der verschiedentlich als Erosion, Abrasion, Denudation, keilförmiger Defekt usw. bezeichnet wird", hat W. D. Miller unter Vermeidung anderer Bezeichnungen für irgend einen langsam verlaufenden chronischen Substanzverlust der harten Zahngewebe ohne Rücksicht auf die Ursache des Verlustes, der gekennzeichnet ist durch eine glatte, polierte Oberfläche und meist zu einem Defekt mit scharfen Rändern führt, die Bezeichnung „Schwund" eingeführt. Damit hat er sich ein Verdienst erworben in der namentlichen Fixierung eines am Gebiß spielenden Prozesses, der, in seinem Auftreten nicht häufig, bis dahin mit den verschiedensten Namen belegt worden war, die auch für andere, grundverschiedene Erkrankungsformen verwendet wurden, und über deren Ursachen fast ebenso viele verschiedene Ansichten der Forscher wie Namen für diesen Erscheinungskomplex bestanden.

Abgesehen von dem künstlich hervorgerufenen Schwund der harten Zahnsubstanz, den sich Wilde durch Abfeilen der Zähne beibrachten, war längst allgemein bekannt die Form des sogenannten Pfeifenloches. Bei Pfeifenrauchern entsteht dieses langsam im Laufe der Zeit durch das gewohnheitsmäßige Festhalten der Pfeife mit den Vorderzähnen infolge Schwundes des harten Zahngewebes ohne sonstige Erkrankung der betroffenen Zähne als eine in Form und

7

Umfang dem benutzten Mundstück entsprechende Lücke, die natürlich auch bei geschlossenem Bisse hervortritt. Nicht unerwähnt
möchte ich hierbei den von Port mitgeteilten Fall lassen, der auch
insofern eine große Seltenheit darstellt, als die bei einem Geistes-
kranken eingeführte Magensonde schon nach zehnwöchigem Liegen
ein entsprechendes „Sondenloch" im Biß hinterließ und damit den
Beweis lieferte, daß der sonst ausgesprochen langsame Verlauf des
Zahnschwundes in beschleunigter Weise unter Umständen aufzutreten
vermag.

War bei diesen Affektionen die rein mechanische Ursache der
Entstehung nicht fraglich, so wurde sie bei den sogenannten keilförmigen Defekten nicht allgemein anerkannt. Man verlegte die
Ursache hier in die Zähne selbst, glaubte an chemische Entstehungen,
man hielt die quantitative Mischung von organischer und anorgani-
scher Substanz im harten Zahngewebe für schuldig, auch ein ver-
ändertes Kohäsionsverhältnis der harten Zahnsubstanzen usw. Erst
Miller hat in seiner eingangs erwähnten Arbeit an großen Reihen
sorgfältig angeordneter Versuche und Beobachtungen die wichtige
Rolle, die Pulver und Zahnbürste bei der Entstehung der keilförmigen
Defekte und der echten Form des Zahnschwundes spielen, zweifels-
frei nachgewiesen.

Über einen im hiesigen Institut beobachteten Fall letzterer
Art möchte ich mir zu berichten erlauben.

Der 33jährige Patient Sch. suchte das Zahnärztliche Institut der
Universität Breslau auf, um sich über die Frage einer zweckmäßigen zahnärztlichen Hilfe zu beraten. Er gibt an, seit Jahren ein „Abstocken"
seiner Zähne bemerkt zu haben. Dasselbe habe immer weitere Fortschritte
gemacht, ohne daß er zunächst etwas dagegen getan habe, bis jetzt der
Zustand seines Gebisses insofern für ihn sehr störend sei, als sein Sprech-
und Beißvermögen empfindlich gelitten hätten, und sein Aussehen entstellt
worden sei.

Die Untersuchung ergibt folgendes.

$$\text{Zahnformel:}\quad \frac{7\,6\quad 4\,3\,2\,1}{8\quad\;\,5\,4\,3\,2\,1}\left|\frac{1\,2\,3\,4\,5\,6\,7}{1\,2\,3\,4\,5\quad 7}\right. .$$

Bei dem Patienten bemerkt man die Kronen der vier oberen und
unteren Schneidezähne bis nahe an das Zahnfleisch geschwunden. Die
Farbe der Zähne und Zahnstümpfe ist gelb bis dunkelbraun.

Beim Zusammenbeißen zeigt sich die Form des offenen Bisses. Die
oberen und unteren Schneidezähne berühren sich infolge ihrer Verkürzung
nicht mehr. Der Abstand der oberen von den unteren mittleren Schneidezähnen beträgt in der Mitte ihrer Schneideflächen gemessen 0,8 cm, der
seitlichen Schneidezähne 0,6 cm. Erst die rechten Eckzähne treffen auf-

einander, während links die Eckzähne noch 0,1 cm voneinander abstehen und erst die Bikuspidaten aufeinander beißen. Bei genauerer Betrachtung zeigt es sich, daß die Flächen der oberen Schneidezähne vorn labial mit dem Zahnfleischrande abschneiden und von labial oben schräg nach lingual unten verlaufen, so daß hinten der Zahn etwas über das Zahnfleischniveau herausragt. Diese Verhältnisse stellt im schematischen Durchschnitt Abb. 1 dar.

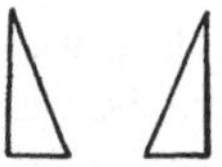

Abb. 1.

Im Unterkiefer überragen auch die Labialflächen der Schneidezähne etwas das Zahnfleisch (um ca. 0,15 cm). Auch hier geht die Zahnfläche (Schneidefläche) schräg nach lingual aufwärts, so daß auch hier die Zungenseite des Zahnes höher ist als die Lippenseite. Diese abgeschrägten Schneideflächen sind Ebenen von völlig glatter Oberfläche, ohne alle Vertiefungen oder Grübchen, hoher Politur und ohne die geringste Spur von Erweichung. Gegen die Labial- und Lingual-, sowie die Mesial- und Distalfläche ist die Schneidefläche bei allen acht Inzisiven durch eine scharfe Kante von meist geradlinigem Verlauf abgesetzt. Die Färbung dieser Schneideflächen ist in ihrem Randbezirk, entsprechend der Farbe des ganzen Gebisses, eine gelbliche, in ihrer Mitte, entsprechend dem durch Ersatzdentin verschlossenem Pulpenkavum, dunkelbraun.

Ähnliche Flächen, nur nicht gleichstark ausgeprägt, finden sich an

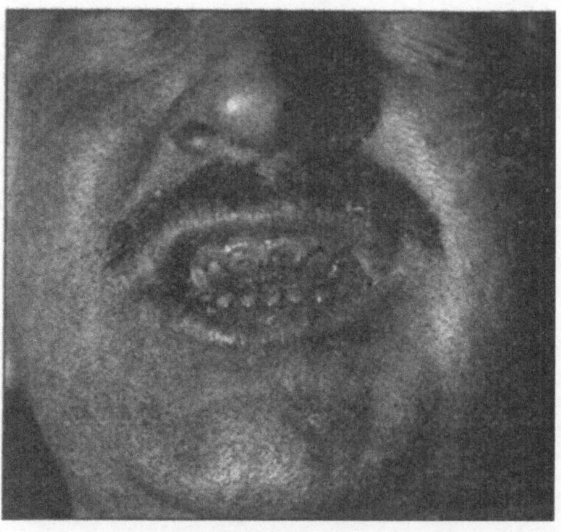

Abb. 2.

den Labial- bezw. Bukkalflächen der Eckzähne und Bikuspidaten. Je weiter hinten der Zahn im Gebiß steht, um so weniger deutlich sind die Flächen ausgesprochen, also am wenigsten deutlich bei $\left|\frac{5}{5}\right.$. Die Bukkalflächen der Molaren — diese Zähne zeigen abgekaute Höcker — sind, ebenso wie die Lingualflächen sämtlicher Zähne, ganz frei.

Bei den Eckzähnen und Bikuspidaten zeigen die Lippen- und Wangenflächen an Stelle ihrer natürlichen Wölbung eine vom Zahnfleischrande nach der Kaufläche zu eben abfallende Wand von den gleichen Eigenschaften wie die Schneideflächen der Inzisiven. Entsprechend ihrem Verlauf tritt die durch Ersatzdentin verschlossene Pulpenhöhle hier nicht als brauner Kreis, sondern als brauner, in der Mitte der Fläche gelegener Strich hervor. Die Photographie läßt alle diese Einzelheiten gut erkennen.

Nach der vorausgeschickten Beschreibung, die durch Abb. 2 und 3 ergänzt wird, ist es nicht zweifelhaft, daß wir es hier mit einem seltenen Falle von „Zahnschwund“ zu tun haben: Die scharfkantigen, hochpolierten Flächen auf der Lippen und Wangenseite der betroffenen Zähne, das völlige Fehlen von Erweichung der harten Substanz, die Stellung der Schwundflächen, die Abnahme der Intensität der Erscheinung von den Vorderzähnen nach hinten zu lassen die Diagnose als sicher erscheinen.

Patient benutzt angeblich seit seiner Jugend zum Putzen seiner Zähne weiche Zahnbürsten von Dachshaar und gewöhnliche Schlemmkreide. Er putzt seine Zähne täglich einmal morgens und verwendet nach eigener Angabe keine besondere Sorgfalt darauf. Von anamnestischen Erhebungen ist noch nachzuholen, daß Patient nie ernster krank gewesen sein will und angeblich nicht gewohnheitsmäßig oder für längere Zeit Arzneien gebraucht hat.

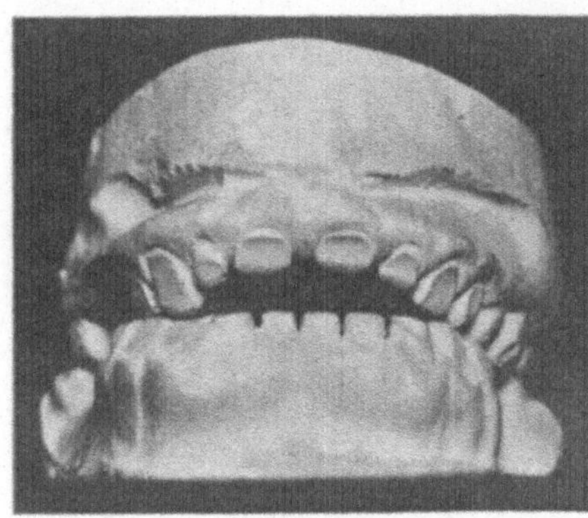

Abb. 3.

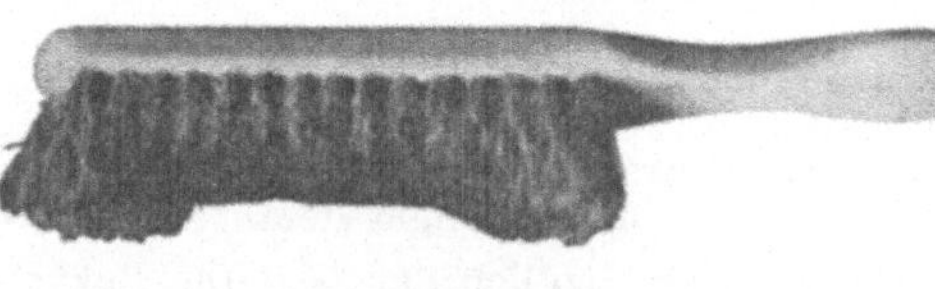

Abb. 4.

Wenn auch Patient zugibt, auf die Pflege und Beobachtung seines Gebisses nur sehr geringen Wert gelegt zu haben, so ist es doch auffallend, daß der intelligente Herr, er ist Kassenbeamter einer Versicherung, es bis zu einer solchen Entstellung seines Gebisses mit seinen Folgen kommen lassen konnte. Erst das außerordentlich erschwerte Beißvermögen führte ihn zum Zahnarzt. Bestimmt gibt er an, noch im Alter von 15 bis 16 Jahren aufeinanderbeißende Frontzähne besessen zu haben. Zu unserem großen Bedauern scheiterten alle Versuche einer genaueren Untersuchung dieses bedeutsamen Falles an dem Widerstande des Patienten, der sich nach einer Konsultation bei uns in die Behandlung eines Technikers begeben hat. Untersuchungen von Schleim und Speichel, die unbedingt nötig gewesen wären, mußten daher leider ebenso unterbleiben wie mikroskopisch-histologische Untersuchungen, auf die wir besonderen Wert gelegt hätten.

Die Untersuchung des benutzten Zahnpulvers ergab, daß es sich um fein pulverisierte Schlemmkreide handelt, die ziemlich reich Verunreinigungen von Sandkörnchen und kleinen bis mittelgroßen, scharfkantigen, kristallinischen Massen enthält. Nach Miller hängt die sehr wohl vorhandene Schleifkraft der Schlemmkreide von den

in ihr enthaltenen Unreinlichkeiten ab. Die Abnutzungsform der im
übrigen tatsächlich weichen Dachshaarbürste läßt erkennen, daß ihre
Wirkung hauptsächlich auf die Vorderzähne gerichtet gewesen sein
muß (Abb. 4).

In der 1909 erschienenen dritten Auflage des Scheffschen Hand-
buches der Zahnheilkunde finden sich in dem von Alfred Baštýř
bearbeiteten Teil: „Die erworbenen Defekte der harten Zahnsubstanz"
die Defekte an den labialen (bukkalen) Flächen der Kronen einge-
reiht unter der Rubrik „Defekte aus nicht völlig bekannten Ursachen",
„Defekte, bei deren Entstehung neben der mechanischen noch andere,
bisher nicht sicher erforschte Ursachen mitwirken". Immerhin hat
Miller in seiner genannten Arbeit auf rein mechanische Weise durch
ausschließliche Benutzung von Bürste und Zahnpulver ganz ähnliche
Schwundbilder erzeugen können, wie wir sie bei umserem Patienten
sehen. Selbst Verkürzung der Zähne konnte er im Versuch auf
diese Weise hervorbringen, einen künstlichen offenen Biß auf diese
Weise entstehen lassen, und er hat die gleichartige Abnutzung von
Gold- und Amalgamfüllungen als ein wichtiges Zeichen der rein
mechanischen Natur der Abnutzung dabei beobachten können. So
ist es uns auch nicht zweifelhaft, daß der Schwund bei den Zähnen
unseres Patienten durch Bürste und Zahnpulver hervorgebracht worden
ist. Form, Beschaffenheit und Stellung der Schwundflächen lassen
keine andere Entstehungsmöglichkeit gelten. Will man sich über
die wahrscheinliche Art des vorausgegangenen Zahnschwundes im
einzelnen klar werden, so wird die Überlegung zunächst ergeben,
daß der Schwund nicht in der gewöhnlichen Weise vor sich gegangen
sein kann. Denn die Zahnhälse, an denen sonst sich die ersten Spuren
des mechanischen Einwirkens von Bürste und Pulver bemerkbar
machen in Form der keilförmigen Defekte, fehlen hier gänzlich.
Auch heute noch zeigen sich die Zahnhälse von gesundem Zahnfleisch
bedeckt und damit geschützt. Dieser Umstand war auch die Ursache, daß die Schleifwirkung sich gegen die freie Fläche der
Zähne richten mußte und nach vorausgegangener Zerstörung des
Schmelzes auch das Zahnbein der acht Schneidezahnkronen fast vollständig wegnahm. Daß die schädigende Wirkung nur von der
Außenseite her gewirkt haben kann, ergibt sich außer dem völligen
Fehlen von Schliffflächen auf der Lingualseite der Zähne auch aus
der oben geschilderten Stellung der labialen Schliffflächen. In seinen
oben erwähnten Versuchen war Miller von der Überlegung ausge-
gangen, daß die meisten Menschen beim Putzen der Zähne die Zahnreihen aufeinander zu bringen pflegen, oder daß ein Zwischenraum
von einigen Millimetern zwischen den Zahnreihen bleibt. Werden

nun, wie gewöhnlich beide Zahnreihen zugleich geputzt, so kommen
die Borsten nicht so viel mit dem Zahnhals in Berührung und können,
ganz besonders in Fällen, wo der Schmelz schon durch Attrition (Abnutzung durch Aufeinanderreiben beim Kauen) geschädigt ist, zwischen
die Zahnreihen dringen und so von der Schneidekante her noch
stärkeren Schwund mit Verkürzung des Zahnes und offenem Biß
hervorrufen. Miller gelang dies experimentell durch Ersatz des Zahnfleisches mit einem Streifen Guttapercha und Anbringung einer Holz-
leiste in einer Entfernung von 2 mm von den Schneidekanten als
Ersatz für die beim Versuch fehlende obere Zahnreihe. Genau so
müssen die ersten Schwunderscheinungen bei unserem Patienten eingesetzt haben, gleicht doch auch die im Experimente Millers erzielte
Zerstörung sehr unserem Falle. Daß die Frontzähne beim Patienten
in so überwiegendem Maße betroffen sind, erklärt sich daraus, daß
Patient, wie auch aus der Abnützungsform der Bürste ersichtlich,
in erster Linie seine Vorderzähne geputzt hat, und dabei, als die
bequemer zugänglichen, zunächst die oberen betroffen sind. Nach
deren Verkürzung konnte die mechanische Schädlichkeit sich mit
fast gleicher Energie auch gegen die unteren Schneidezähne richten,
die aber, entsprechend der inzwischen verstrichenen Zeit, in ihrer
Zerstörung etwas hinter den oberen zurückblieben. Und nun, beim
Fortbestehen der gleichbleibenden Schädlichkeit, kam es zu einer
weitergehenden Verkürzung der oberen und unteren Schneidezähne,
die schließlich zu dem jetzt zu beobachtenden offenen Biß führte.

Beide Ursachen haben auf die Eckzähne und Bikuspidaten gewirkt, nur daß sie entsprechend ihrer hinteren Lage überhaupt
weniger gebürstet worden sind, daß sie vielleicht erst in vermehrter
Weise bewußt oder unbewußt Bürste und Zahnpulver ausgesetzt
worden sind, nachdem von den Schneidezähnen nur noch Stümpfe
übrig waren. Die noch stehenden Molaren sind entsprechend ganz
frei von Schwund. Sie hat ihre hintere Stellung vor dem mechanischen Abreiben bewahrt.

Miller hat bei seinen Beobachtungen bei 53 Fällen von Zahnschwund nur in 6 Fällen Gichtiker, in 10 Fällen Rheumatiker gehabt.
Riegner und Mummery haben bei ihren Spitaluntersuchungen in
203 Fällen von Arthritis deformans und 29 Fällen von Gicht keine
Spur von Zahnschwund finden können. Auch unser Fall kann, ohne
daß wir aus dem Einzelnen Verallgemeinerungen ziehen wollen, die
Ansicht der Autoren nicht bestätigen, die Gicht als häufigste Ursache des Zahnschwundes ansprechen.

Miller konnte bei seinen Versuchen, wo er der Abschleifung in
gleicher Wirksamkeit nebeneinander Zähne der verschiedenen Fär-

bungen aussetzte, die allgemeine Ansicht, wie sie sich auch im Scheffschen Lehrbuch bei Besprechung der keilförmigen Defekte vertreten findet, nicht bestätigt finden, daß nämlich gerade die gelblichen Zähne mehr unter dem* Schwunde zu leiden hätten als die andersfarbigen. Doch fällt auch beim Gebiß unseres Patienten die ausgesprochen gelbliche Farbe auf.

Miller erwähnt, daß er bei einem Durchschnitt von 60 Beobachtungen von Zahnschwund den Schwund des Schmelzes erst im Alter von 50 Jahren auftreten sah, während unser Fall bereits im Alter von 33 Jahren eine so hochgradige Zerstörung des Gebisses durch Schwund aufweist. Glaube ich, daß man die beschriebene Erkrankung auf Grund des bei unserem Patienten erhobenen Befundes unter Heranziehung der Millerschen Beobachtungen und Versuche als durch rein mechanische Ursachen entstanden anzunehmen genötigt ist, so ergibt sich in der Schnelligkeit der Ausbreitung des Prozesses doch eine Schwierigkeit, die sich durch die bloße mechanisch wirkende Schädlichkeit allein nicht erklären läßt.

Welches unterstützende Moment kann aber der mechanischen Zerstörung des Gebisses zu Hilfe gekommen sein?

Ganz abgesehen von einer nicht möglich gewesenen diesbezüglichen Untersuchung erscheint mir die Annahme einer hinzutretenden chemischen Schädigung nicht gegeben. Denn einmal sind bisher Säuren und Alkalien von einer Konzentration im Munde nicht nachgewiesen, daß man ihnen einen auch nur unterstützenden Anteil beim Zustandekommen des Prozesses zusprechen könnte. Ferner spricht schwerwiegend gegen eine solche Annahme das Fehlen jeder Erweichung im Gebiß, die, durch mechanische Einflüsse dann nicht beseitigt, sich an den Lingualflächen aller Zähne und auch den Bukkalflächen der Molaren zeigen müßte.

Eine verstärkende Wirkung der Abschleifung in rein mechanischem Sinne durch Speisen, Lippen-, Wangenmuskulatur und Zunge anzunehmen, erscheint mir aus schon angeführten Gründen überflüssig.

So bleibt nichts übrig, als eine verminderte Widerstandsfähigheit des Gebisses gegen die mechanische Abnutzung anzunehmen. Äußerlich alllerdings ist davon nichts wahrzunehmen. Im Gegenteil macht das Gebiß, abgesehen von den Schwunderscheinungen, einen auffallend gesunden Eindruck und ist, trotz der geringen ihm zuteil gewordenen Pflege, fast kariesfrei. Auffällig ist es auch, daß dem außergewöhnlich rasch vor sich gegangenen Schwund der harten Zahnsubstanz der Anbau von Ersatzdentin gleichen Schritt gehalten hat. Denn der Patient ist angeblich von Zahnschmerzen frei geblieben und die Pulpenhöhlen zeigen sich auch heute noch durch das deutlich sichtbare, dunkelbraune Ersatzdentin in der getroffenen Längs- und Querrichtung verschlossen.

Trotzdem bleibt es nur übrig, mit Rücksicht auf die schweren Zerstörungen, die ein einmaliges tägliches kurzes Bürsten der Zähne mit Bürste und Schlemmkreide im Laufe von höchstens 18 Jahren hervorgebracht hat, eine ungewöhnlich weiche Struktur des Schmelzes und Zahnbeins (Vitium primae formationis?) bei unserm Patienten anzunehmen, für die vielleicht die leider nicht zur Ausführung gekommene mikroskopisch-histologische Untersuchung weitere Anhaltspunkte hätte liefern können.

Wenn auch, wie bereits mehrfach hervorgehoben, die wissenschaftliche Ausbeute des Falles infolge Widerstrebens des Patienten zu unserem großen Bedauern bei weitem nicht in dem Umfange erhoben werden konnte, wie es unserem Verlangen und der Bedeutung des Falles entsprochen hätte, so erschien uns dennoch seine Veröffentlichung gerechtfertigt. Stellt der Fall an sich schon eine große Seltenheit dar, so erst recht für die poliklinische Praxis. Daher erscheint die Registrierung jedes beobachteten Falles dieser Art gerechtfertigt. Es wird so manchen Fachmann geben, der eine so weitgehende Zerstörung des Gebisses auf so einfache und leicht vermeidbare Art nicht für möglich gehalten hätte. Auch zeigt der Fall aufs neue, wie kritiklos selbst intelligente Leute ihren Verpflichtungen ihrem Gebiß gegenüber gerecht werden, und endlich findet sich hier wieder die Gefährlichkeit des auch heute noch nicht selten gegebenen Rates erwiesen, die Zähne mit „gewöhnlichem" Zahnpulver zu reinigen, ein Rat, der unseres Ermessens in seinen Folgezuständen mit Ersatzansprüchen von seiten des Geschädigten nicht ohne Erfolg beantwortet werden könnte.

Als Therapie würde zunächst das Aussetzen des Zahnpulvers und der Ersatz desselben durch ein Mundwasser, Thymolspiritus, vorbeugend gegen weiteren Schwund in Frage kommen. Dagegen muß dem Patienten der weitere fleißige Gebrauch der Zahnbürste anempfohlen werden. Daß die Benutzung der Zahnbürste ohne Pulver Schwund hervorzurufen nicht imstande ist, ist außer von Miller auch von anderen wiederholt nachgewiesen worden. Hier handelt es sich aber noch darum, die Politur der Schliffflächen nach Möglichkeit zu erhalten, da bei ihrem Verlorengehen das exponierte Dentin leicht zu Karies neigen könnte. Der Ersatz der verloren gegangenen Kronen würde durch Prothese oder Stiftzähne zu liefern sein. Für letztere Form des Ersatzes dürften wohl auch hier die von Parreidt beobachteten Schwierigkeiten zu befürchten sein, daß nämlich der Kanal zur Aufnahme des Stiftes wegen der Dentifizierung der Pulpa erst durch sekundäres Ersatzdentin gebohrt werden müßte.

Durch die Güte von Herrn Geheimrat Professor Dr. Partsch wurde mir kurz vor der Veröffentlichung vorstehenden Falles ein anderer, ebenfalls in seiner Entstehung und durch die Art der Zerstörung des Gebisses äußerst seltener und interessanter Fall, der in gewissem Sinne als Antipode des ersten gelten kann, aus seiner Privatpraxis zur Veröffentlichung überlassen.

Es handelt sich um einen 45jährigen Herrn, Kaufmann, bei dem sich seit $1^1/_2$ Jahren tuberkulöse Erscheinungen bemerkbar machten, derenwegen er sich einer Kur in Davos unterzog. Wohl mit dem Grundleiden in Zusammenhang stehend hatte sich ein ihn stark belästigender Speichelfluß eingestellt. Es wurde ihm der Rat erteilt, zur Bekämpfung dieses Übels Pfefferminztabletten zu gebrauchen. Ein Rat, der jedenfalls nicht einwandfrei erscheint. Denn durch das Zergehen und Hin- und Herbewegen der Plätzchen im Munde kann naturgemäß ein Speichelfluß nicht bekämpft werden, im Gegenteil wird die Absonderung von Speichel dadurch stärker angeregt werden. Tatsächlich aber fand der Patient, der den Rat auch befolgte, sei es suggestiv, sei es durch den Wegfall eines fortwährenden Anreizes zum Ausspucken, eine gewisse Erleichterung seines Zustandes und gewöhnte sich dabei so an die Tabletten, daß er täglich durchschnittlich drei Schachteln englischer Pfefferminztabletten verbrauchte, die sich von deutschen Fabrikaten dadurch unterscheiden, daß sie größer sind und schwerer im Munde zergehen, also länger vorhalten. Seit einem Jahre hat Patient sich angeblich diesem Genuß in genanntem Umfange hingegeben. Seit einem halben Jahre bemerkt Patient, der früher mehrfach zahnärztlich behandelt worden ist und eine Krone sowie verschiedene Füllungen an seinen Zähnen aufweist, eine ihn störende, auffällige Schwarzfärbung seiner Zähne. Dieselbe war ihm namentlich auch durch das Betroffensein der Vorderzähne unangenehm, und dieser Umstand trieb ihn zu ärztlicher Untersuchung.

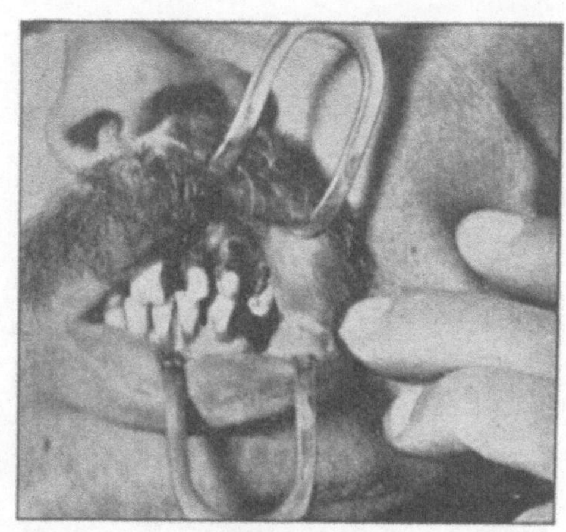

Abb. 5.

Bei der Inspektion des Mundes fällt dem Untersucher die schwere Zerstörung des Gebisses sofort auf. Namentlich stark von ihr betroffen sind die Zähne des Oberkiefers, weniger die des Unterkiefers.

Zahnformel: $\dfrac{6\ 5\ 4\ 3\ 2\ 1 \mid 1\ 2\ 3\ 4\ 5\ 6\ 7}{5\ 4\ 3\ 2\ 1 \mid 1\ 2\ 3}$.

Vollkrone

An der Zahnreihe des Oberkiefers macht sich eine, die einzelnen Zähne ziemlich gleichmäßig stark befallene Zerstörung bemerkbar. Der Schmelz der Zähne an Wangen- und Lippenseite ist in ausgedehntem Maße zerstört bezw. nicht mehr vorhanden. Besonders stark geschädigt sind die Zahnhälse sowie die Approximalflächen. Vom Zahnhals bis etwa zur Mitte der Kronenoberfläche sowie an den Mesial- und Distalflächen ist die Schmelzdecke nicht mehr vorhanden. Inselartig stehen noch Schmelzreste in der unteren Hälfte der Zähne nach der Schneidekante bezw. Kaufläche zu. Erhalten ist im wesentlichen der Schmelz auf der Gaumenseite. Diese Schmelzinseln zeigen eine meist bläuliche Farbe, zum Teil kreidige Beschaffenheit. Der Schmelz ist an seiner Oberfläche nicht ganz glatt und fällt in wie benagt aussehenden, unregelmäßig gezackten Linien gegen das freiliegende Dentin der oberen Zahnhälfte ab, zeigt auch vielfache Unterminierungen.

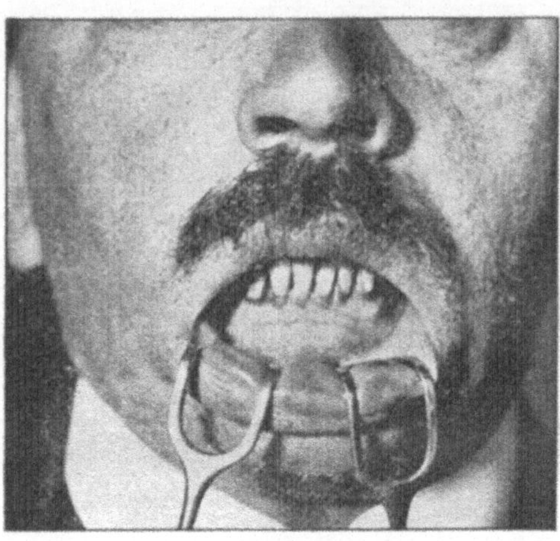

Abb. 6.

Das Dentin ist außerordentlich weich und nicht, wie normalerweise, gelblich, sondern von tief dunkelbrauner, fast schwarzer Farbe. Diese Schwarzfärbung war auch für den Patienten, wie bereits erwähnt, die veranlassende Ursache zur Untersuchung seines Gebisses. Schmerzen haben ihm seine Zähne trotz des hochgradigen Verfalles nicht in besonderem Maße bereitet. In mehreren Zähnen ragen in früherer Zeit gelegte Füllungen jetzt nach Ausfall des Schmelzes über die Zahnbeinoberfläche hervor. Fast alle sind stark gelockert. An den Approximalflächen liegt das Dentin bis nahe an die Kauflächen frei. Durch den Wegfall der harten Zahngewebe an diesen Stellen erscheinen die Zähne weit auseinanderstehend. Sichtlich am tiefsten ist aber die Zerstörung des Zahnbeines am Zahnhalse, wo auch das Zahnbein von ganz besonders weicher Beschaffenheit ist (Abb. 5).

Ähnlich liegen die Verhältnisse an den Zähnen des Unterkiefers, nur daß hier eine weniger weit fortgeschrittene Zerstörung sich findet. Auch die Zähne des Unterkiefers erweisen sich als im ganzen gleichmäßig betroffen. Keine Zerstörungserscheinung zeigt die Goldkrone 5̅|. An der Lippen- und Wangenseite sämtlicher Zähne sind die Zahnhälse von Schmelz entblößt. Das freiliegende Dentin ist hier aber noch nicht so intensiv dunkel gefärbt wie an den Zähnen des Oberkiefers, auch hat es noch eine festere Beschaffenheit. Von diesen schmelzentblößten Partien an den Zahnhälsen der Vorderseite ausgehend, sieht man nun an den Mesial- und Distalflächen auch hier freiliegende Dentinflächen nach der Kaufläche resp. Schneidekante zu ziehen, so daß die stehen gebliebene Schmelzplatte der Vorderseite ungefähr die Form eines, mit der abgerundeten Spitze nach der Zahnwurzel zu liegenden Dreieckes hat. Auch hier setzt sich der allerdings in noch größerem Umfange wie an den Zähnen des Oberkiefers vorhandene Schmelz in unregelmäßig gezackten Linien gegen das Zahnbein ab und ist z. T. unterminiert. An seiner Oberfläche hat er an Glanz eingebüßt und scheint von großer Festigkeit zu sein. An dem Schmelz der Zungenseite fehlen ausgesprochene Veränderungen (Abb. 6).

Bezüglich seines ganzen Aussehens erinnert der Prozeß auf den ersten Blick stark an das als Bäcker-, Konditoren-, oder Zuckerkaries allgemein bekannte Krankheitsbild. Hier wie dort die starke Zerstörung der ganzen Vorderfläche des Zahnes, die flächenhafte Zerstörung des Schmelzes, das Einsetzen des Zerfallsprozesses am Zahnhalse nahe dem Zahnfleischrande, die auffallende Erweichung des Zahnbeines und seine Dunkelfärbung. Unter Berücksichtigung der Tatsache, daß sich der Zerfall der Zähne bei dem Patienten erst nach gewohnheitsgemäßem übermäßigem Gebrauche der Pfefferminztabletten eingestellt hat, wird man wohl zu der Annahme gelangen müssen, daß man es auch hier mit einer Form der Zuckerkaries zu tun hat, die allerdings auf eine eigenartige und von der gewöhnlichen Art abweichende Entstehungsursache zurückgeführt werden muß.

Unerörtert mag die Frage bleiben, ob das tuberkulöse Grundleiden des Patienten einen schädigenden Einfluß auf die Beschaffenheit seiner Zähne durch allgemeine Ernährungsstörungen hat ausüben können. Jedenfalls ist der allgemeine Kräfte- und Ernährungszustand des Patienten jetzt so gebessert, daß er dem Patienten gestattet, wieder voll in seinem Geschäft tätig zu sein. Im übrigen ist es ja auch Tatsache, daß die Zuckerkaries in den üblichen Fällen gerade die jugendlichen Arbeiter der betreffenden Berufsklassen bei sonst meist guter Gesundheit befällt, eine besondere Ursache im Allgemeinbefinden also nicht gesucht zu werden braucht. Gilt heute die Karies allgemein als ein Krankheitsprozeß chemisch-bakterieller Natur, so wird man sich dem Eindruck nicht verschließen können, daß bei dem Gebiß unseres Patienten die chemische Art der Zerstörung überwiegt. Darauf weist hin die schnell einsetzende und sich ausbreitende Entkalkung und Zerstörung des Schmelzes sowie die Tatsache, daß die Auflösung von Schmelz und Dentin sich deutlich mehr in die Breite flächenhaft als in die Tiefe ausdehnt als bei der gewöhnlichen Form der Karies. Auch die starke Pigmentierung des Dentins läßt vielleicht eine chemische Ursache als möglich erscheinen. Die Pigmentierung findet sich sonst bei der mehr chronischen Form der Caries sicca, die gerade durch ihren langsamen Verlauf gekennzeichnet ist, und zwar mit der Maßgabe, daß das Dentin um so dunkler gefärbt, je langsamer die Karies fortgeschritten ist. Die Annahmen hinsichtlich der Ursache der Pigmentierung des freiliegenden Dentins sind ja verschieden. Aber gerade die starke Pigmentierung des Zahnbeins in vorliegendem Falle bei der so rasch verlaufenden Zerstörung läßt es möglich erscheinen, daß hier andere rascher als gewöhnlich wirkende Ursachen tätig gewesen sind, vielleicht durch Einwirken von bei der Zäckergärung entstandenen Stoffen auf die im Dentin vorhandenen schwefelhaltigen Substanzen. Möglich, daß auch das Ol. menth. pip., das man sonst nur als Antiseptikum und Geschmackskorrigens ansah, hier eine unterstützende Wirkung den bei der Zuckergärung entstandenen Säuren geliefert hat. Wahrscheinlich, daß die bekannte und oft angewandte anästhesierende Eigenschaft des Pfefferminzöles auch hier nicht versagt hat, denn trotz der hochgradigen Zerstörung des Gebisses enthält die Anamnese des Patienten so gut wie nichts über durchgemachte Zahnschmerzen.

Auffallend ist auch hier die ganz analoge Art der Zerstörung von Schmelz und Zahnbein wie bei den Arbeitern, von denen man gewöhnlich annimmt, daß sie dem Einatmen von Zuckerstaub usw. die Schädigung des Gebisses zu verdanken haben. Davon kann natürlich hier keine Rede sein. Obwohl Patient die Tabletten in üblicher Weise im Cavum oris zergehen ließ, findet sich doch auch hier die Schädigung der Zähne auf ihren Vorder- und Seitenflächen. Ohne aus dem einen Falle Verallgemeinerungen ziehen zu wollen, möchte ich doch hierbei auf die Untersuchungen Röses hinweisen. Derselbe bekämpft die Vorstellung, daß die allgemein bekannte Zuckerkaries der Zuckerbäcker, Bäcker und Müller entstände durch Einatmen von Zucker- und Mehlstaub mit dem Munde, und er sieht die Ursache der permanenten Zahnerkrankung in der Gewohnheit der betreffenden Arbeiterklassen, die feinen Backwaren zu kosten und frischgebackenes Weißbrot in oft noch klebrigem Zustande zu genießen. Bei unserem Patienten weist der Hauptsitz der Zerstörung am Zahnhals darauf hin, daß der vom Speichel abgesetzte Zucker hier besonders ungestört seine Wirksamkeit entfalten konnte. Hier fehlte das Spiel der Zunge, das die Hinterfläche der Zähne rein hielt, und die Wangen- und Lippenbewegung reichte dazu nicht aus, zumal bei einem Patienten mit so wenig lebhaftem Mienenspiel wie dem unseren. Daß der Zucker sich besonders leicht auch in den Zahnzwischenräumen halten konnte, wo er beiden Reinigungsvorgängen entrückt war, bedarf keiner Erklärung. Die starke Mitbeteiligung der Zahnseitenflächen an der Zerstörung beweist es augenscheinlich. Die geringere Beteiligung der Zähne des Unterkiefers im Vergleich zu den oberen dürfte sich durch die Tatsache zwanglos erklären lassen, daß der Speichel sich stets im Mundboden ansammelt und hier in verstärktem Maße die Unterzähne umspült und reinigt, ein Vorgang, der hier noch an Bedeutung gewinnt, da ja Patient an einer übermäßigen Absonderung des Speichels litt.

Therapeutisch kommt in Betracht, daß Patient nicht gewillt ist, einen größeren Eingriff an seinem Gebiß vornehmen zu lassen und sich mit dem Status quo zunächst weiter behelfen will. Seinem Hauptwunsche nach Beseitigung der ihm besonders störenden Schwarzfärbung seiner Zähne wird man durch Abreiben der völlig erweichten Zahnkronenoberflächenschicht und Bleichen mit H_2O_2 nachkommen können. Von Interesse wird es auch sein zu beobachten, inwieweit nach Aufhören der veranlassenden Schädigung der Krankheitsvorgang zum Stillstand kommen wird.

Nach der eingangs betonten überwiegend chemischen Natur dieser Karies erscheint es wohl möglich, daß bei der unterstellten Voraussetzung ein weiteres Fortschreiten der Karies nicht nötig ist. Ob allerdings auch in diesem günstigsten Falle dem Patienten sein natürliches Gebiß funktionsfähig erhalten bleiben wird, erscheint namentlich hinsichtlich der Zähne des Oberkiefers fraglich, da hier die Zerstörung des Schmelzes, besonders aber auch die Erweichung des Dentins so hochgradig ist, daß eine wirksame Hilfe auf die Dauer nur noch durch Extraktion und Prothese zu leisten sein wird.

Interessant ist die Gegenüberstellung der beiden Fälle.

Gemeinsam ist beiden als Schlußergebnis eine hochgradige, nicht mehr zu beseitigende Zerstörung ihres Gebisses, die nur den künstlichen Zahnersatz als letztes Hilfsmittel erscheinen läßt. Aber wie verschieden sind die Ursachen, wie verschieden die Wege, die zu dem Endresultat geführt haben! Wie verschieden endlich das Aussehen beider Zerstörungsformen!

In unserem erstbeschriebenen Falle die mechanische Ursache. Zahnbürste und Pulver haben die Zähne, ich möchte fast sagen, wegrasiert. Was stehen geblieben ist, sind Zahnstümpfe mit harten, glänzenden, polierten Flächen ohne jede Erweichung. Wenn auch für die mechanische Art der Entstehung ungewöhnlich rasch, so hat der Prozeß doch gegen 18 Jahre bis zu seiner von uns beobachteten Entwicklung gebraucht.

Der zweitbeschriebene Fall demgegenüber ein Typus der überwiegend chemischen Schädigung des Gebisses. Schon ein Jahr hat genügt, das Gebiß in einen — mutatis mutandis — ähnlich schweren Zustand der Zerstörung zu versetzen, wie die fast 18fache Zeit im ersten Falle. Hier ist von einem Schwunde der Zähne keine Rede. Auflösung der harten Zahnsubstanzen ist es, die uns überall begegnet, in dem inselartigen Stehenbleiben eines Schmelzrestes auf der Zahnvorderfläche, in dem Erweichen des Zahnbeines. Hier ein Prozeß, der sichtbar seinen Ausgang vom Zahnhals genommen hat, dort eine von der Kaufläche ausgegangene Zerstörung des Zahnes.

Im ersten Falle ein von vorn nach hinten im Gebiß graduell abnehmende Zerstörung, im zweiten Falle ein ziemlich gleichmäßiges Beteiligtsein der Zähne einer Zahnreihe. Endlich zum Schluß der Hinweis, daß beiden Patienten das sonst alarmierende Symptom des Schmerzes sehr zu ihrem Schaden erspart geblieben ist. Andernfalls hätten sie wohl sehr viel rascher den Weg zum Zahnarzt gefunden und hätten auf so leichte Weise ihr Gebiß vor weiterem Schaden bewahren können.

Jedenfalls dürften die beiden veröffentlichten Fälle bei der seltenen Art ihrer Entstehung und ihrer scharf ausgeprägten Eigenart das Interesse der Fachwelt in Anspruch nehmen als gute Repräsentanten zweier grundverschiedener Zerstörungsarten unserer Zähne, der mechanischen und der chemischen.

Dem Direktor des zahnärztlichen Institutes, Herrn Geheimrat Professor Dr. Partsch, meinem hochverehrten Chef, erlaube ich mir auch an dieser Stelle meinen verbindlichsten Dank für die gütige Überlassung der beiden Fälle sehr ergebenst auszusprechen!

Literatur.

Baume, Lehrbuch der Zahnheilkunde. — Kunert, Die Zahnkaries bei Bäcker und Konditoren. — Miller, Versuche und Beobachtungen über den Schwund der harten Zahngewebe usw. — Parreidt, Kompendium der Zahnheilkunde. — Röse, Zahnverderbnis und Beruf. — Scheff, Handbuch der Zahnheilkunde. — Walkhoff, Die Defekte der harten Zahnsubstanzen ohne Erweichung.

Noma.

Von

Curt Proskauer in Breslau.

(Mit 1 Tafel.)

Noma oder Wasserkrebs ist eine äußerst seltene, schon in den ältesten Zeiten bekannte und beschriebene gangränöse Affektion der orifiziellen Schleimhäute, besonders der Lippen- und Wangenschleimhaut, mitunter auch der Genitalien und ihrer Umgebung. Sie ist eine der unheilvollsten und verheerendsten Krankheiten des Kindesalters, die trotz der eifrigsten Therapie unaufhaltsam fortschreitet und nach den einwandfreien Zusammenstellungen von Bruns, Gierke, Woronichin und Hirsch in 70—80 % der beobachteten Fälle letal verläuft.

Da Noma bisher fast nur — Ausnahmen machen die von Rust, Siebert, Klautsch, Struch und Vogel beschriebenen Fälle von Erkrankung angeblich vorher ganz gesunder, kräftiger Kinder und älterer Personen[1] — bei Individuen mit durch irgend welche Verhältnisse geschwächter Widerstandsfähigkeit beobachtet worden ist, läßt sich das Vorkommen vorzugsweise im Kindesalter leicht erklären. Es beruht sicherlich darauf, daß

---

[1] Barthels bei einer 40jährigen Frau; Partsch bei einem 35jährigen Mann; Hausson bei einem 55jährigen Mann; Köster bei einer 40jährigen Frau; Ziegler bei einem 28jährigen Mann; Popper bei einer 17jährigen Frau; Baginsky bei einer 26jährigen Frau; Böckel bei einem 60jährigen Mann; Worthignon bei einem 15jährigen Mann; Tourdes bei einem 21jährigen Mann und bei einem 70jährigen Mann; Seiffert bei einem 24jährigen Mann: Weltin bei einer 32jährigen Frau; Isnard bei einem 38jährigen Mann; Deutschbein bei einem 50jährigen Mann: Hueter bei einem 50jährigen Mann: Wunderlich bei einem 55jährigen Mann; Rust bei einem 63jährigen Mann.

8

Kinder besonders in den ersten Lebensjahren außerordentlich häufig
von Nahrungsstörungen heimgesucht, dadurch stark geschwächt
werden und so für den Angriff der Noma einen günstigen Boden
bilden.

Auch die von sehr vielen Autoren (Tourdes, Woronichin,
Gierke, Ranke, Bertherand, Hirsch u. a.) aufgeworfene Frage
über die Ursache der besonderen Prädisposition des Winters und
Frühlings für Noma möchte ich im Gegensatze zu ihnen dahin beantworten, daß, wenn eine Prädisposition einer bestimmten Jahres-
zeit überhaupt vorliegt, sie wohl einzig und allein auf die zu dieser Zeit
ungünstig liegenden sozialen Verhältnisse und die dadurch bedingte
schlechtere Ernährung zurückzuführen ist. Er ist ja eine statistisch
unanfechtbar nachgewiesene und allgemein bekannte Tatsache, daß
gerade im Winter die Arbeitslosigkeit ihren Höhepunkt erreicht,
die Ausgaben des minder Bemittelten für Kleidung und Beheizung
um diese Zeit sich besonders stark steigern und sich noch um so
fühlbarer machen, als gerade in den Kreisen des niederen Volkes
die Zahl der Kinder, für die zu sorgen ist, besonders groß zu sein
pflegt. Die Folgen der dadurch hervorgerufenen schlechteren Lebens-
haltung machen sich naturgemäß auch noch im Frühjahr bemerkbar.

In der vorwiegend größten Zahl der bisher beschriebenen Fälle
gingen der Noma akute Exantheme, besonders häufig Masern,
seltener Scharlach und Pocken voraus; auch Keuchhusten, Pneumonie, Typhus, Malaria, Skrophulose, Rachitis, Tuberkulose und
Syphilis, überhaupt alle entkräftenden Krankheiten werden als prä-
disponierende Krankheitserscheinungen angesehen.

Cumming beobachtete Noma häufig zur Zeit des Zahnens und
bei Flaschenkindern, doch sind auch Fälle bekannt, in denen an
Noma erkrankte Kinder mit Muttermilch genährt wurden.

Daß Noma bei dem weiblichen Geschlechte häufiger als bei
dem männlichen beobachtet worden ist, ist wohl auf die zartere
Konstitution des ersteren zurückzuführen.

Die Ansichten der Autoren in bezug auf Prädisposition der
Ober- oder Unterlippe, der rechten oder linken Gesichtshälfte gehen
völlig auseinander. Äußerst bemerkenswert ist jedoch das Verbleiben
der Noma auf derselben Gesichtsseite, und nur verhältnismäßig
wenige Fälle sind beobachtet worden, in denen auch die andere
Gesichtsseite ergriffen worden ist.

Wie schon eingangs kurz erwähnt, tritt eine an Symptomen
und Verlauf der Noma faciei gleichartige Erkrankung auch an den
weiblichen Genitalien und in der Ohrgegend, wenn auch nur äußerst
selten, auf, und es ist sogar von Woronichin ein Fall von Noma

faciei und gleichzeitiger Noma genitalium bei einem 4jährigen Mädchen beobachtet worden.

Der Verlauf der Noma ist insofern schwer zu beschreiben, als die begleitenden Erkrankungen in sehr vielen Fällen das Krankheitsbild äußerst komplizieren und verwischen. Im allgemeinen macht sich zuerst starke Müdigkeit und Abgeschlagenheit, in den meisten Fällen mit heftigem Fieber verbunden, bemerkbar, darauf tritt eine schmerzhafte Schwellung der Wange und Lippe, bezw. der ganzen Gesichtshälfte, meist ohne besondere Verfärbung auf. Die Schwellung hat harte Konsistenz, ist umschrieben und zeigt an einer Stelle ein Geschwür, das größtenteils aus einem Bläschen hervorgegangen ist. Von dem Geschwür ist die Umgebung durch eine schmale, gerötete Demarkationslinie getrennt. Die submaxillaren Lymphdrüsen sind schmerzhaft geschwollen und der Speichelfluß erhöht. Es verbreitet sich ein höchst unangenehmer penetranter Geruch aus dem Munde, in dessen Schleimhaut, korrespondierend mit der äußeren Affektionsstelle, sich ein schmutzbraun aussehendes Ulcus, von der Außenfläche nach innen fortschreitend, sehr schnell entwickelt hat. Auch die äußere Haut verfärbt sich dunkelblau und geht, völlig die Tiefe ergreifend, in jauchige Nekrose über. Das befallene Gewebe bildet eine wenig zusammenhängende, schmutzig-dunkelbraune, fettige Masse. Der Zerfall, verbunden mit heftigem Fieber, Schüttelfrost und Kieferklemme infolge der Schwellung und Spannung der Wangenteile, schreitet fort, und die Patienten werden gewöhnlich infolge schlechter Nahrungsaufnahme schwächer, bekommen Durchfälle, gesteigerten Puls, blasse Gesichtsfarbe und gestörtes Sensorium. Allmählich wird die ganze Gesichtshaut, die Wangen- und Lippenschleimhaut ergriffen; von da geht die Affektion auf das Zahnfleisch und das Periost der Alveolarränder über, so daß der Knochen freigelegt wird und die Zähne sich lockern und ausfallen. In schweren Fällen wird auch die Uvula, harter und weicher Gaumen, Tonsillen, Zunge, Pharynx und Epiglottis befallen, wobei natürlich der Tod eintritt. Vor dem Exitus letalis werden die Patienten teils unruhig, teils apathisch, somnolent und gehen unter Erschöpfungserscheinungen und Delirien zugrunde. In einigen Fällen trat auch der Tod infolge Blutungen aus der Arteria maxillaris externa ein.

Wenn der Krankheitsprozeß eine günstige Wendung nimmt, werden die schon nekrotisierten Teile von einer blaßroten Demarkationszone umgeben, wodurch dem Fortschreiten des Zerstörungsprozesses Einhalt geboten wird. Darauf stößt sich ein Teil des brandigen Gewebes entweder spontan oder infolge der Behandlung ab, so daß man freien Einblick in das Vestibulum oris gewinnt. Allmählich bilden sich Granulationen, die Kräfte des Organismus heben sich, und die Vernarbung tritt ein. Doch bleiben infolge dieser Vernarbuug sehr häufig störende Verunstaltungen durch Schiefstellung der Lippe, des Augenlides und Defekte an den Wangen sowie Kieferklemme zurück, die allerdings durch plastische Operationen zum Teil beseitigt werden können. Sehr instruktiv ist in dieser Hinsicht der von A. Fränkel in Scheffs Handbuch der Zahnheilkunde Bd. II, 2. Abt., S. 66, Fig. 15 abgebildete, aus der Billrothschen Klinik stammende Fall.

Über die Entstehung der Noma ist man sich heute noch völlig unklar. Ein Teil der Autoren ist der Ansicht, daß der Erreger der Noma durch eine Läsionsstelle eines für Noma schon prädisponierten Organismus einwandere, während ein anderer Teil (Woronichin und Ziegler) Noma im Anschluß an eine Stomatitis ulcerosa, wieder andere Noma als selbständige Affektion aus ganz gesundem Gewebe ohne irgend welche vorherige Anzeichen auftreten sahen. Das von fast allen Beobachtern als das Wesentliche und Gleichartige Hervorgehobene war aber die primäre Lokalisation der Noma auf der Schleimhaut der Wange. In neuerer Zeit traten dieser Ansicht einige Autoren mit einer Anzahl von ihnen beobachteter Fälle entgegen, bei denen die Noma ihren primären Sitz nicht an der inneren Wangenschleimhaut, sondern an den äußeren Wangenteilen hatte. Auch der an der Poliklinik für Zahn- und Mundkrankheiten des Zahnärztlichen Instituts der Kgl. Universität Breslau beobachtete Fall von Noma, über den ich bald ausführlich berichte, trägt zur Vermehrung dieser gegenteiligen Erfahrungen bei. Bainbridge hat unter 100 Nomafällen zwei Fälle beobachtet, die mit dem eben erwähnten große Ähnlichkeit haben.

Es handelt sich um zwei Mädchen von 6—7 Jahren, bei denen sich eine kleine Schwellung von umschriebener, dunkler Rötung in der Nähe des Mundwinkels unter Jucken und Brennen bildete. Sie breitete sich rapid aus und verfärbte sich nach drei Tagen schwarz. Jetzt erst beobachtete man dieselbe Verfärbung an der inneren Schleimhaut. Haut und Schleimhaut gingen allmählich völlig in Gangrän über, die nach 8 bezw. 14 Tagen zum Exitus letalis führte.

Auch Ebert, König, Bruns, Kretschmer, Wisshaupt und Richter haben Fälle beschrieben, bei denen sich der Prozeß von außen nach innen entwickelte bei zuerst völlig intakter Mundschleimhaut.

Ein Teil der Autoren — besonders die Amerikaner Moore und Worthignon, denen sich Hall, Stromenger, Dieffenbach, Simon, Bretonneau, Hueter und Woronichin anschließen — glaubt, Noma auf Anwendung von Quecksilber zurückführen zu dürfen und nennt Noma direkt Stomatitis mercurialis. Dieser Ansicht tritt aber mit Recht die größte Zahl der Beobachter — vor allen Duncan, Coates und Purrich — entgegen, da Noma in der größten Zahl der Fälle ohne vorhergegangene Anwendung von Quecksilber beobachtet worden ist. Es besteht zwar die Möglichkeit, daß Quecksilber bei Entstehung von Noma eine vermittelnde Rolle spielt, für die Ätiologie kommt es aber durchaus nicht in Betracht. Cumming z. B. sah zwar — wie Birnbach berichtet — nach Anwendung von Quecksilber Wangenbrand auftreten, leugnet aber die Beziehung zwischen Calomel und Noma mit der Begründung, daß bei Stomatitis mercurialis (im allgemeinen Sinne) stets das gesamte Zahnfleisch gleichzeitig von der Entzündung ergriffen wird, während dies bei Noma nicht der Fall ist. Man verabreichte sogar Nomakranken Calomel, ohne daß eine Verschlimmerung des Krankheitsprozesses eintrat.

Auch die Ansichten über die so überaus wichtige Frage der Kontagiosität der Noma sind größtenteils völlig auseinandergehend und immer noch nicht gänzlich geklärt, da die Erfahrungen hierüber noch nicht beweiskräftig genug sind. Man hat häufig endemisches Auftreten der Noma in Anstalten jeder Art beobachtet. So will Coates im Jahre 1826 in dem unhygienischen Kinderasyl zu Philadelphia unter 140 Kindern 70 Nomakranke, Ryland in den letzten 3 Monaten des Jahres 1837 in einem Kinderkrankenhaus 11 Nomafälle beobachtet haben. Auch im Hôtel de Dieu zu Paris sollen, wie Saviard und Paupart mitteilen, im Jahre 1700 außerordentlich viel Nomaerkrankungen vorgekommen sein. Hinder (Vorderindien) berichtet von epidemischem Auftreten der Noma nach Wechselfieber, und auch Löschner beobachtete in dem Prager Kinderhospital einen Nomafall, der elf weitere zur Folge hatte und kam daher zu der Ansicht, daß Noma bei längerem Verbleiben in einem Raume endemisches Auftreten hervorrufen könne. Partsch hingegen sagt mit Recht, daß dieses „endemische Auftreten der Noma wohl darauf zurückzuführen sein wird, daß die Insassen dieser Anstalten in größerer Zahl als in Privathäusern, d. h. massenweise an Typhus, Masern usw. erkranken und für die Noma, die erst ein Folgezustand dieser Krankheiten ist, in höherem Maße prädisponiert werden." Lund in Stockholm sah zwar bei einer in ärmlichen, unhygienischen Verhältnissen

lebenden Familie nach dem Tode eines an Noma erkrankten Kindes
auch das andere Kind an Noma erkranken, ist aber ebenfalls der
Ansicht, daß die Angriffe des Nomavirus an der gesunden Zelle
scheitern und ihre Wirkung nur auf stark geschwächte Zellen entfalten können. Dieser Auffassung schließen sich auch Gierke,
Richter, Barthez und Rilliet, Babes und Zambilovici an.

Die gegenteilige Ansicht vertritt Siebert, der bei zwei Ge-
schwistern und bei zwei in demselben Hause lebenden Patienten
Noma auftreten sah. Birnbach glaubt, daß sich bei längerem
Verweilen eines Nomafalles in einer Anstalt ein lokaler Herd bilden
kann, von dem dann weitere Erkrankungen auszugehen vermögen;
aber auch er hält für das erste Erfordernis der Infektion die individuelle Prädisposition. Ranke hat nun während der Masern-
epidemie im Jahre 1886 sechs Fälle von Noma beobachtet, die nicht
durch Berührung entstanden sein können, da sie in verschiedenen
Stadtteilen auftraten, außerdem zwei dieser Nomakranken mit
anderen Masernkranken gemeinsam behandelt waren, ohne eine
Übertragung hervorzurufen. Trotzdem vertritt Ranke die Ansicht,
daß eine spezifisch parasitäre Gangrän vorliegt, da sie öfter gehäuft
in Krankenhäusern auftritt und eine eigentümliche Lokalisation hat.
Er begründet seine Ansicht ferner damit, daß die Lieblingssitze der
Noma — die Schleimhäute der Orifizien — nicht so weit von dem
Herzen abliegen, um nicht genügend mit Blut versorgt werden zu
können, und daher der Gedanke an Bakterien nahe liege; dazu
kommt noch, daß besonders Kinder viel Rhagaden und Geschwüre
der Orifizien besitzen und dort eine Einwanderungsstelle für den
betreffenden Mikroorganismus leicht geschaffen sei.

Bis jetzt hat man sich vergeblich bemüht, einen spezifischen
Krankheitserreger der Noma zu finden, und sämtliche jeweils für
solche gehaltene Funde erwiesen sich bei eingehender Nachprüfung
als nicht einwandfrei. Ebenso wenig ist bis jetzt eine wirklich
sichere experimentelle Übertragung auf Tiere oder Menschen gelungen.
In aller Kürze möchte ich jedoch auf die bemerkenswertesten Versuche und ihre Ergebnisse eingehen.

Die ersten Versuche, Noma auf Mikroorganismen zurückzuführen,
machten um die Mitte des neunzehnten Jahrhunderts Froriep und
Struch. Sie fanden zwischen den Muskelfasern des Nomaherdes ziemlich große, sproßpilzähnliche, von Struch „Nomapilze" genannte
Bildungen, die aber von Ranke und Barthels für Fettzellen gehalten
wurden. Ranke schienen besonders die von ihm häufig gefundenen
Streptokokken wichtig, die er mit den von Robert Koch beobachteten kettenbildenden, progressive Nekrose hervorrufenden Kokken

für identisch hielt. Schimmelbusch erwähnt verschiedenartige Bakterien, doch auch Staphylokokken, Streptokokken und einzelne Diplokokken, mitunter zu zweien aneinandergelagerte Stäbchen mit abgerundeten Ecken und langen Fäden. Ähnliche Befunde veröffentlichte Barthels, der außer den von Schimmelbusch beobachteten Mikroorganismen auf fadenförmige, dünne, gebogene Bazillen stieß. Ravenna beschrieb hauptsächlich Kokken, leptothrixähnliche Bazillenfäden, Spirillen und Grenzbazillen, zum Teil mit fusiformen Bazillen vermischt. Perthes und Pawlowski wiesen besonders auf Streptothrixfäden hin.

So auseinandergehend die bakteriologischen Befunde nomatösen Gewebes sind, so entgegengesetzt sind auch die Ergebnisse der Versuche, bakterienhaltiges Gewebe aus nomatösen Herden zu übertragen, und so verschiedenartig sind die Ansichten über die Bedeutung der gefundenen Mikroorganismen für die Ätiologie der Noma.

Die Tierimpfversuche Schimmelbuschs und Rankes sowie Barthels verliefen negativ, während Babes und Zambilovici bei Einimpfung in die Wangenschleimhaut eine typische, der Noma gleichende Gangrän hervorzurufen vermochten, und auch Trambusti sowie Strada waren in der Lage, unter gewissen Bedingungen Noma experimentell zu erzeugen.

Wie schon erwähnt, sind auch die Ansichten über die Rolle, welche die verschiedenen Mikroorganismen in ätiologischer Beziehung spielen, äußerst verschieden. So äußert sich Longo:

„Da die bakteriologischen Untersuchungen bis jetzt keinen spezifischen Keim für Noma nachgewiesen haben, und da anderseits die klinische Beobachtung in Noma einen Erscheinungskomplex erkennen muß, der zur Annahme einer wahren spezifischen Erkrankung führt, muß man also heutzutage entweder annehmen, daß das Nomaagens infolge des Mangels unserer Untersuchungsmittel noch nicht isoliert wurde, oder man muß sich denken, daß es beinahe eine spezifische Prädisposition dazu gibt, welche in einer Zellenschwäche besteht, infolge deren die Keime, die normalerweise nur einen suppurativen Vorgang verursachen, in dem prädisponierten Individuum dagegen die Nekrose der Zellelemente, wo sie sich festsetzen, erzeugen.“

Ähnlich spricht sich Barthels aus, der den von ihm gefundenen Bazillen für die Entstehung der Noma große Bedeutung beilegt.

Während ein Teil der Forscher in den von ihnen gefundenen Mikroorganismen die Entstehungsursache der Noma gefunden zu haben glaubte, ist Ravenna der Ansicht, „daß, wenn auch die pathologisch-anatomischen Befunde und der ganze klinische Verlauf

der Noma Veranlassung geben, die Ätiologie der Noma auf mikro-
organischer Grundlage zu suchen und die Noma als infektiös zu
betrachten, man nach den bisherigen Ergebnissen der Nomaforschung
doch nur sagen könne: 1. daß es keine zwingenden Gründe gibt,
um absolut auszuschließen, daß die Nekrose der Invasion der
Bakterien in das gangränöse Gewebe vorangehe; und 2. daß
man bei der Verschiedenheit der Keime, an deren Anwesenheit oder
Invasion in das Wangengewebe das Absterben dieses Gewebes ge-
bunden ist, auch andere begleitende Umstände anerkennen muß."

Differentialdiagnostisch kommen nur gangränöse Stoma-
titisformen in Betracht, von denen sich aber Noma durch die ganz
charakteristische Dauer, Entwicklung, Symptome und Prognose
unterscheidet. Die im Anschluß an Mundschleimhautentzündungen
beobachteten brandigen Formen treten auch nicht so bösartig auf
wie Noma, sind nicht progredient und ergreifen nicht die Tiefe.
Partsch hat einen nomaähnlichen Fall der Wange beobachtet, der
sich nach Ausheilung an Ort und Stelle als diphtherischer erwies,
was sich aus der eingetretenen Hirnnervenlähmung ergab.

Die Prognose ist bei Noma äußerst ungünstig, da 70—80 %
der Fälle tötlich verlaufen, und die am Leben bleibenden Patienten
alle sehr entstellende Deformitäten des Gesichtes zurückbehalten,
die mit Störungen beim Essen, Sprechen usw. verbunden sein können.
Diese Deformitäten können allerdings durch Operationen, welche
aber in den weitaus meisten Fällen zu keinem befriedigenden Resultat führen, beseitigt, bezw. gebessert werden.

Der Krankheitsverlauf dauert bei tötlichem Ausgange gewöhnlich 1—3 Wochen, doch sind auch Fälle von monatelanger
Erkrankung beobachtet worden (Woronichin 45 Tage, Bruns
7 Monate, Oberstadt 5 Monate). Für die Prognose wichtig ist das
Alter und die Konstitution des Patienten, die Art des Fiebers sowie der Zeitpunkt des Eintritts der Behandlung.

Einmal überstandene Noma gibt keine Gewähr für Immunität;
Rezidive treten zwar selten auf, aber wohl nur deswegen, weil
Noma an und für sich selten auftritt und dann noch größtenteils tötlich verläuft. Gierke hat von 20 Fällen 3 Rezidive beobachtet, und
zwar hatte sich in dem einen Falle schon reichlich Narbengewebe
gebildet, das aber nach 4 Wochen eitrig zerfiel, sich verbreitete
und zum Tode führte. In dem andern Falle trat das Rezidiv erst
nach 6 Monaten auf und zerstörte ebenfalls wieder das gesamte neu
gebildete Narbengewebe, und bei dem dritten Fall rezidivierte eine
doppelseitige Noma nach 2 Jahren wiederum doppelseitig.
Hueter beobachtete ein dem ersten Falle Gierkes ähnliches Re-

zidiv, das aber zur endgültigen Ausheilung kam. Tomkins will sogar einen Fall beobachtet haben, bei dem 3 Jahre hintereinander Noma immer wieder auftrat, und ebenso sah Ender bei einem Patienten ein zweimaliges Rezidiv. Ein weiterer ungünstiger Faktor für die Prognose ist der, daß meistens auch innere Organe einbezogen werden. So wurde oft Pneumonie, Pleuritis und Perikarditis beobachtet, ebenso sehr starke Diarrhöen, die wohl durch faulige Zersetzung des Darminhaltes infolge verschluckter septischer Stoffe entstehen. Äußerst selten tritt auch an anderen Stellen gleichzeitig Gangrän auf, namentlich in der Lunge, dem Pharynx, dem Ösophagus und dem Magen. Blutungen aus der Arteria maxilaris externa und facialis wurden als Komplikationen schon oben erwähnt.

Die Therapie hat bei Noma zwei Aufgaben zu erfüllen: 1. das Allgemeinbefinden zu heben und 2. den lokalen Herd zu beseitigen. Um die erste Forderung zu erfüllen, ist es ratsam, die Kranken nach Möglichkeit zu isolieren und ihnen frische, freie Luft zuzuführen. Erstes Erfordernis ist natürlich gute Ernährung, von großem Werte ist die Einwirkung von Stimulantien auf die Herzkraft und Kraftbelebung durch Tonica.

Auf den lokalen Herd kann man nur im ersten Stadium des Kranhheitsprozesses günstig einwirken, wohingegen die therapeutischen Maßnahmen bei Nekrotisierung der äußeren Weichteile fast immer ohne Erfolg bleiben. In erster Linie sind natürlich Spülungen mit Antisepticis anzuwenden, denen aber wegen ihrer stärkeren Wirkung Ätzmitttel wie Salzsäure, Holzessig, Acidum nitricum fumans, Kali causticum, Karbolsäure und andere, die man in die Tiefe wirken läßt, vorzuziehen sind. Lusk beschreibt einen Fall, den er mit Alkohol und Karbolsäure zur Heilung gebracht hat. Der von vielen Autoren empfohlene Paquelinsche Thermokauter ist als unchirurgisch zu verwerfen. Partsch empfiehlt primäre Exzision und nachfolgende Ätzung der Wundfläche durch 8 %ige Chlorzinklösung und hält wegen der Infektionsgefahr das Ausschneiden der gangränösen Massen mit dem Messer für zweckmässiger als das Auslöffeln des Herdes. Darauf wird mit feuchter Jodoformgaze oder mit in antisepsische Lösung getauchter Gaze tamponiert, um das weitere Vordringen der Gangrän zu beschränken.

Zu den bisher veröffentlichten Fällen von Noma sei folgender, in mehrfacher Hinsicht interessanter Fall aus der chirurgischen Abteilung des Zahnärztlichen Instituts der Universität Breslau hinzugefügt.

Anamnese: Am 17. Februar 1908 wurde das $2^1/_2$ Jahre alte Kind
Charlotte E. aus der Breslauer Universitätskinderklinik eingeliefert. Die
Mutter des Kindes gibt an: das Kind ist sehr schwächlich, kann noch
nicht sitzen, leidet an starker Schweißsekretion am Hinterkopfe, ist mit
der Flasche aufgezogen und erhält jetzt noch Nahrung aus der Flasche.
In den ersten Tagen des Februar hat sich eine Schwellung der linken
Gesichtshälfte bemerkbar gemacht, die rasch an Größe zunahm und mit
erheblichen Schmerzen verbunden war. Das Kind wurde unruhig und
schläft seit dieser Zeit schlecht, der Appetit ist sehr gestört, nur Milch
nimmt die Kleine in geringer Menge zu sich. Von irgend welchen Schwel·
lungen im Gesicht ist bisher nichts zu bemerken gewesen, nur in der
rechten Submaxillargegend ist vor $1^1/_2$ Jahren eine abszedierende Schwel·
lung aufgetreten, die mehrfach inzidiert wurde.

Status: Das Kind macht einen auffallend schwächlichen Eindruck.
An seinem Körper zeigen sich Anzeichen rachitischer Erkrankung; besonders die Epiphysen der Armknochen· sind verdickt, sonst zeigen aber
Wirbelsäule und Brustkorb keine wesentlichen Veränderungen. Die Größe
des Kindes bleibt stark hinter der gleichaltriger Individuen zurück.

Bei der äußeren Inspektion fällt sofort eine die ganze linke Seite des
Gesichts einnehmende kinderfaustgroße Geschwulst auf, die am Margo
infraorbitalis ansetzt, entlang der linken Seite der Nase bis hinab zum
linken Mundwinkel zieht und sich ohne auffällige Abgrenzung diffus bis
in die Aurikular· und Submaxillargegend erstreckt (Abb. 1). Die deckenden Weichteile sind stark gerötet und von spiegelndem Glanz; auf der
Haupterhebung, die in der Fossa canina gelegen ist, bemerkt man eine
bläulichschwarze, ziemlich scharf umschriebene Verfärbung von etwa
Kirschkerngröße. Inmitten dieser dunkelblauen Zone ist eine Fistelöffnung
sondierbar, aus der hellgelbes, dünnes, durchsichtiges Sekret hervorquillt.
Im peripheren Teil der Schwellung, besonders in der Halsgegend, steigen
stellenweise injizierte Gefäße auf. Die Konsistenz der Schwellung ist
im allgemeinen elastisch hart, nur in der Mitte ergibt die Palpation auffällige Fluktuation. Die Lidspalte des linken Auges ist infolge ödematöser
Schwellung des unteren Augenlides stark verkleinert, und die linke Oberlippe wölbt sich, auf das doppelte ihres normalen Zustandes verdickt,
wulstig vor. Die Weichteile haben ihre normale Verschieblichkeit gegenüber dem Kiefergerüst wesentlich eingebüßt.

Die Betrachtung der Mundhöhle zeigt ein stark zerstörtes Milchgebiß.
Im rechten Oberkiefer stehen außer dem Milcheckzahn noch Wurzelreste
der Schneidezähne, während der erste Milchmolar gerade mit seinen
Höckern durchzubrechen beginnt. Der linke Oberkiefer trägt außer dem
intakten mittleren Schneidezahn einen intakten, aber stark gelockerten
Milcheckzahn und schließlich zwei tiefzerstörte Milchmolaren. Auch die
Zähne des Unterkiefers sind kariös. Der Alveolarfortsatz ist in der Gegend
von | IV V deutlich verdickt und läßt sich in bukkal palatinaler Richtung
bewegen. Ein ungewöhnlich starker Foetor ex ore begleitet die Erkrankung. Bei der Einlieferung des Kindes beträgt die Temperatur im Rektum
gemessen 38,6° (10 Uhr vormittags).

Therapie: Es werden zunächst |IV V extrahiert; sofort nach der
Extraktion fließt reichliche Menge übelriechenden Eiters aus. Man gelangt
in eine geräumige mit nekrotischem Gewebe erfüllte Höhle, die nach
gründlicher Auskratzung mit dem Volkmannschen Löffel frei zutage liegt.
Sie reicht bis ziemlich nahe an den unteren Augenhöhlenrand. Bei der
Auskratzung wird die Anlage des linken oberen ersten Molaren entfernt.
Nach Reinigung der Höhle Einstäubung von Isoformpulver und Tampo-
nade mit Jodoformgaze. Verordnung von Spülungen mit 0,5 %igem
Thymolspiritus. Die äußere Fistelöffnung wird durch einen Schutzverband
verdeckt.

21. II. 1908. Bei der heutigen Vorstellung zeigt sich das Kind wesentlich verändert (Abb. 2). Es hat wenig zu sich genommen. An der Oberfläche der Wange, die früher isoliert verfärbt war, ist in mindestens Fünfmarkstückgröße eine deutliche schwarze Verfärbung eingetreten, die sich aber bereits gegenüber der übrigen Haut scharf abgegrenzt hat. Die schwarze Haut ist trocken. Auf Druck am unteren Teil läßt sich eine geringe Menge Sekrets ausdrücken. Während nach Lippe und Kinn zu keine besondere Schwellung der Weichteile vorhanden isi, hat sich nach dem Auge zu eine derbe Infiltration weiter gezogen, so daß die Lidspalte verkleinert ist und nur mühsam das untere Augenlid vom Bulbus abgehoben werden kann.

Im Munde selbst sind die Verhältnisse insofern besser, als die Schleimhaut glatt und feucht, nirgends gerötet oder brandig verändert ist. Es läßt sich Haut und subkutanes Gewebe, in einem großen Klumpen zusammenhängend, aus der Wange herausheben, so daß ein tiefer Defekt entsteht, auf dessen Grunde der in die Mundhöhle eingelegte Tampon sichtbar wird. Der Tampon wird entfernt und erweist sich auffallend gering zersetzt; es ist kaum sine Spur Zersetzungsgeruch wahrzunehmen. Die Höhle wird mit Isoform gründlich eingestäubt, mit Jodoformgaze tamponiert und ein Vollverband angelegt. Die Temperatur im Rectum gemessen beträgt 37,2⁰. Puls 92 (10 Uhr vormittags). Leichtes Husten macht sich bemerkbar, das sich öfter wiederholt.

23. II. 1908. Das Ödem des Augenlides beginnt nachzulassen, die Wunde ist in guter Heilung begriffen, überall schießen Granulationen empor. Die äußere Schwellung ist bedeutend zurückgegangen, ebenso die entzündlichen Erscheinungen. Die noch vorhandenen nekrotischen Massen werden entfernt, die Wunde wird mit Isoform eingestäubt, mit Jodoformgaze tamponiert und darauf Vollverband angelegt. Obgleich das Kind bereits wohler ist, ist die Nahrungsaufnahme doch noch gering und der leichte Husten noch nicht verschwunden. Die Temperatur im Rectum beträgt 37,3⁰ (10 Uhr vormittags).

25. II. 1908. Die Wunde hat sich bezüglich der Tiefenausdehnung verkleinert (Abb. 3). Überall ist der Herd scharf abgegrenzt und mit guten Granulationen ausgefüllt. Isoformeinstäubung und Jodoformgazetamponade des Herdes werden vorgenommen. Durch einen Heftpflasterstreifen soll eine Zusammenziehung des Defektes bewirkt werden. Ein Vollverband wird zum Schutze des Ganzen angelegt.

28. II. 1908. Das Kind nimmt bereits Nahrung zu sich. Die Schwellung des Augenlides ist verschwunden, so daß ein weiterer Fortschritt in der Heilung eingetreten ist. An der linken Seite nach dem Ohre zu hat sich ein neuer, vielleicht zehnmarkstückgroßer Herd mit nekrotischen Massen gebildet. Nach Ausräumung des Herdes wird er mit Isoform eingepulvert und mit Jodoformgaze tamponiert. Das Mundinnere befindet sich in gutem Zustande.

1. III. 1908. Der neue Herd hat bereits Zweimarkstückgröße erreicht (Abb. 4) und derbe Infiltration in der Umgebung hervorgerufen. Er ist mit übelriechenden nekrotischen Massen erfüllt, welche in Form eines Pfropfens entfernt werden. Die Isoformeinstäubung sowie die Jodoformgazetamponade werden wiederholt. Das Kind war wieder unruhig. Die Temperatur beträgt 38,3⁰ um 11 Uhr vormittags.

3. III. 1908. Der Herd hat an Größe zugenommen, indem nach dem Ohre hin neuer brandiger Zerfall aufgetreten ist. Derbe, entzündliche Infiltration macht sich bemerkbar, obgleich sich der alte Herd bedeutend verkleinert hat und mit guten Granulationen ausgefüllt ist. Die Temperatur beträgt gegen $^1/_2$11 Uhr vormittags 38,3⁰. Es wird wiederum die Isoformeinstäubung vorgenommen, die Jodoformgaze wird mit einem Heft-

pflasterstreifen festgehalten, gleichzeitig durch dieses Verfahren der Herd kontrahiert und darüber ein Vollverband angelegt.

4. III. 1908. Der erste Herd heilt sehr gut und hat sich bis auf die Hälfte verkleinert. (Abb. 5), ebenso wie die Kommunikation nach der Mundhöhle zu. Der zweite, neugebildete Herd hat wiederum an Ausdehnung zugenommen. Auf seinem Grunde liegen schmierige, nekrotische Massen, umgeben von einem blauschwarzen Rande. Die ganze Fläche hat nun die Größe eines Fünfmarkstückes erlangt.

Die schmierigen Massen, die tief, fast unterminierend eindringen, werden mit der Schere entfernt und die Umgebung mit Jod gepinselt. Darauf wird gründlich mit Isoform eingestäubt und ein Vollverband angelegt, nachdem Jodoformgaze mit Heftpflasterstreifen befestigt ist.

5. III. 1908. Der Herd, der sich wieder bedeutend vergrößert hat, (Abb. 6), grenzt sich anscheinend scharf ab, wenigstens in der Haut, und die derbe Infiltration in der Umgebung ist etwas zurückgegangen. Die nekrotischen Massen werden wiederum mit Schere und Pinzette entfernt und eine neue Einstäubung mit Isoform vorgenommen. Die Jodoformgazetamponade und die Jodpinselung der Umgebung wird, wie am Tage zuvor, wiederholt. Das Kind war wieder unruhig und hat nur schlecht Nahrung zu sich genommen.

6. III. 1908. Das Ödem des linken unteren Augenlides hat zugenommen, wohingegen der Herd selbst momentan keine Fortschritte gemacht zu haben scheint. Die Temperatur beträgt wiederum zu derselben Zeit wie sonst gemessen, 38,8 °. Das Kind hat wenig getrunken und geschlafen und der Husten einen heftigen Umfang angenommen. Die therapeutischen Maßnahmen der vorhergehenden Tage werden wiederholt.

7. III. 1908. Der Herd nimmt immer größere Dimensionen an (Abb. 7) und greift fast auf die Kopfhaut über. Es hat sich ein starkes Ödem der linken Oberlippe sowie des linken Augenlides entwickelt, so daß das Auge fest geschlossen ist. Der brandige Prozeß hat sogar auf den alten Herd, der sehr gut in Heilung begriffen war, übergegriffen. Der Herd wird mit Wasserstoffsuperoxyd gereinigt, eine in Wasserstoffsuperoxyd getränkte Jodoformgazelage über den Herd gelegt und mit Heftpflaster befestigt. Die Jodpinselung an den peripheren Teilen wird wiederholt und ein Vollverband angelegt.

9. III. 1908. Die Wundfläche ist mit stinkenden Zerfallsmassen bedeckt, welche abgetragen werden, wodurch eine starke Blutung eintritt. Die Therapie vom 7. III. wird wiederholt.

10. III. 1908. Der Prozeß hat die ganze linke Gesichtshälfte von der linken Nasenseite bis zum Ohr, vom Margo infraorbitalis bis in die Submaxillargegend eingenommen. Die therapeutischen Maßnahmen bleiben dieselben wie in den beiden letzten Tagen.

12. III. 1908. Das Krankheitsbild hat sich nicht wesentlich verändert. auch die Größe des Herdes ist fast dieselbe geblieben. Der Herd wird wiederum mit Jodoformgaze, die in Wasserstoffsuperoxyd getaucht wurde, bedeckt, und ein Vollverband angelegt.

13. III. 1908. Das Kind hat fast ohne Unterbrechung Tag und Nacht geschlafen. Der Herd hat sich wiederum vergrößert, erfüllt mit gangränösen, schwarzen Massen (Abb. 8). Bei ihrer Entfernung mit Schere und Pinzette tritt der horizontale Teil und der aufsteigende Ast des Unterkiefers sowie die faziale Seite des Oberkiefers mit dem Milcheckzahn, vollständig nekrotisiert, zutage. Der linke Lippenwinkel ist auch der Gangrän verfallen, so daß jetzt der Mund weit klafft.

14. III. 1908. Nachts 3 Uhr: Exitus letalis.

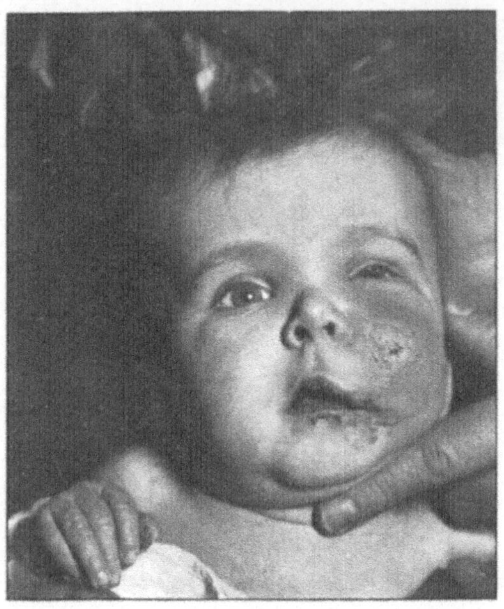

Abb. 1.

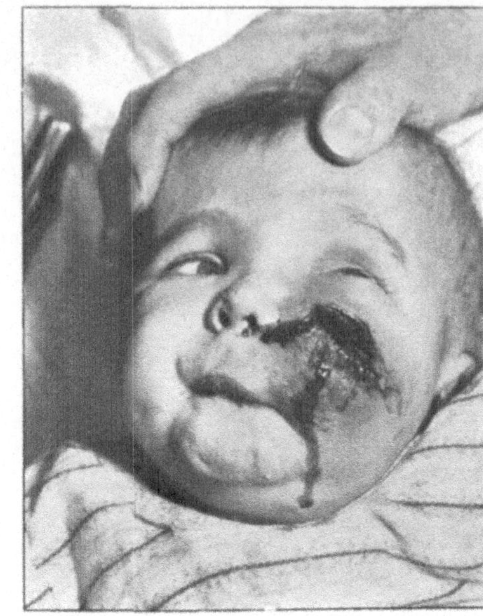

Abb. 2.

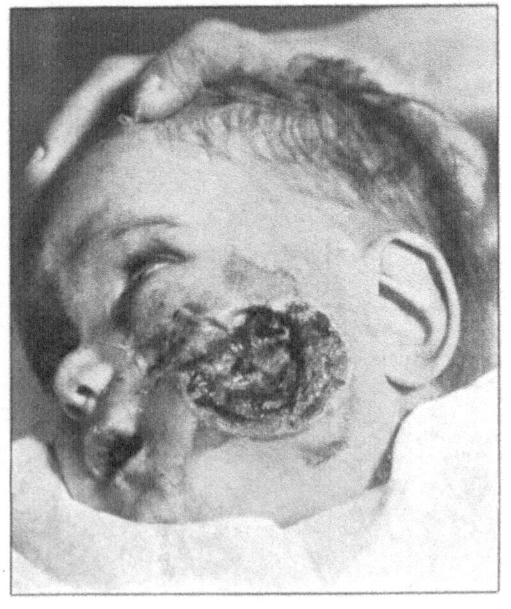

Abb. 5.

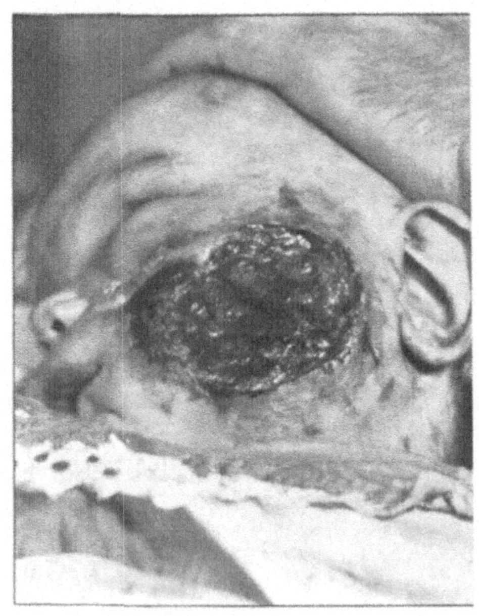

Abb. 6.

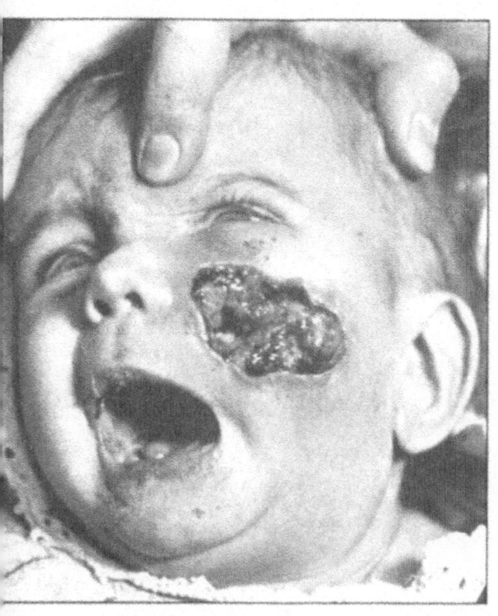

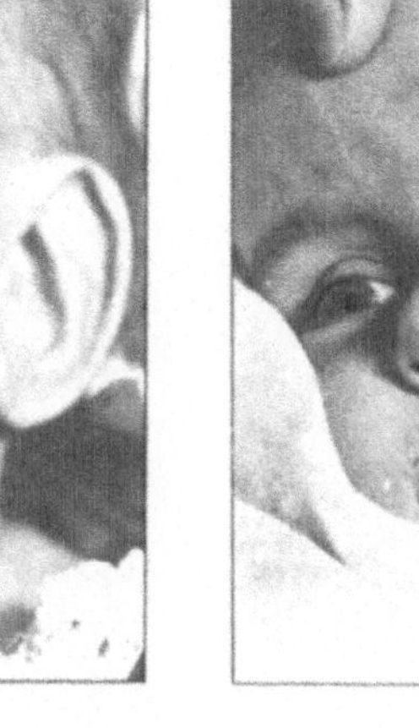

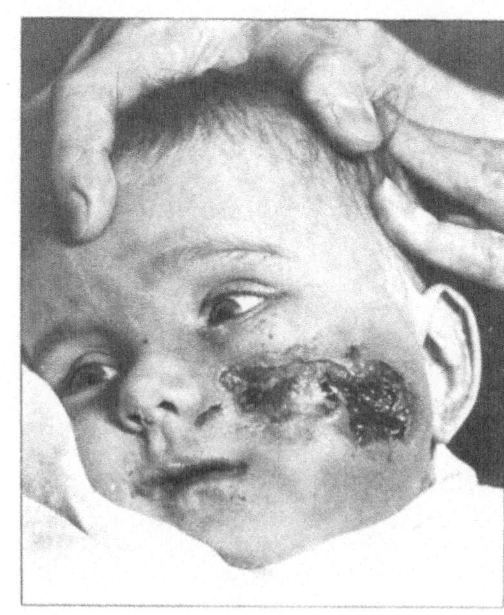

Abb. 3.

Abb. 4.

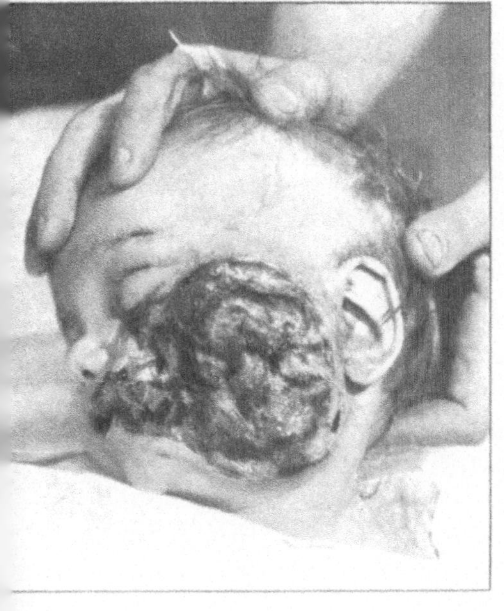

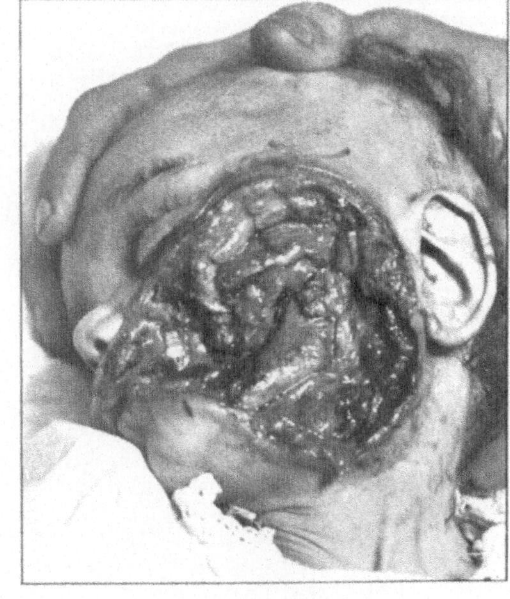

Abb. 7.

Abb. 8.

Näher auf den klinischen Verlauf dieses Krankheitsfalles, der sehr gut durch die Abbildungen der beigegebenen Tafel erläutert wird, einzugehen, dürfte sich nach der ausführlichen Vorbesprechung erübrigen. Parallelen und Abweichungen vom typischen Verlauf lassen sich beim Vergleichen leicht selbst feststellen. Nur das Resultat der von uns angestellten bakteriologischen Untersuchung, das sich mit dem Befunde der einzelnen Autoren fast völlig deckt, möchte ich hier noch besonders festhalten, weil es mir nach einem Zeitraum von beinahe fünf Jahren nicht mehr möglich war, von den damals angefertigten Präparaten gute Mikrophotogramme herzustellen, da die Farbenbeständigkeit der an und für sich schon äußerst zarten Giemsafärbung in der Zwischenzeit gelitten hat.

In den mit Methylviolett, ferner nach Gram und Giemsa gefärbten Deckglasausstrichen treffen wir außer der üblichen Mundbakterienflora wie Kokken, Stäbchen, Spirillen u. a. auf Diplokokken und Streptokokken, besonders aber Staphylokokken. Auch reichliche, zu den Streptothricheen gehörige Stäbchen treten in den verschiedenen Variationen auf, vom kurzen, dicken Stäbchen bis zum lang ausgezogenen dünnen Faden. Besondere Aufmerksamkeit müssen wir aber einigen vereinzelt auftretenden halbkreisförmigen Stäbchen zuwenden, ferner einem U-förmigen Gebilde, wie es sicher von Perthes beschrieben worden ist.

Es läßt sich aber auch auf Grund dieser Befunde kein Urteil über einen spezifischen Nomaerreger abgeben, da die Präparate im allgemeinen das typische Bild einer Mischinfektion zeigen, wie wir sie bei dem größten Teil aller Mundaffektionen antreffen.

Am Schlusse ist es mir eine angenehme Pflicht, meinen hochverehrten Lehrer, Herrn Geheimrat Prof. Dr. Partsch, für die Anregung zu dieser Arbeit, die freundliche Überlassung des Materials sowie für die Durchsicht des Vollendeten meinen ergebensten Dank auszusprechen.

Literatur.

1. Achwlediani, Heilung des Wasserkrebses. Dtsch. Med. Wochenschr. 1901, Nr. 25. — 2. Arima u. Ishii, Beiträge zur pathol. und bakteriol. Kenntnis der Noma. Zentrbl. f. allg. Pathol. u. pathol. Anat. 1909, Bd. XX, H. 14. — 3. Babes u. Zambilovici, Recherches sur le noma. Annales de l'Institut de Pathol. et de Bact. de Bukarest. Année IV. 1892/93, — 4. Bakteriologischer Befund bei einem Falle von Noma. Policlin. sez.. med. Nr. 5, Fasc. 6. — 5. Bakteriologische Untersuchungen bei sechs neuen Fällen von Noma. Policlin. sez. med. Fasc. X. — 6. Barthels, Bernh., Über Noma. Göttingen 1892. Inaug.-Diss. — 7. Barthez u. Rilliet, Traité des maladies des enfants. T. 2. 1853.

— 8. Birnbach, Karl. Über Noma. Bonn 1894. Inaug.-Dissert. —
9. Blumer u. Farlane, An epidemia of noma. Report of sixteen cases.
Americ. Journ. of the medic. sciences 1901, S. 527. — 10. Brabic, A.,
Nosokomiale Gangrän. Wien. klin. Rdsch 1901, Nr. 20, 22, 24. — 11.
Brüning, M., Vier Nomafälle. Verhdl. d. Ges. d. Naturf. u. Ärzte.
Kassel 1903, S. 251. — 12. Brüning, M., Beiträge zur Klinik und Pathogenese des nomatösen Brandes. Jahrb. f. Kinderhlk. 1904, S. 631. —
13. v. Bruns, V., Handb. d. prakt. Chirurgie, 2. Abt., Bd. 1. — 14. Buday,
Zur Pathogenese der gangränösen Mund- und Rachenentzündungen. Bei-
träge zur pathol. Anat. u. allg. Pathol. 1905, S. 255. — 15. Elder, Can-
crum oris. Edinb. med. journ. 1894, Vol. 39, S. 288. — 16. Fraenkel,
Alexander, Angeborene Defekte im Bereiche der Weichteile und des
knöchernen Gerüstes des Oberkiefers. Scheff, Handb. d. Zahnhlk., Bd. II,
2. Abt., S. 60—66. Noma. — 17. Freymuth u. Petruschky, Ein Fall von
vulvitis gangraenosa mit Diphteriebazillen. Dtsch. med. Wochenschr. 1898,
Nr. 15. — 18. Freymuth u. Petruschky, Zweiter Fall von Diphterie-
Noma: Behandlung mit Heilserum. Dtsch. med. Wochenschr. 1898, Nr. 38.
— 19. Froriep, R., Chirurgische Kupfertafeln. 1844, H. 91. — 20. Gal-
liard et Mme. Francillon, Noma ohne vorausgegangene Erkrankung.
Bulletins de la societé médic. des hôpitaux de Paris 1902, 25. VII. —
21. Gierke: Zur Kasuistik der Noma. Jahrb. f. Kinderhlk. 1868, Bd. 1.
22. Gravitz. Ein Fall von Noma im Anschluß an Typhus. Dtsch. med.
Wochenschr. 1890, S. 318. — 23. Guizzetti, Per l'étiologia et la pato-
genesi de Noma. Il Policlinico 1898, S. 445. -- 24. Guizzetti, Ric. batt.
e clin. della noma. Il Policlinico, 15 sett., 1896 u. 1897, Nr. 5. — 25.
Hellesen. E,, Bakteriologische Untersuchung eines Falles von Noma.
Norsk Magazin f. Lägevideuskaben 1906. — 27. Hildebrand, Die Noma.
Inaug.-Diss. 1873. — 28. Hochsinger, Karl, Mund- und Zahnkrank-
heiten bei Säuglingen und im Kindesalter. Scheff, Handb. d. Zahnhlk.,
Bd. II, 2. Ab., S. 390. Noma. — 29. Hockenjos, E., Defekt des weichen
Gaumens infolge Noma und sein Verschluß mit einem Obturator. Dtsch.
Monatsschr. f. Zahnhlk. 1908, S. 81—103. — 30. Hofmann, A., Unter-
suchungen über die Ätiologie der Noma. Beiträge z. klin. Chir. 1904,
S. 205, Bd. 44. — 31. Hofmann u. Küster, Beiträge zur Bakteriologie
der Noma. Münch. med. Wochenschr. 1904, Nr. 43. — 32. B. v. Hol-
wede, Brand bei Masern. Jahrb. f. Kinderkrankh. 1906, Bd. 64, S. 730.
— 33. Kaposi-Port, Chirurgie der Mundhöhle. 1912. — 34. Kissel,
A., Heilung von Noma. Zentrbl. f. Chirurgie 1901, Bd. 28, S. 853. —
35. Klautsch, Über Noma. Arch. f. Kinderkrankh. 1899, S. 245. —
36. Klautsch, Noma. Münch. med. Wochenschr. 1898, S. 1666. — 37.
König, Handb. d. prakt. Chirurgie Bd. I, 1885. — 38. Kolle u. Hetsch.
Noma. Kolle-Wassermanns Handb. d. pathol. Mikroorgan., Bd. 3, 1903,
S. 904. — 39. Krahn, Ein Beitrag zur Ätiologie der Noma. Mitteilungen
aus d. Grenzgeb. d. Med. u. Chir. 1900, Bd. 6, S. 618. — 40. Lexer, E.,
Allg. Chir., 3. Aufl., Bd. 1, S. 280—283. — 41. Löschner, Der Brand im
Kindesalter. Vierteljahrsschr. der prakt. Heilkunde 1847. — 42. Longo,
A., Weiterer Beitrag zum Studium der Ätiologie der Noma. Il Policlinico.
Soz. med. 1902, H. 6. — 43. Lusk, W. C., Case of noma etc. New-York
med. record. 1910, 12. II. — 44. Matzenauer, Noma und Nosokomial-
gangrän. Arch. f. Dermatol. u. Syphilis 1902, Bd. 60, S. 373. — 45. Mi-
culicz u. Kümmel, Krankheiten des Mundes. 3. Aufl. 1912, S. 77—82.
— 46. Motschau, Wasserkrebs, geheilt durch rotes Licht. Arch. f.
Kinderhlk., Bd. 40, H. 4/6. — 47. Neuhof, Har., Epidemie of noma.
New-York med. record 1910, 12. II. — 48. Partsch, K., Noma in Bruns,
Bergmann, Mikulicz Handb. d. prakt. Chirurgie, I. Bd., 1. Aufl. Stuttgart
1900. — 49. Passini u, Leiner, Über einen Fall von Noma faciei.
Wien klin. Wochenschr. 1899, Bd. 12. — 50. Pawlowski, Über die

Ätiologie der Noma. Arch. f. klin. Chir., Bd. 85, 1908, H. 1, S. 318. — 51. Perthes, Über Noma und ihren Erreger. Chirurg. Congreß, Verhandl. 1899, II, S. 63. — 52. Perthes, Über Noma und ihre Erreger. V. Langenbecks Arch. f. klin. Chir. 1899, Bd. 59 u. 72. — 53. Petruschky, Nomaerreger. Dtsch. med. Wochenschr. 1898. — 54. Ponijalowsky, W. J., Ätiologie und Behandlung der Noma. Wratsch. Gaz. 1908. (Ref. im Zentrbl. f. Chir. 1909, S. 575). — 55. v. Ranke, H., Altes und Neues zur pathologischen Anatomie des nomatösen Brandes. Münch. med. Wochenschr. 1903, Nr. 1, S. 13. — 56. v. Ranke, H., Zur Ätiologie und pathologischen Anatomie des nomatösen Brandes. Jahrb. f. Kinderhlk. 1888, S. 317—320. — 57. v. Ranke, H., Verhdl. der Ges. deutscher Naturforscher u. Ärzte. Aachen 1900, S. 165. — 58. v. Ranke, Ebenda. Karlsbad 1902, S. 302. — 59. v. Ranke, H., Münch. med. Wochenschr. 1900, Nr. 43. — 60. v. Ranke, H., Ebenda, 1902, Nr. 43. — 61. Ravenna, E., Osservazioni e ricerche sul noma (La Pediatria Nr. 7, 1906). — 62. Richter, A. L., Der Wasserkrebs der Kinder. Berlin 1828. — 63. Richter, A. L., Beiträge zur Lehre vom Wasserkrebs. Berlin 1832. — 64. Schimmelbusch, Ein Fall von Noma. Dtsch. med. Wochenschr. 1889, Nr. 26., S. 516. — 65. Schmidt, Kurt. Über Noma. Jena 1891. Inaug.-Diss. — 66. Schmidt, Kurt, Noma. Jahrb. f. Kinderkrankh. 1898, Bd. 48, S. 72. — 67. Springer, C., Chirurgische Behandlung der Noma. Jahrb. f. Kinderkrankh. 1904, Bd. 60, H. 4, S. 613. — 68. Strada, F., Zur Ätiologie der Noma. Bull. soc. med. chir. di Pavia, Genuaio 1903, — 69. Strauwen, Noma guéri pur injections de sérum antidipht. Zentrbl. f. Chir. 1901, Bd. 28, S. 1020. — 70. Struch, Über Noma und deren Pilze. Göttingen 1872. Inaug.-Diss. — 71. Trambusti, A., Über die Ätiologie der Noma. Policlin. sez. med. Fasc. I. — 72. Weill, Traité du noma. Médecine moderne 1897, Nr. 27. — 73. Weiss, A., Nomatöser Brand bei Erwachsenen. Wien. klin. Wochenschr. 1908, Nr. 19. — 74. Wheaver and Tunicliff, Noma. Journal of infective discases 1907, I, I. — 75. Woronichin, Über Noma. Jahrb. f. Kinderkrankk. 1887, S. 161. — 76. Zusch, O., Noma mit ausgedehnter Soorbildung im hohen Alter. Münch. med. Wochanschr. 1901, Nr. 20.

Die Erkrankungen der Mundorgane in der Schwangerschaft[1].

Von

Dr. med. **Paul Rosenstein,** Assistent des Institutes.

(Mit 1 Tafel.)

Je mehr man zu der Erkenntnis gekommen ist, daß auch der
große Fortschritt, den die Zellularpathologie und die Bakteriologie
gebracht haben, zur Erklärung des Auftretens der Erkrankungen nicht
ausreicht, einen um so größeren Raum nimmt wieder der unbekannte
Faktor ein, den man mit Widerstandskraft des Organismus, Konstitution, Disposition, Diathese usw. bezeichnet. Nicht das einzelne
Organ ist das Wesentliche, der Zustand des Gesamtorganismus hat
eine entscheidende Bedeutung beim Zustandekommen derjenigen
Abweichungen vom Normalen, die man als Krankheit bezeichnet.
So sind auch die Erkrankungen der Mundorgane, Hart- wie Weich-
gebilde, im letzten Ende abhängig von dem Gesamtzustande des
Individuums.

Seit langem beobachtet sind Veränderungen, die die Schwangerschaft in den verschiedenen Teilen der Mundhöhle schafft. „Wenn
wir auch, was das klinische Bild anbelangt, nicht von spezifisch in
der Zeit der Schwangerschaft . . . . . auftretenden Mund- und Zahnkrankheiten sprechen können, so ist doch gerade in dieser Zeit das
Auftreten neuer Mund- und Zahnkrankheiten und die Verschlimmerung bereits bestehender ein häufiges Vorkommnis" (Kieffer). In
folgendem sollen die verschiedenen Beobachtungen und Anschau-
ungen über solche Erkrankungen zusammengestellt und durch einige
eigene Beobachtungen ergänzt werden.

---

[1] Vortrag, gehalten in der Hauptversammlung des Vereins Schles.
Zahnärzte am 8. Dezember 1912.

Drei Affektionen sind es nach Kieffer, die sich besonders häufig finden: Neuralgien, Gingivostomatitiden und rasch fortschreitende Karies. Dazu möchte ich als vierte Gruppe noch die Geschwulstbildungen rechnen.

Daß es eine Schwangerschaftskaries gibt, d. h. daß die Karies in dem Munde einer Graviden auffallend schnelle Fortschritte macht, wird von fast allen Zahnärzten und auch Gynäkologen als feststehende Tatsache angenommen. Exakte Untersuchungen gibt es wenig.

Biró hat bei 200 Wöchnerinnen am 7. Tage post partum die Zähne untersucht und festzustellen versucht, in wieviel Zähnen der kariöse Prozeß in den letzten 9 Monaten begonnen haben kann, und zum Vergleiche die Zahnverhältnisse von 100 Nulliparae herangezogen. Dies hat er festgestellt „aus der Größe der Kavität, der Färbung, der Konsistenz der Pulpadecke, dem Verhalten der Pulpa und der Anamnese". Bei diesem, allerdings recht subjektiven Verfahren ist er zu dem Ergebnisse gelangt, „daß die Gravidität als solche keinerlei Einfluß auf die Frequenz der Karies übe; daß weder nach einmaliger noch nach wiederholt durchgemachter Schwangerschaft die Kariesfrequenz eine höhere sei als sie der entsprechenden Altersstufe zukomme". „Die Kariesfrequenz steigt von der ersten Gravidität angefangen mit jeder folgenden nur in dem Maße, als die Frau älter wird". Nach Birós Berechnungen nimmt die Karies bei Nulliparen mit steigendem Alter im selben Grade zu, wie bei Erst-, Zweit- und Mehrgebärenden. Er resümiert: „Auf Grund dieser übereinstimmenden Resultate leugne ich jedweden unmittelbaren Zusammenhang zwischen der Gravidität und der Karies."

Siefart hat die Zähne von 600 Wöchnerinnen untersucht. Er teilt diese nach dem Alter in drei Klassen und hat gefunden, daß die älteren Wöchnerinnen mehr schlechte Zähne haben als die jüngeren.

Die Untersuchungen beider Autoren, die zu so verschiedenen Schlüssen kommen, können beide als beweisend nicht gelten, wenn auch Birós sehr fleißige Untersuchungen viel Interessantes bieten. Birós Verfahren ist zu subjektiv. Die Entscheidung, ob eine Karies älter als 9 Monate ist oder nicht, dürfte meist nicht zu fällen sein. Anderseits kann gerade bei dem häufig erwähnten rapiden Verlaufe der Karies in der Gravidität eine rezente Karies schon weiter fortgeschritten sein als eine länger bestehende unter normalen Verhältnissen. Auf die Anamnese ist bei dem von Biró benutzten Materiale gar kein Gewicht zu legen. Das alles sind sehr gewichtige Fehlerquellen, die diese interessanten Untersuchungen ihrer Beweiskraft berauben.

Siefart verfügt über das dreifache Material wie Biró. Er hat aber keinerlei Kontrolluntersuchungen bei Nulliparae angestellt und bleibt den Beweis schuldig, daß diese Zunahme der Karies Folge der Gravidität, nicht des höheren Lebensalters ist.

Beweiskräftige Untersuchungen müßten m. E. in der Weise vorgenommen werden, daß eine größere Anzahl von Frauen von dem Augenblicke ab, wo ihre Schwangerschaft diagnostizierbar ist, in ständiger, vielleicht 4—6 wöchentlicher Beobachtung, teils mit, teils ohne Sanierung ihrer Mundverhältnisse wäre. Nur so könnte man feststellen, ob die Karies in der Gravidität stärkere Fortschritte macht oder nicht. Die Schwierigkeit dieser Untersuchungen liegt nur in der Beschaffung des notwendigen Materiales, weshalb auch wir auf diese Untersuchungen z. Z. verzichten müssen.

Bis solche Untersuchungen vorliegen, wird man sich wohl auf die zahlreichen Beobachtungen derjenigen Autoren verlassen müssen, die eine Prädisposition zur Karies bei Graviden in ihrer Praxis beobachtet zu haben glauben. Nur wenige sind es, die diese Ansicht nicht teilen, z. B. Tanzer: „Der Hauptgrund" (für die Zerstörung der Zähne in der Schwangerschaft) „wird wohl darin zu suchen sein, daß Schwangere nicht gern den Zahnarzt aufsuchen und kleine Defekte nicht rechtzeitig ausgebessert werden." Scheff und Paschkis glauben nur an einen beschleunigten Verlauf bestehender Karies, während eine Prädisposition zur Karies ihnen fraglich erscheint.

Über die Ursachen, die die starke Bevorzugung Schwangerer bezüglich der Zahnkaries hervorrufen, sind die Ansichten sehr verschieden, größtenteils sehr abhängig von der Ansicht der einzelnen Autoren über die Karies-Ätiologie überhaupt. Es müssen die bei fast allen Individuen bestehenden Ursachen für die Entstehung der Karies entweder in verstärktem Maße vorhanden sein, oder es müssen zu den sonst bestehenden neue, durch die Schwangerschaft bedingte, hinzukommen. Es sei versucht, die verschiedenen, sich großenteils nicht ausschließenden Ansichten nach einheitlichen Gesichtspunkten zu ordnen.

Als zwei Gruppen kann man die Schädlichkeiten unterscheiden, die von außen an die Zähne herantreten, und diejenigen, die direkt durch den veränderten Stoffwechsel bedingt sind. Die Störungen des Stoffwechsels lassen sich wieder in solche trennen, die den allgemeinen Stoffwechsel betreffen, und in solche, die speziell zu den

Stoffwechselvorgängen der Zähne und ihnen nahestehenden Knochen Bezug haben.

Zunächst seien die allgemeinen Störungen erwähnt. Terrier spricht von Veränderungen der Verdauungs- und Harnorgane, die Störungen der Ernährung der Gewebe im allgemeinen, der Knochen und Zähne im besonderen herbeiführen. Kronfeld spricht von allgemein gesteigertem Stoffwechsel und veränderten Zirkulationsverhältnissen. Siefart legt Wert auf die herabgesetzte Durchblutung der übrigen Organe zugunsten des Uterus. Auwers erwähnt, wenn auch nicht als Hauptursache, Veränderungen des Blutes: „Les globules rouges et l'albumine y diminuent, tandis que la proportion d'eau augmente."

Man sieht, daß alle diese Ansichten sich in recht allgemeinen Ausdrücken bewegen und im Grunde genommen wohl nur sagen, daß die Gravida den sonst noch einwirkenden Schädlichkeiten gegenüber eine verminderte Widerstandsfähigkeit besitzt. Eine nachweisbare Veränderung des Blutes besteht aber nicht, weder eine Verminderung der Erythrozyten noch des Hämoglobingehaltes (von Rosthorn).

Die Veränderung des Stoffwechsels der Zähne selbst kann in dreifacher Weise vor sich gehen: 1. vermehrter Abbau bei normalem Anbau, 2. normaler Abbau bei vermindertem Anbau, oder 3. vermehrter Abbau bei vermindertem Anbau. Es sei von vornherein bemerkt, daß einige Autoren, z. B. Kirk, diese Frage nicht näher präzisieren.

Coles erwähnt eine „Verminderung in der Zufuhr von erdigen Salzen" neben einer Kalkabsorption. Kirk schreibt: „Die Ursache dieser Verschlechterung der Zahnsubstanz während der Schwangerschaft besteht ohne Zweifel darin, daß zu dieser Zeit dem Körper der Mutter zu viele Kalksalze entzogen werden, welche zur Knochenbildung des Fötus beitragen müssen."

Galippe[1]) nimmt eine Verarmung des Zahngewebes an Kalksalzen an, und Port spricht von einem Abbau von Kalksalzen für den Fötus. Terrier erwähnt neben mehreren anderen Ursachen (z. B. Kongestion der Pulpa) verminderte Sekundärdentinbildung.

Hier sind auch Wiessners ausgezeichnete Beobachtungen über „Halisteresis dentium" zu erwähnen. Wiessner beobachtete bei heruntergekommenen Patienten (Magenleiden, Schrotkur in Lindewiese, Anämie, Schwangerschaft) eine auffallende Erweichung des

---

[1]) Zit. nach Kieffer.

Dentins, die sich häufig nach Aufhören der Schädigung wieder
bessert. Selbstverständlich leistet dieses weiche Dentin der Karies
weniger Widerstand als normales Zahnbein. Er sieht in der abnormen Weichheit des Dentins eine Teilerscheinung der allgemeinen
Unterernährung und erinnert an ähnliche Erscheinungen am Knochen-
systeme.

Hirsch spricht im Anschluß daran, daß Terrier bei Zähnen
Gravider eine Verminderung des Gehaltes an Fluorkalzium konsta-
tierte, von einer „Verarmung des Zahnmaterials an Kalksalzen".
Michel schreibt: „Niemand behauptet, daß den Knochen oder den
Zähnen die dort festgelegten Kalksalze entzogen werden. Die im
Blute kreisenden Kalksalze werden in erster Linie dem Fötus dar-
geboten, und nur der Rest bleibt zur Erhaltung des mütterlichen
Skeletts. Da nun in den Hartgebilden ein fortwährender Abbau
von Kalksalzen stattfindet (der bei Schwangeren nicht einmal sich
vergrößern muß), die Zufuhr aber die normale Grenze nicht mehr
erreicht, so haben wir zweifelsohne eine Knochenunterernährung in
Beziehung auf Kalksalze."

Feilers Untersuchungen über die zirkuläre Karies sind auch
an dieser Stelle heranzuziehen, da sie weit über diese besondere
Form die Ätiologie der Karies überhaupt zu klären versuchen.
Insbesondere die Graviditätskaries dürfte ätiologisch der zirkulären
Karies am nächsten stehen, da bei dem nach Feiler fast sicherge-
stellten Zusammenhange der letzteren mit Rachitis die Veränderungen des Kalksalzstoffwechsels bei beiden Formen der Karies im
Vordergrunde stehen. „Wir stellen uns den Vorgang analog den
Stoffwechselvorgängen im Knochen so vor, daß dauernd ein Ver-
brauch von Kalksalzen im fertig gebildeten Zahn stattfindet, daß
dauernd eine Neuablagerung von Kalksalzen stattfinden muß, um
dem Zahn seine normale Festigkeit zu erhalten, und daß das Fehlen
dieser normalen Apposition eine verminderte Festigkeit des Zahnes
. . . . zur Folge hat . . . . ."

Gegenüber der Ansicht, daß eine Entziehung von Kalksalzen
statthabe, weist Houpert auf die Osteophyten Rokitanskys hin und
ferner darauf, daß sich bei Osteomalazie Zähne von normaler Härte
gefunden hätten. Biró lehnt den Kalksalzmangel ebenfalls ab.
Jede Nahrung enthielte für Mutter und Kind genügende Kalksalze,
so daß es wahrscheinlicher sei, daß die Kalksalze der Nahrung
besser ausgenützt würden, als daß der mütterliche Organismus unter
dem größeren Kalkbedarf litte. Auch die Osteophyten führt er

gegen einen Mangel an Kalksalzen ins Feld. Daß aber, selbst angenommen, es bestände ein solcher Mangel, eine Resorption von Kalk aus den Zähnen eintrete, hält er für ausgeschlossen, weil jede Resorption mit entzündungsähnlichen Erscheinungen einhergehe, die im Zahne unmöglich seien. Auch die fehlende Beteiligung der Zähne bei der Osteomalazie erwähnt er.

Was die Osteomalazie betrifft, so zitiert Amoëdo mehrere Autoren, die Beteiligung der Zähne bei Osteomalazie gesehen haben, und erklärt es für zweifellos, daß bei dieser Krankheit die Zähne ebenso ergriffen werden können, wie andere Teile des Knochensystems. Auch die Osteophytenbildung steht m. E. mit dem Kalksalzmangel in keinem Widerspruch, da „ihr Auftreten sich an Resorptionsvorgänge anschließt" (Schmaus), und sie aus einem osteoiden Gewebe bestehen, das erst einige Zeit nach Beendigung der Schwangerschaft verkalkt (Rokitansky, Hanau).

Dibbelt hat sich auch experimentell mit der Bedeutung der Kalksalze für die Schwangerschaftsperiode befaßt, und seine Arbeit ist wohl geeignet, Birós Bedenken zu entkräften. Dibbelt erscheint es fraglich, ob die Kost immer ausreichend ist, den Kalksalzbedarf in der Schwangerschaft zu decken, besonders unter den ungünstigen sozialen Verhältnissen eines großen Teiles unserer Bevölkerung. Er kommt zu folgendem Schlusse: „In der Schwangerschaft werden die im mütterlichen Blute kreisenden Kalksalze offenbar infolge einer stärkeren chemischen Affinität des fötalen knochenbildenden Gewebes zu den Kalksalzen in diesem abgelagert. Wenn durch die Nahrung nicht genügend Ersatz geboten wird, gehen, da dem Blute eine bestimmte Lösungsfähigkeit für Kalksalze zukommt, Kalksalze des mütterlichen Knochengewebes in Lösung, die sich wieder im fötalen Knochengewebe niederschlagen usw. Auf diese Weise können dem mütterlichen Knochengewebe nach und nach beträchtliche Kalkmengen entzogen werden." — Es erscheint, besonders im Hinblick auf Wiessners und Feilers Veröffentlichungen nicht zweifelhaft, daß man Dibbelts Ausführung ohne weiteres auf das Zahngewebe übertragen kann. Denn wenn Biró wegen des Fehlens entzündlicher Erscheinungen im Zahnbeine eine Resorption ablehnt, so ist zu bemerken, daß das Zahngewebe im Körper eine durchaus einzigartige Stellung einnimmt, in dem wegen des Fehlens von Blutgefäßen eine Entzündung nicht eintreten kann, so daß am Zahne auch die sonstigen Resorptionsprozesse (Milchzahnresorption) ohne reaktive Erscheinungen seitens der Zahngewebe verlaufen. Und der Schluß: ohne Entzündung keine Resorption, ist unberechtigt, da doch der normale Stoffwechsel im Knochen auf einer dauernden Resorption und Apposition ohne entzündliche Erscheinungen beruht.

Als zweite Gruppe der Schädlichkeiten, die die Schwangerschaftskaries bedingen sollen, sind diejenigen zusammenzufassen, die von außen an die Zähne herantreten, in erster Linie Veränderung der Speichelzusammensetzung.

Peterson, Terrier, Kieffer und Williams sprechen schlechthin von einer Änderung in der Zusammensetzung der Mundflüssigkeit („Umsetzungen des Speichels durch nervöse Reizung"), die dem Speichel die normal vorhandene Schutzkraft gegenüber der Karies nimmt.

Lohmann erklärt die Karies in der Schwangerschaft entsprechend seiner Muzintheorie damit, daß Schwangere auffallend viel Muzin, 4—5mal soviel als im normalen Zustande, absondern, wozu auch die stärkere Muzinabsonderung der entzündeten Schleimhaut beitrage, und bringt auch die oft beobachtete Anschwellung der Schilddrüse bei Graviden mit dem Muzinstoffwechsel in Zusammenhang. Demgegenüber betont Michel, daß er im Speichel Schwangerer nicht mehr Muzin habe feststellen können, als im normalen. Auf die vielen anderen Gründe, die gegen Lohmanns Muzintheorie im allgemeinen, also auch gegen seine Beziehung zur Schwangerschaftskaries sprechen, kann hier nicht eingegangen werden. Es sei insbesondere auf Michels diesbezügliche Ausführungen hingewiesen.

Saure Reaktion der Mundflüssigkeit bei Schwangeren nehmen Coles, Port, Hirsch und Röse an. Eine Erklärung für diesen abnormen Zustand sucht Hirsch in einer Autointoxikation, indem er auf Beziehungen zwischen Erkrankungen der Ovarien und Speicheldrüsen hinweist. — Michel schreibt in seiner Monographie über den Speichel, daß „Frauen während der Schwangerschaft stets eine abundante Speichelmenge mit alkalischer Reaktion" haben, während er an anderer Stelle in derselben Arbeit angibt: „Bei Chlorose, Anämie, Schwangerschaft ist stets eine Veränderung des Speichels nachzuweisen, der in diesen Fällen sich stark sauer zeigt."

Betont sei, daß Mauthner unter den Zuständen, die mit saurer Speichelreaktion einhergehen, nicht die Gravidität anführt, und daß H. W. Freund die Speichelreaktion Schwangerer als alkalisch bezeichnet.

In dieser Hinsicht ist also noch vieles zu klären, insbesondere ist die Speichelreaktion bei gesunden Schwangeren einwandfrei festzustellen.

Wenn auch der Speichel Gravider an sich keine saure Reaktion aufweist, so gibt es doch Zustände in der Schwangerschaft, die zu einer Ansammlung sauer reagierender Produkte in der Mundhöhle führen. Die bei vielen Graviden, besonders in den ersten Monaten, sich einstellende Emesis bezw. Hyperemesis befördert reichlich saure Massen aus dem Magen durch die Mundhöhle nach außen, die erklärlicherweise nicht ohne Einfluß auf die Zähne sein werden. Peterson ist wohl der einzige, der diesen Einfluß leugnet. Dagegen betonen Coles, Port, Kronfeld Amoëdo, Hirsch, Auwers, Leumann-Waugh[1]) nachdrücklich die Bedeutung des Erbrechens, und Biró, der, wie erwähnt, einen begünstigenden Einfluß der Gravidität als solcher auf die Zahnkaries ablehnt, kommt durch statistischen Vergleich zu dem Schlusse, daß die Hyperemesis in geringem Grade schädigend auf die Zähne wirke.

Im Verfolg der von amerikanischer Seite und in Deutschland besonders von Michel propagierten Theorie der Kariesentstehung durch Rhodanmangel hat Levy den Speichel von 50 Schwangeren untersucht und in 38 Fällen keine Spur von Rhodankalium gefunden[1]). Sollte sich diese Tatsache bei einem genügend großen Untersuchungsmateriale beweisen, würde sie eine wesentliche Stütze für die Rhodantheorie bilden können. Mense[2]) konnte allerdings einen Einfluß der Gravidität auf die Rhodanausscheidung nicht feststellen.

Als weiteres prädisponierendes Moment führen Kronfeld und Jung an, daß in der Gravidität „die Mundpflege gewöhnlich vernachlässigt wird", ohne diese Ansicht zu begründen, und Auwers sucht den Grund zur mangelnden Pflege in der Schmerzhaftigkeit des Zahnfleisches und der öfters, besonders in den ersten Monaten, bestehenden Apathie Gravider. Derartige Grade von Apathie, daß die Frauen die gewohnte Körperpflege vernachlässigen, dürften doch so selten sein, daß sie in keinem Verhältnis zu der allgemein angenommenen Ausbreitung der Schwangerschaftskaries stehen. Allerdings kann bei den Frauen, die auch außerhalb der Gravidität nicht an eine Mundpflege gewöhnt sind, der Mangel der Pflege sich in diesem Zustande stärker bemerkbar machen als im normalen. So fand auch Amoëdo Karies nur bei Schwangeren, deren Mundpflege zu wünschen ließ.

Faßt man diese verschiedenen Ansichten zusammen, so läßt sich folgendes sagen: man wird Feiler zustimmen, der sagt: „Dagegen erscheint mir die Erklärung der rapiden Karies in der

----

1) Zit. nach Michel.
2) Zit. nach Knoche.

Schwangerschaft . . . . mit der Annahme einer sauren Reaktion des Speichels als unzulänglich und unsicher", besonders im Hinblick auf die Unstimmigkeiten, die noch, wie hervorgehoben, in dieser Frage herrschen.

Dagegen ist eine Störung im Kalksalzstoffwechsel — Dibbelt: Entziehung von Kalksalzen aus dem Gewebe, Feiler: Verminderter Anbau bei normaler Resorption — als feststehend anzunehmen. Die übrigen Schädlichkeiten: Erbrechen, saure Speichelreaktion (?), Rhodanmangel (?), Gingivitis mögen dann noch dazu beitragen, die geschwächten Zähne der Karies in besonders reichem Maße auszuliefern.

Unter den Kiefererkrankungen, die im Gefolge der Karies auftreten, erwähnen Scheff und Paschkis häufige Periosterkrankungen bei Graviden. — Drei unserer an Wurzelzysten leidenden Patientinnen führten ihre Erkrankung auf ihre letzte Schwangerschaft zurück. Wenn hier irgend eine Beziehung bestehen sollte, so müßte man dieses Zusammentreffen viel häufiger finden; denn gerade das weibliche Geschlecht und gerade das Alter, das für das Fortpflanzungsgeschäft vorzugsweise in Frage kommt (20.—30. Jahr), liefert die meisten Zystenträger. Man kann also wohl das Zusammentreffen von Kieferzyste und Schwangerschaft als ein zufälliges bezeichnen.

Zu den in der Schwangerschaft beobachteten Neuralgien bezw. Odontalgien sind natürlich nur die Fälle zu zählen, in denen eine ätiologisch anzuschuldigende Karies bezw. Pulpitis auszuschließen ist. Es handelt sich bei den Schwangerschaftsneuralgien nicht um echte Neuralgien, sondern um Erscheinungen, „wie sie auch in anderen Nervengebieten während der Schwangerschaft auftreten" (Hirsch). Die Schmerzen sind nicht wie bei echten Neuralgien „durch die Erkrankung eines bestimmten sensiblen Nerven bedingt" (Strümpell), sondern „der Schmerz wechselt, ist bald rechts, bald links, bald im Oberkiefer, bald im Unterkiefer" (Riebe). So haben auch wir unter unseren Fällen von wahrer Trigeminusneuralgie keinen bei einer Gravida beobachtet.

Coles betrachtet die Schwangerschaftsneuralgie als Folge einer mangelhaften Ernährung und betont ihr Zusammentreffen mit Anämie. Die Nervenschmerzen sollen in der ersten Schwangerschaft heftiger sein als in den folgenden. Riebe fand als Ursache lebhafte Entzündung der Pulpa, die im weiteren Verlaufe auch das Periodontium ergriff, und die er durch Abätzen der Pulpa beheben konnte. v. Rosthorn und Terrier halten die Neuralgie für Kongestionswirkung. Windscheid denkt an „Veränderungen im

Nervensystem . . . ., die vielleicht auf dem Wege der Zirkulation resp. der Blutveränderung zu erklären sind". Kron rechnet sie zu den „Reflexneuralgien", ein Begriff, den Strümpell überhaupt nicht anerkennt. Nach Bumm gehören sie zu Schädigungen des Nervensystems, die ihren Grund in der Stoffwechseländerung und Autointoxikation durch „Anhäufungen abnormer Stoffwechselprodukte im Blute" — Pinard spricht von Hépatotoxémie gravidique — haben. Hirsch schreibt auch der veränderten Beschaffenheit des Speichels einigen Einfluß zu. Den Begriff der Autointoxikation wird man wohl als wahrscheinlichste Erklärung gelten lassen müssen, wie es auch bei der Graviditätspolyneuritis der Fall ist, besonders wenn man den Einfluß toxischer Momente auf das Nervensystem überhaupt berücksichtigt.

Gingivitiden und Stomatitiden Schwangerer sind von vielen Seiten beschrieben worden. Sie bieten nach den meisten Autoren das Bild eines gewöhnlichen Mundkatarrhes. Nur Biró unterscheidet eine besodere Form, die Gingivitis diffusa gravidarum (Arkövy). Die Färbung des Zahnfleisches ist „eine scharlachrote und keine grauweiße oder dunkelrote wie bei der katarrhalischen Gingivitis". „Bei der Gingivitis diffusa gravidarum sind es vorzugsweise die Ränder des Zahnfleisches, welche gerötet und geschwollen erscheinen." Diese Form soll der „Gingivitis dysmenorrhoica" ähnlich sein. Mit der Aufstellung dieser besonderen Gingivitisform stehen Arkövy und Biró allerdings wohl vereinzelt da. Auch Coles hat niemals an der Gingiva eine Beschaffenheit beobachtet, die „speziell und allein als Folge der Schwangerschaft angesehen werden kann", wenn er auch eine Form der Gingivitis, die atrophische, besonders häufig bei wiederholter Schwangerschaft gesehen haben will.

Es muß aber betont werden, daß man während der Schwangerschaft beobachtete Gingivitiden bei mit Zahnstein behafteten Zähnen nicht ätiologisch zu der Gravidität in Beziehung setzen kann, da die Erklärung als Folge der Zahnsteinablagerung weit näher liegt. Die Beobachtungen von Coles, Amoëdo, Charpentier beziehen sich vorzugsweise auf Gingivitiden bei mit Zahnstein bedeckten Zähnen. Letzterer fand jede Schwangerschaftsgingivitis auf Zahnstein beruhend. Er unterscheidet drei Arten von Zahnstein: 1. schwarzen, fest am Zahnhalse anliegenden; 2. gelblichen, am ganzen Zahne abgelagerten, der nicht so fest anhaftet; 3. gelblichweißen, weichen Zahnbelag. Charpentier fand diesen bei 96 % der Graviden.

Vorzugsweise soll die Schneidezahngegend betroffen sein, jedenfalls weit häufiger als das Zahnfleisch an den Molaren. Ober- und

Unterkiefer werden gleichmäßig befallen, die Entzündung beginnt am Zahnhalse (Freund) und kann solche Grade erreichen, daß es zum Verluste von Zähnen kommt.

Nach Pinard[1]) ist der vierte, nach Didsbury[1]) der zweite Monat der bevorzugteste; nach H. W. Freund und G. Scheff tritt die Gingivitis gewöhnlich vom vierten Monat ab auf und dauert bis 6—8 Wochen post partum. Die Entbindung bringt keine Besserung, im Gegenteil oft Verschlimmerung (Amoëdo). Bei stillenden Frauen soll sie häufig noch mehrere Monate andauern (G. Scheff).

Die Angaben über die Häufigkeit schwanken zwischen 38 % bei Biró, der allerdings mit Recht alle mit Zahnsteinablagerungen einhergehenden Fälle ausgeschaltet hat, und 60 % bei Pinard. Mehrgebärende sah G. Scheff besonders häufig befallen. Die schwersten Formen beobachtete Freund bei Schwangerschafts-Nephritis.

Ätiologisch kommt nach Didsbury[2]) die durch die mangelhafte Blutversorgung verminderte Widerstandsfähigkeit gegen Infektionen in Betracht. Houpert[2]) nimmt außer dem Zahnstein noch die Hyperemesis und die hierdurch herabgesetzte Kautätigkeit ätiologisch in Anspruch, eine Ansicht, der sich Kieffer anschließt, wenn er auch einen spezifischen Einfluß der Schwangerschaft nicht ableugnet. Hirsch hält die Ursache für eine toxische, eine Selbstvergiftung von den Genitalien aus.

Es erscheint immerhin fraglich, ob es eine eigentliche Graviditäts-Gingivitis bzw. -Stomatitis gibt. Bei Patientinnen, die nicht an Mundpflege gewöhnt sind, die Zahnsteinablagerungen und Wurzelreste im Munde haben, wie sie den größten Teil des Materiales der Polikliniken ausmachen, sieht man in der Mehrzahl der Fälle auch außerhalb der Schwangerschaft geringere oder stärkere Grade von Entzündungserscheinungen an der Mundschleimhaut, so daß Beobachtungen an solchen nichts beweisen können. Es soll aber nicht bestritten werden, daß bei Bestehen dieser Schädlichkeiten Gravide vielleicht häufiger an einer Gingivitis erkranken, als andere Patienten. Stärkere Grade von Gingivitiden oder Stomatitiden, insbesondere ulzeröse Formen, haben wir bei Schwangeren nicht beobachtet, außer in einem Falle, wo eine Patientin kurze Zeit ante partum eine ulzeröse Gingivitis marginalis bekam. Es bestand aber gleichzeitig eine fieberhafte Erkrankung der oberen Luftwege. Außerdem heilte die Affektion bei entsprechender Therapie in wenigen Tagen ab.

---

[1]) Zit. nach Amoëdo.
[2]) Zit nach Kieffer.

Den Übergang von den entzündlichen Zuständen der Mundschleimhaut zu den Tumoren bildet die Gingivitis hypertrophica, das „diffuse Fibrom", die eine ohne stärkere entzündliche Erscheinungen einhergehende, tumorartige Wucherung meist des ganzen Zahnfleisches darstellt. Insbesondere die Epuliden stehen „in einzelnen Fällen der Gingivitis hypertrophica in ihrem äußeren und inneren Bau nicht ganz fern" (Hesse).

Solche Zahnfleischhypertrophien sind wiederholt bei Schwangeren beobachtet worden. Zum Teil entstanden sie erst während der Gravidität, zum Teil machte sich deren Einwirkung in einer Verschlimmerung bemerkbar. In einem Teile der Fälle ging die Erkrankung im Wochenbette zur Norm zurück, in einem anderen nahm sie trotz der Entbindung weiter zu.

Mehliß[1]) beobachtete einen solchen Fall, der im Wochenbette allmählich abklang. Auch Eiselt[1]) berichtet über einige Fälle dieser Erkrankung. Karner beobachtete Rötung und Wulstung der Gingiva in einem solchen Grade, daß sie im Unterkiefer über die Lippe gelegt werden konnte. Nach der Geburt wurde das Zahnfleisch wieder normal, um bei jeder folgenden Schwangerschaft von neuem zu hypertrophieren. Roelants sah einen Fall von Gingivitis hypertrophica, der in der Gravidität entstand und post partum eine starke Zunahme der Hypertrophie aufwies. Gleichzeitig bestand Anämie, Albuminurie und Herzhypertrophie. Hierher gehört wohl auch eine Beobachtung von Zeutler, dessen stark anämische Patientin während dreier Graviditäten Veränderungen am Zahnfleische darbot, die er während der zweiten Schwangerschaft beschreibt als „becoming hypertrophied and presenting here and there tumefactions". Außerhalb der Gravidität befand sich die Gingiva in gesundem Zustande.

In unserer Poliklinik wurde unter den Fällen dieser Erkrankung einer bei einer Gravida im neunten Monat beobachtet. Es fehlen aber nähere Angaben, ob die Erkrankung erst während dieses Zustandes aufgetreten ist bzw. an Umfang zugenommen hat. Eine andere Patientin, die auch Hesse erwähnt, die einige Zeit post partum in unsere Behandlung trat, gab an, immer etwas dickes Zahnfleisch gehabt zu haben. In der letzten Gravidität und besonders im Wochenbette habe die Schwellung sich beträchtlich vergrößert. Der dritte Fall betraf eine III-para im 7. Monate, deren Affektion schon längere Zeit bestand, aber trotz Kauterisation weiter fortschritt, so daß ihre unteren Frontzähne größtenteils von dem

---

[1]) Zit. nach Hirsch.

gewucherten Zahnfleische bedeckt waren. Nach Exzision trat die Hypertrophie im letzten Graviditätsmonate wieder auf. Der letzte Fall trat im 7. Monate der ersten Gravidität in Behandlung von Herrn Geheimrat Partsch wegen viel blutender Wucherungen am Zahnfleische, die in den ersten Monaten der Gravidität aufgetreten waren. Nach gründlicher Kauterisation trat dauernde Heilung ein.

Wie die Ursachen der Erkrankung überhaupt, so ist auch ihre nicht zu leugnende Beziehung zu der Schwangerschaft unklar. Hesse schreibt: „Ob hierbei dauernde oder sich wiederholende Schädigungen durch äußere Einwirkungen, durch pathologische Umsetzungen des Speichels oder der Residuen in den Zahnfleischtaschen oder durch ungünstige Ernährungsverhältnisse z. B. infolge hochgradiger Stauung eine Rolle spielen, steht dahin." Bei den Schwangerschaftshypertrophien wäre ja in erster Linie an Veränderungen der Speichelbeschaffenheit und an die veränderten Ernährungsverhältnisse zu denken.

Ernst stellt die Zahnfleischhypertrophie, die bei Mehrgebärenden häufiger als bei Erstgebärenden sein soll, in Parallele mit Größenzunahme des Herzens, der Nieren und Leber in der Gravidität „infolge des gesteigerten Stoffumsatzes", Erscheinungen, die sich übrigens bei „gesunden Frauen mit gesunden Organen" nicht finden (Bumm). Hirsch spricht auch bei diesen Zuständen von Autointoxikation.

Die Beziehung der Epuliden zur Gravidität vollzieht sich im selben Rahmen wie die der eben besprochenen Affektion. Auch diese Geschwülste treten häufig während dieser Zeit hervor, häufig nimmt ihr Wachstum rascheren Verlauf an, Beobachtungen, die nach Borst an den Tumoren überhaupt — Perthes erwähnt das raschere Wachsen von Kieferosteomen in der Gravidität — nicht nur speziell an den Epuliden gemacht worden sind. Auch der Rückgang während des Puerperiums ist bei Epuliden wiederholt beobachtet.

Schon Buzer erwähnt die Schwangerschaft unter den ätiologischen Momenten der Epuliden. Riebe hat zwei Fälle von Epuliden bei Graviden beschrieben. Eine 27jährige Frau, im dritten Monate gravid, erschien mit einer „epulisähnlichen Anschwellung", die trotz Abtragung rezidivierte. Weiterer Verlauf unbekannt. Die zweite Patientin, 36jährig, V-para, hatte in jeder Gravidität eine Epulis am Ende des zweiten Monats bekommen. Die Geschwülste waren wiederholt entfernt worden, aber rezidiviert. In der Zeit zwischen den einzelnen Schwangerschaften war Patientin stets gesund. Riebe inzidierte den Tumor mehrmals, so daß er sich infolge

starker Blutung verkleinerte. Nach der Entbindung verschwand die
Geschwulst, und Patientin blieb dauernd geheilt. Rusz[1]) beobachtete
eine Epulis „als temporären Begleiter der Schwangerschaft".

Gunzert hat unter 26 weiblichen Patienten mit Epuliden fünf
hierhergehörige Beobachtungen veröffentlicht. Im ersten Falle
(Fall 2) trat ein Rezidiv einer Epulis nach dreijähriger Heilung in
der ersten Gravidität ein. $2^1/_2$ Jahre nach der zweiten Operation
im 6. Monate der zweiten Gravidität wiederum Rezidiv. Im zweiten
Falle (Fall 16) Entstehen einer Epulis im 6. Schwangerschaftsmonate.
Seine dritte Patientin (Fall 26) hatte seit einem Jahre eine Epulis,
die seit Beginn der 6 Wochen alten Gravidität stark gewachsen ist.
Der vierte Fall (Fall 31) zeigt Entstehen des Tumors in der fünften
Gravidität und dann Stationärbleiben bis in die ersten Monate
der sechsten, wo im dritten Monate rasches Wachstum einsetzt. Bei
der letzten Patientin (Fall 33) hatte sich in den ersten Monaten ihrer
dritten Schwangerschaft eine rasch wachsende Epulis gebildet. Vier
Epuliden waren Sarkome, einer ein Fibrom; alle wurden operativ
entfernt.

Gunzert sieht die Schwangerschaft nicht als Ursache der Geschwulstbildung, sondern als Prädisposition für das Wachstum schon
bestehender oder nicht radikal entfernter Geschwülste an.

Perthes teilt folgende Beobachtung mit: Eine 25jährige Frau
hatte seit fünf Jahren eine kleine Geschwulst am Oberkiefer. Im
dritten Monate der ersten Gravidität begann ein auffälliges Wachstum. Die Geschwulst, ein Riesenzellensarkom, wurde nach einigen
Monaten nur oberflächlich abgetragen. Bis zum Ende der Gravidität
war die Epulis wieder beträchtlich gewachsen. Drei Monate nach
der Entbindung war der Tumor bis auf eine „linsengroße Schleim-
hautverdickung" spontan verschwunden.

Auch Perthes legt den Hauptwert bei den Beziehungen zwischen
Epulis und Gravidität auf rasches Wachstum langer bestehender
und Rezidivieren früher entfernter Epuliden, weniger auf das Auftreten dieser Geschwülste während einer Schwangerschaft.

Hesse hat aus dem Material des Breslauer Institutes von zehn
Jahren acht hierher gehörige Fälle zusammengestellt. Bei fünf
Frauen entstand die Geschwulst in der Gravidität, zweimal wurde
rapide Zunahme einer bestehenden Epulis und bei einer Gravida
ein Rezidiv beobachtet. Seit Hesses Publikation sind drei weitere
Fälle von Zusammentreffen von Epulis und Gravidität in unserer
Poliklinik zur Beobachtung gekommen. Zwei Patientinnen kamen

---

[1]) Zit. nach Hesse.

nach der Entbindung zur Behandlung mit der Angabe, daß die Tumoren während der Schwangerschaft entstanden seien und auch nach der Niederkunft sich nicht zurückgebildet hätten. Bei der dritten Frau bestand der Tumor bereits mehrere Monate vor Beginn der Schwangerschaft und war seitdem gewachsen. Alle drei wurden operativ entfernt.

Eine Erklärung für diesen zweifellos bestehenden Zusammenhang von Epulis und Gravidität hat bisher nicht gegeben werden können. In dieser Hinsicht können vielleicht Recklinghausens Ansichten über die Stellung der Epuliden zu den Erkrankungen des Knochensystems einen Fingerzeig bieten. Recklinghausen erkennt zwischen Rachitis und Osteomalazie einen Unterschied nicht an und faßt sie mit den verschiedenen Formen der sog. fibrösen Ostitis zu der großen Gruppe der „rachitisch-malazischen Erkrankung" zusammen. Die Epuliden erklärt er nun für die „höchsten Stufen fibrös-ostitischer Neubildung", für eine lokale Malazie. Denn „die Zusammensetzung, der ganze Aufbau, das langsame Wachstum, die lokale Rezidivfähigkeit, der Verlauf der Epuliden stimmt mit den Eigentümlichkeiten der Tumoren, welche bei der fibrösen Ostitis in den beiden letzten Jahrzehnten nachgewiesen wurden, so vollkommen überein, daß beide Geschwulstarten als zusammengehörende, auch genetisch gleichartige angesehen werden müssen". Das Verhältnis von Epulis und Osteomalazie vergleicht er dem von Exostose zu Hyperostose.

Es ist hier nicht der Platz, in eine Kritik der Recklinghausenschen Hypothese einzugehen. Es sei nur darauf hingewiesen, daß es auch bei der Ostitis fibrosa eine puerperale Form gibt (Boit) und daß in diesen Beziehungen von Epulis zu Osteomalazie und Ostitis fibrosa eine Erklärungsmöglichkeit für ihr Auftreten in der Gravidität gegeben ist.

Ferner hatte Herr Geheimrat Partsch Gelegenheit, einen Fall von Oberkiefertumor bei einer I-para zu beobachten, der in mehrfacher Hinsicht interessant ist.

Frau F., 25 Jahre, 22. II. 1911.

Seit Weihnachten besteht eine kleine Geschwulst an der Gaumenseite zwischen den Schneidezähnen. Sie ist bereits einmal inzidiert und tamponiert worden, soll dabei schleimige, gallertartige Masse entleert haben. Hin und wieder ruft sie Schmerzen, sonst nur Unbequemlichkeit beim Essen hervor.

Bei der Patientin, die sich im 7. Monate der Gravidität befindet, bemerkt man zwischen den mittleren Schneidezähnen einen ungefähr fünfpfennigstückgroßen papillösen, ziemlich weichen Tumor, der ziemlich breit auf der Schleimhaut aufsitzt. Drüsenschwellung ist nicht vorhanden. Der Tumor ist an seiner Oberfläche nicht geschwürig.

Im März ist der Tumor durch das Interstitium zwischen 1̱ und |1 hindurchgewachsen und hat sich sowohl auf der Hinter- wie auf der

Vorderfläche des Alveolarfortsatzes erheblich verbreitet, so daß er schon das Zahnfleisch über den seitlichen Schneidezähnen mitbeteiligt.

Im April normale schwere Entbindung eines kräftigen Knaben.

1. V. Die Geschwulst hat sich auf der Vorderseite flächenförmig verbreitet, indem sie eine ebenso flache Geschwulst, wie an der Hinterseite des Alveolarfortsatzes sich darstellte, gebildet hat. Es fällt auch hier die eigentümliche Zerklüftung auf. Die Zähne sind gelockert, erheblich |1. Blutung ist nicht aufgetreten.

Das Röntgenbild zeigt, daß der Knochen noch im ganzen erhalten ist, aber die interalveolären Fächer, namentlich zwischen |1 2 geschwunden sind.

4. V. Operation: Es wird bei der Patientin unter Novokain-Adrenalin-Injektion und Bromäthylnarkose der ganze Tumor umschnitten; er läßt sich von der Gaumenfläche vollständig glatt abheben, geht in dieselbe nicht hinein. Zwischen den Zähnen geht er durch und läßt sich auch auf der Vorderfläche von der Oberfläche loslösen, aber dabei geht |1 verloren. |2 wackelt erheblich, wird aber zu erhalten versucht, indem die auf die ganze Fläche gesetzte Jodoformgaze mit Seidenfäden angebunden und dadurch auch der Zahn mit an die Nachbarschaft festgebunden wird. Exstirpation schmerzlos und ohne Blutung.

Reaktionslose Heilung, die zuletzt im September 1912 festgestellt werden konnte.

Makroskopische Beschreibung[1]): Die Geschwulst besteht aus zwei etwa gleich großen Teilen, die lose miteinander zusammenhängen. Die Form einer Hälfte ähnelt einer Mandel. Die Größenmaße — nach $1\frac{1}{4}$-jähriger Formalinhärtung — betragen in der größten Länge 20 mm, die größte Breite mißt 12 mm, die Höhe 9 mm. Die Oberfläche der Geschwulst ist an ihrem hinteren Pole ziemlich glatt; dagegen ist die Oberfläche an den Seitenflächen und an der den Zähnen zugewandten Partie unregelmäßig höckerig, zum Teil sehr grobhöckerig, zum Teil von mehr kleinwarziger Beschaffenheit. Die Flächen, mit denen beide Tumorhälften aneinander liegen, sind stellenweise mit kleinen Wärzchen besetzt, während größere Höcker hier fehlen. Die Konsistenz der Geschwulst ist derb.

Auf dem Durchschnitte ist der Tumor von gleichmäßiger Beschaffenheit und heller Färbung. An einzelnen Stellen sieht man die papilläre Beschaffenheit auch auf dem Durchschnitte ausgesprochen, indem an den Randteilen des Durchschnittes sich die Papillen in die Tiefe verfolgen lassen.

Mikroskopische Beschreibung: In der Umgebung des Tumors ist das Epithel der Mundschleimhaut verdickt; es zieht mit zapfenartigen Sprossen in die Tiefe in das subepitheliale Bindegewebe, das seinerseits kleinzellige Infiltration aufweist.

Bei schwacher Vergrößerung (Abb. 1, vgl. die Tafel) sieht man, daß sich der Tumor aus anscheinend regellos ineinander verflochtenen Zügen großer Epithelzellen zusammensetzt, die an zahlreichen Stellen durch schmale Bindegewebsstränge voneinander getrennt sind, vielfach aber direkt miteinander in Verbindung stehen. Durch Vergleich verschiedener Stellen der Präparate (Abb. 2, 3) läßt sich feststellen, daß es sich hier um schmale Bindegewebszapfen handelt, die von einer dicken Epithellage umgeben sind und in den verschiedensten Richtungen von ihrer Unterlage aus nach oben ziehen. Für die mächtigen Epithelmassen ist zwischen den einzelnen Papillen nur

---

[1]) Herrn Privatdozent Dr. Stumpf bin ich für seine liebenswürdige Unterstützung bei der Untersuchung dieses Falles zu großem Dank verpflichtet.

wenig Platz geblieben, so daß sie sich entweder eng aneinander drücken
oder seltener einen engen spaltförmigen Raum zwischen sich übrig lassen.
An einigen Stellen ist der Zwischenraum etwas weiter. Er ist dann ausgefüllt durch eine blasse, geronnene Flüssigkeitsmasse, die sich bei der
Fixierung zuweilen eigenartig netzförmig gewunden hat. In ihr sieht man
da und dort, besonders an den Randpartien, kleine Herde von poly-
nukleären Leukozyten.

Die Epithelzellen haben zwar dort, wo sie zu ihrer Ausbreitung nur
einen beschränkten Raum zur Verfügung haben, eine schmale, zuweilen
spindelige Gestalt; ihre Grundform ist aber eine platte. Neben den reichlich vorhandenen Interzellularbrücken treffen wir an der Oberfläche der
Papillen in beinahe allen Teilen der Geschwulst ausgedehnte Verhornung,
so daß der plattenepitheliale Charakter des gewucherten Epithels außer
Frage steht. Im Innern der Epithelzapfen sieht man bei Hämatoxylin-Eosin-
Färbung oft stark rot gefärbte Zellen, die von einem hellen Zellkreise
umgeben sind, der sich in konzentrischen Ringen um jene roten Zellen
anordnet. Es handelt sich hier um die Anfänge der Hornperlenbildung.
Verhornte abgestoßene Zellmassen finden sich häufig in den Spalträumen
zwischen den Papillen. Das Epithel des ganzen Tumors ist von Leukozyten durchsetzt.

Das den Grundstock der Papillen bildende Bindegewebe ist ein sehr
zellreiches Gewebe, das reichlich mit Blutgefäßen versehen ist.

Nach diesem Befunde handelt es sich um einen papillär ge-
bauten, aus Bindegewebe und Epithel zusammengesetzten Tumor,
den wir demnach als Fibroepithelioma papillare zu bezeichnen
haben.

Wir müssen zugeben, daß die Gutartigkeit der Neubildung aus
den mikroskopischen Präparaten allein nicht mit aller Sicherheit er-
weisbar ist, da das unterliegende Gewebe nicht mit entfernt ist.
Doch spricht zum mindesten der Mangel an Kernteilungen mehr
für die Gutartigkeit des kleinen Tumors. Im Zusammenhalt mit
dem Befunde bei der Operation und dem gesamten klinischen Verhalten werden wir diese Tatsache aber zugunsten der Annahme
einer gutartigen Neubildung verwerten dürfen, eine Auffassung, die
durch die seit $1^1/_4$ Jahren bestehende Rezidivfreiheit unterstützt wird.

Das für einen gutartigen Tumor auffallend rasche Wachsen in
den letzten Monaten vor der Operation läßt sich in Analogie zu
den oben mitgeteilten Beobachtungen bei Epuliden wohl ungezwungen
mit der bestehenden Gravidität in Verbindung bringen.

Will man alle die angeführten Erscheinungen unter einem einheitlichen Gesichtspunkte betrachten, so kann man sich wohl den
Worten H. W. Freunds anschließen: „Befestigte sich die . . . . . .
Lehre von der inneren Sekretion des funktionierenden Eierstocks,
so wäre die Erklärung für die Mehrzahl der Schwangerschaftsver-
änderungen in den verschiedenen Organen und Systemen ohne
weiteres gegeben.“

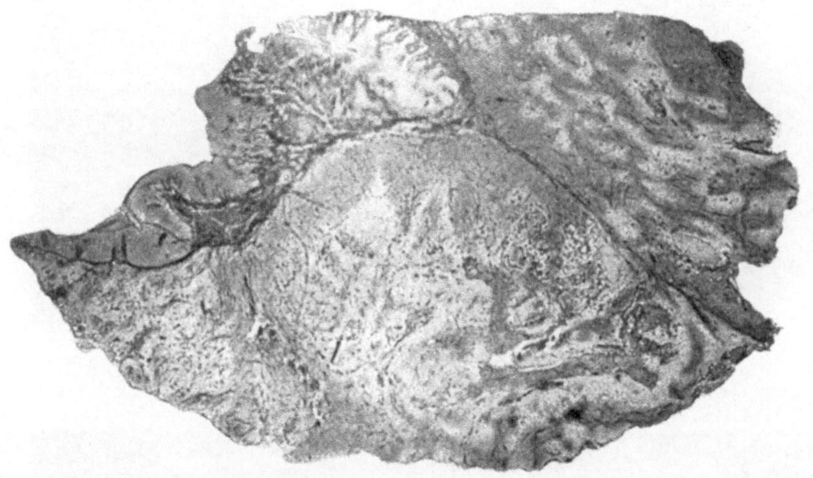

Abb. 1.

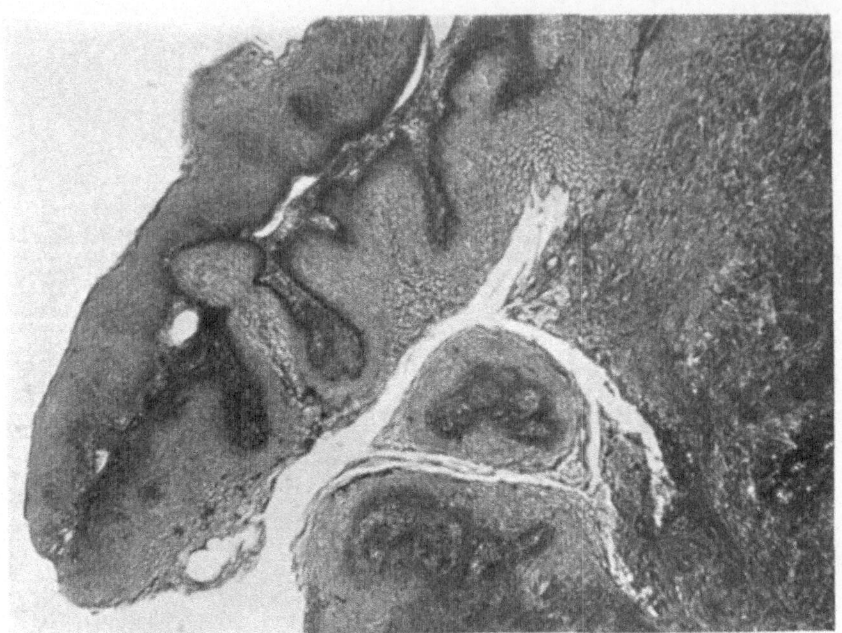

Abb. 2.

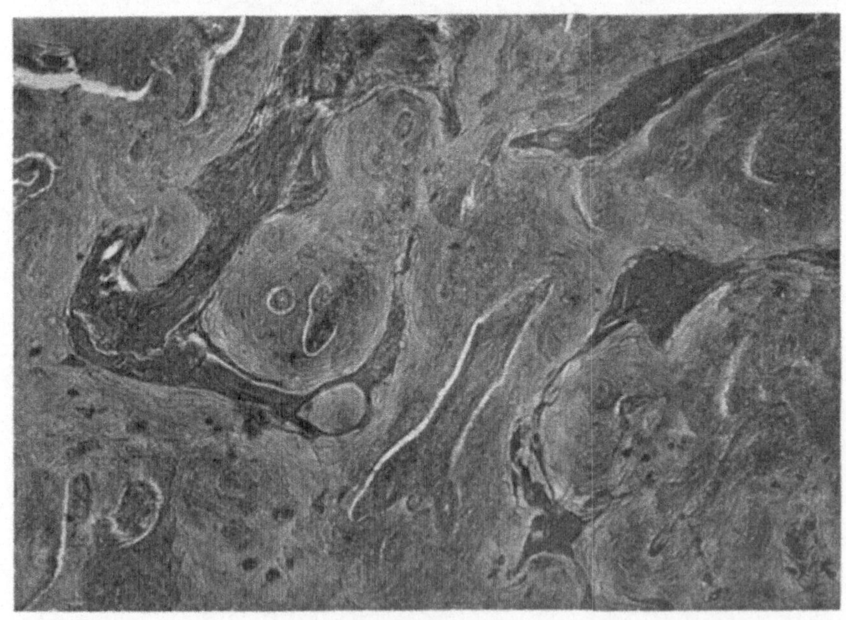

Abb. 3.

Daß eine Veränderung der inneren Sekretion in der Schwangerschaft statt hat, zeigen die häufig beobachteten Veränderungen an Drüsen mit innerer Sekretion (Schilddrüse, Hypophyse). Auf diesem Wege werden vielleicht manche der oben angeschnittenen Fragen eine Klärung finden. Denn daß vorläufig mit dem Ausdruck „Veränderung der inneren Sekretion" eigentlich noch nichts erklärt ist, ist nicht zu verhehlen.

Über Zahnbehandlung Schwangerer seien einige Bemerkungen angeführt. Der Glaube, daß eine Zahnbehandlung für Mutter und Kind unzuträglich sei, ist im Volke festgewurzelt. So konnte es noch vor wenigen Jahren vorkommen, daß eine Frau an Sepsis starb, weil sie wegen der Gravidität eine Zahnextraktion verweigerte (D. z. W. 1905).

Wie hat sich nun der Arzt hierbei zu verhalten?

Schon Fauchard, den Scheff als „eigentlichen Begründer der Zahnheilkunde" bezeichnet, war der Ansicht, daß man Schwangeren ohne Bedenken Zähne extrahieren dürfe.

Von gynäkologischer Seite (Cohnstein) ist die Zahnextraktion bei gesunden Schwangeren ebenfalls für durchaus unbedenklich erklärt worden. Dagegen hält Coles eine Extraktion unter solchen Umständen immer für gefährlich. Wenn Marvin vor „roher Behandlung" warnt und erklärt, daß „Unwissenheit und Unerfahrenheit" bei der Behandlung Schwangerer gefährlich sei, so braucht man dies nicht auf die Schwangeren zu beschränken. Port sieht in der Gravidität keine Kontraindikation, vermeidet die Extraktion nur während des dritten Monats und in den letzten Wochen.

Christ, der sich eingehend mit der Frage der Operationen beschäftigt hat, kommt zu den allgemeinen Schlüssen, daß bei normalem Uterus eine Operation unbedenklich, der Einfluß rein psychischer Vorgänge auf eine Schwangerschaftsunterbrechung nicht bewiesen sei, der Zeitpunkt der Gravidität keine Bedeutung habe. Wenn es trotz gesunden Uterus und normalen Operationsverlaufes zu einem Abort komme, lägen Ausnahmeverhältnisse vor, die sich vorher nicht übersehen lassen. — Nach diesen allgemeinen Sätzen wendet sich Christ in einem speziellen Teile der Zahnbehandlung Schwangerer zu. „Das Exkavieren und Füllen kariöser Defekte kann unbedenklich zu jeder Zeit der Gravidität vorgenommen werden." Christ geht eingehend und unter reichlicher Anführung der einschlägigen älteren Literatur auf die Extraktion und besonders auf die Narkosenfrage ein. Er berücksichtigt „bei Stellung der Indikation zur Narkose das Moment der Gravidität gar nicht". Ein einziger Fall ist ihm aus der Literatur bekannt (Pullmann), bei dem unmittelbar nach einer zwecks Zahnextraktion vorgenommenen Narkose Abort eintrat. Christ bemängelt mit Recht, daß bei Pullmann eine Angabe über die Beschaffenheit des ausgestoßenen Eies fehlt, so daß auch die Ursache des Aborts im Ei gelegen haben und das Zusammentreffen mit der Narkose ein zufälliges sein kann. Jedenfalls ist ein Kausalzusammenhang nicht bewiesen. Er stellt größere Statistiken von Aborten und Frühgeburten zusammen, bei denen sich kein einziges Mal Zahnextraktion als Ursache angegeben findet. Im Schlusse betont Christ noch einmal, daß notwendige Extraktionen immer vorgenommen werden können.

Nach O. Schäffer kann bei „fassungslosen" Individuen die Zahnbehandlung zu Abort führen. Beobachtungen dieser Art führt er nicht an, scheint auch keine solchen gemacht zu haben, da er weiterhin schreibt: „Ist die Zahnbehandlung aber unumgänglich notwendig, und dazu gehört die fortschreitende Karies auch ohne Zahnschmerz, so muß dieselbe auch ausgeführt werden".

Auwers rät sehr zur Vorsicht, anscheinend infolge eines nur skizzierten, daher nicht beweiskräftigen Falles von Abort nach Extraktion. Er empfiehlt zur Beachtung: 1. Das Alter der Ehegatten, 2. etwaige vorausgegangene Aborte, 3. den Nervenzustand der Patienten, 4. den Zeitpunkt der Schwangerschaft (der 2. und 3. Monat sind besonders gefährlich). Lokalanästhesie wendet er nur an bei ruhigen Frauen, weil aufgeregte durch die Vorbereitungen zur Injektion leicht in Aufregung versetzt werden könnten, was ihre Schwangerschaft gefährden könnte. Man wird Auwers wohl kaum in einem dieser Punkte unbedingt zustimmen können.

Scheff spricht sich für die Extraktion aus, wenn sie nicht zu umgehen ist. Kieffer ist unbedingt für die Vornahme jeder notwendigen Behandlung, natürlich unter möglichster Schonung und Rücksichtnahme. Bei Lokalanästhesie ($1^0/_0$iges Kokain, $2^0/_0$iges Novokain und Alypin) hat er nie Schädigung gesehen. Auch Arkövy sieht in der Gravidität keine Kontraindikation für eine vorzunehmende Extraktion; er warnt aber vor Adrenalin-Anwendung. Mayrhofer ist ebenfalls für Extraktionen. Am Ende des dritten Monats sei eine „gewisse Vorsicht am Platze".

Zusammenfassend ist zu bemerken: eine notwendige Zahnbehandlung bei einer Gravida ist jederzeit vorzunehmen. Daß nach einer Behandlung Abort auftreten kann, ist nicht zu bestreiten. Es handelt sich dann wohl immer um Erkrankungen der Generationsorgane oder anderweitige Erkrankungen, bei denen die Zahnbehandlung höchstens die Veranlassung, nicht die Ursache des Aborts sein kann. Daß aber auch die Erkrankung selbst, nicht die Behandlung Abort verursachen kann, beweist der Fall von Guérin-Valmale, der bei einer Zweitgebärenden im sechsten Monat bei erschwertem Durchbruche der unteren Weisheitszähne drohenden Abort beobachtete; nach Durchbruch der Zähne unter antiseptischer Behandlung nahm die Schwangerschaft ungestörten Fortgang.

Teilt man bezüglich der Karies Wiessners Ansicht, daß es sich um eine vorübergehende Störung im Kalkstoffwechsel der Zähne handele, so wird es sich wohl empfehlen, während der Gravidität nach gründlicher Entfernung aller kariösen Massen sich mit provisorischen Füllungen zu begnügen, da die Zähne späterhin zur definitiven Füllung geeigneter sein dürften. Es mag hier betont werden, daß die Kenntnis der Schwangerschaftsodontalgien bei intakten Zähnen den Zahnarzt nicht dazu verleiten darf, sich bei Schmerzen leichthin mit dieser Diagnose zu begnügen. Erst nach sorgfältigster, wiederholter Untersuchung darf man per exclusionem diese Diagnose stellen.

Bei Epuliden und Gingivitis hypertrophica wird während der Gravidität Abwarten am Platze sein, da immer mit einer spontanen Rückbildung zu rechnen ist. Nur bei schnellerem Wachstum oder stärkerer Belästigung (Lockerwerden der Zähne, Blutungen) operiere man!

Notwendige Extraktionen sind immer vorzunehmen; wir haben auch im dritten und in den letzten Monaten extrahiert, ohne Schaden davon zu sehen.

Zwecks Ermittelung genauerer Zahlen wurden an eine Anzahl Frauen, die während einer Schwangerschaft bei uns behandelt wurden, Rückfragen gerichtet. Eine Frau ist inzwischen gestorben, zwei konnten nicht mehr ermittelt werden, und zwei gaben keinen Bescheid. Die übrigen Fälle sind in folgendem zusammengestellt:

1. 2. 1904, 1 Extraktion, 8. Monat, Entbindung am 24. 3. 1904.
18. 12. 1908, 3 Extraktionen (Kok.-Adren.), 5. Monat, Entbindung am 1. 6. 1909.
28. 6. 1911, 1 Extraktion (2 ccm Nov.-Adren.), 3. Monat, Abort im 6. Monat.
6. 5. 1911, 1 Extraktion, 9. Monat, Entbindung am 10. 6. 1911.
19. 10. 1911, Exstirpation hypertr. Gingiva (Nov.-Adren.), 7. Monat, Entbindung im Dezember.
4. 12. 1911, 1 Extraktion (Nov.-Adren.), 4. Monat, Entbindung am 8. 5. 1912.
27. 3. 1912, 1 Extraktion (3 ccm Nov.-Adren.), 8. Monat, Entbindung am 2. 5. 1912.
9. 5. 1912, Zystenexstirpation (Nov.-Adren.), 7. Monat, Entbindung am 13. 7. 1912.
18. 10. 1912, 1 Extraktion (3 ccm Nov.-Adren.), 3. Monat, keinerlei Folgen.
21. 10. 1912, 2 Extraktionen, 4. Monat, keinerlei Folgen.
3. 12. 1912, 2 Extraktionen (2 ccm Nov.-Adren.), 6. Monat, keinerlei Folgen.

Den Abort, drei Monate nach einer Zahnextraktion, kann man unmöglich zu dieser in Beziehung setzen, wie auch die Frau selbst schreibt, daß die Extraktion „nichts dabei zu tun hatte". Im übrigen sind hier Fälle aus allen Monaten vom 3.—9. vertreten, und nie wurden schädliche Wirkungen des Eingriffes verspürt.

In einer Zeit, wo man Schwangere ohne Störung für das Kind laparotomiert und Exartikulation des Unterkiefers keine Störung im Schwangerschaftsverlaufe gebracht hat (Cappelletti), brauchte die Frage der Zahnextraktion kaum noch diskutiert zu werden. Die Narkosenfrage scheidet bei dem jetzigen Stande der Lokalanästhesie wohl völlig aus. Bei Lokalanästhesie sind Störungen im Verlaufe der Gravidität weder uns ($^1/_2^0/_0$iges Kokain, jetzt $2^0/_0$iges Novokain mit Zusatz von Adrenalin) noch, soweit mir bekannt, anderen zu Gesicht gekommen. Das Kokain, das überhaupt für uns zur Injektionsanästhesie entbehrlich ist, scheint man besser zu vermeiden, da Ury experimentell (gemessen durch Mydriasis) eine gesteigerte Kokainempfindlichkeit bei Schwangeren, Kreißenden und Wöchnerinnen festgestellt hat.

Über die Nebennierenpräparate seien besonders im Anschluß an Arkövys Warnung einige Angaben gemacht. Neu hat sich eingehend mit der Wirkung dieser Präparate auf den Uterus befaßt und bei intramuskulärer Injektion einer Dosis von 0,0001—0,0003 eine zweifellose Wirkung auf den Uterus festgestellt, die nach seinen Untersuchungen in erster Linie als uteromuskulär aufzufassen ist. Die Wirkung ist aber nicht derartig, daß man das Mittel zur Geburtserregung (Einleitung einer Fehl- oder Frühgeburt) verwenden könnte. Uns selbst ist, wie erwähnt, nie eine Störung nach unseren Injektionen bekannt geworden. Immerhin mahnen Neus Untersuchungen zu einer gewissen Vorsicht und Sparsamkeit beim Gebrauche des Mittels.

Daß nach der Extraktion bei Graviden eine stärkere Blutung eintreten könne, braucht nicht befürchtet zu werden. Wir können nur Dorn zustimmen, der keinen Fall vermehrter Blutung bei Schwangeren beobachtet hat. Die Bedingungen für eine solche sind in der Schwangerschaft keine anderen als sonst.

Bei Befolgung der angegebenen Richtlinien für die Behandlung werden wir wohl einerseits dem alten Grundsatze des „nil nocere" gerecht werden, anderseits unseren Patienten die gewünschte Hilfe bei ihren Leiden in genügendem Maße gewähren können.

Herrn Geheimrat Partsch, meinem hochverehrten Chef, gestatte ich mir, für die freundliche Überlassung des Materials und sein liebenswürdiges Interesse auch an dieser Stelle meinen ergebensten Dank auszusprechen.

Literatur.

Amoëdo-Port, Die Zahnheilkunde in der gerichtlichen Medizin. Leipzig 1900. — Arkövy, Indikationen zur stomatologischen Therapie. Österr.-ung. V. f. Z. 1911. — Auwers, De la carie dentaire dans la grossesse. Revue trim. Suisse d'Odont. 1907. — Bing, Pathogenese, Diagnose und Therapie der Polyneuritis. Beihefte der Med. Klinik 1911, H. 6. — Biró, Untersuchungen über den Einfluß der Gravidität auf die Karies der Zähne. Öst.-ung. V. f. Z. 1898. — Boit, Über Leontiasis ossea und Ostitis fibrosa. Arch. f. klin. Chir,, Bd. 97. — Borst, Die Lehre von den Geschwülsten. Wiesbaden 1902. — Bumm, Grundriß der Geburtshilfe. Wiesbaden 1909. — Buzer, Handbuch der Zahnheilkunde. Berlin 1867. — Charpentier, Die Zahnfleischerkrankungen schwangerer Frauen. Ref. Wien. z. M. 1902, S. 83. — Christ, Operative Eingriffe und Verletzungen während der Schwangerschaft. D. M. f. Z. 1900. — Cohnstein, Über chirurgische Operationen bei Schwangeren. Volkmanns Sammlung klin. Vortr. Gynäk. Nr. 20. — Coles, Die Beschaffenheit des Mundes und der Zähne während der Schwangerschaft. Korr. f. Z. 1874. — Dibbelt, Die Bedeutung der Kalksalze für die Schwangerschafts- und Stillperiode. Beitr. z. pathol. Anat., Bd. 48. — Dorn, Blutungen nach Zahnextraktion. Wien. z. M. 1911. — Ernst, Die Bedeutung der allgemeinen Pathologie für die Zahnheilkunde. Schweiz. V. f. Z. 1905. — Feiler, Die sog. zirkuläre Karies. Breslau 1912. — Gunzert, Beiträge zur Statistik der Epulis. Inaug.-Diss. Heidelberg 1898. — Guérin-Valmale, Revue trim. Suisse d'Odont. 1905, S. 225. — Hanau, Über Knochenveränderungen in der Gravidität usw. Zentralbl. f. allg. Path., Bd. 5. — Hesse, Die Epulis. Leipzig 1907. — Hesse, Gingivitis hypertrophica. D. M. f. Z. 1910. — Hirsch, Frauenheilkunde und Zahnheilkunde in ihren gegenseitigen Beziehungen. D. Z. W. 1910. — Karner, Zu den Abnormitäten in der Schwangerschaft. Ref. D. V. f. Z. 1873, S. 207. — Kieffer, Mund- und Zahnkrankheiten in Schwangerschaft und Wochenbett. Straßb. med. Z. 1909. — Kirk, Das Auftreten von Karies während der Schwangerschaft. Korr.-Bl. f. Z. 1881. — Knoche, Ergebnisse der gesamten Zahnheilkunde II, 6. — Kron, Nervenkrankheiten in den Beziehungen zu Zahn- und Mundleiden. Berlin 1907. — Lohmann, Begründung meiner Theorie über das Wesen der Zahnkaries. Odont. Blätter 1904. — Marvin, Treatment of defective teeth during pregnancy. Ref. D. M. f. Z. 1886. — Mayrhofer, Die Praxis der Zahnextraktion. Wiesbaden 1911. — Michel, Die Mundflüssigkeit usw. Deutsche Zahnheilkunde in Vorträgen, H. 10. — Michel, Karies in Ergebnisse der gesamten Zahnheilkunde I, II. — Neu, Untersuchungen über die Bedeutung des Suprarenins für die Geburtshilfe. Arch. f. Gyn., Bd. 85. — Perthes, Verletzungen und Krankheiten der Kiefer. Stuttgart 1907. — Peterson, Einfluß der Schwangerschaft auf die Zahnkaries. Ref. D. M. f. Z. 1896, S. 346. — Port, Menstruation und Gravidität in ihren Beziehungen zu Erkrankungen der Mundhöhle. D. M. f. Z. 1897. — Recklinghausen, Untersuchungen über Rachitis und Osteomalazie. Jena 1910. — Riebe, Welchen Einfluß üben die Schwangerschaft und die Menstruationsstörungen auf das Zahnfleisch und die Zähne aus? D. M. f. Z. 1885. — Roelants, Ein Fall von Gingivitis hypertrophica. Ref. Int. Centralbl. f. Laryng. 1911. — Rokitansky, Handbuch der pathol. Anat. Wien 1844. — Scheff, Handbuch der Zahnheilkunde. 3. Aufl. Wien und Leipzig 1910. (Jung, Mauthner, J. Scheff, G. Scheff, Scheff u. Paschkis.) — Siefart, Der Einfluß von Geburt und Wochenbett auf die Zähne. D. Z. W. 1905. — Schmaus-Herxheimer, Grundriß der pathol. Anatomie. Wiesbaden 1907. — Strümpell, Lehrbuch der speziellen Pathologie und Therapie. 16. Aufl. Leipzig 1907. — Tanzer, Der gesteigerte „intradentäre" Blutdruck. Österr.-ung. V. f. Z. 1905. — Terrier, Über den Einfluß der Schwangerschaft auf die Zähne.

Ref. Öst.-ung. V. f. Z. 1900 (Kronfeld). — Ury, Über Kokainempfindlichkeit usw. Z. f. G., Bd. 69, III. — Wiessner, Über Beziehungen zwischen allgemeiner Unterernährung und der Festigkeit des Dentins. Österr. Z. f. Stom. 1907. — Wiessner, Die Mitleidenschaft der Knochen- und Zahnsubstanz bei allgemeinen Ernährungsstörungen. Österr.-ung. V. f. Z. 1907. — Winckel, Handbuch der Geburtshilfe. Wiesbaden 1903/04. (H. W. Freund, Rosthorn, Schäffer.) — Windscheid, Über Zahnschmerz und seine Beziehungen zur Neuralgie des Trigeminus. D. M. f. Z. 1904. — Zeutler, Dental Cosmos 1912, H. 10.

Kasuistische Beiträge zum dentalen Kieferhöhlenempyem[1].

Von

Dr. Paul Rosenstein.

Das dentale Empyem der Kieferhöhle beruht in der überwiegenden
Mehrzahl der Fälle auf einer Fortleitung periapikaler entzündlicher
Prozesse auf die Schleimhaut der Highmorshöhle. Wenn man von
den Fällen absieht, in denen es nach Eröffnung der Kieferhöhle
bei Extraktionen oder durch Hineinstoßen einer Wurzel oder endlich
durch verirrte Zahnanlagen zu einer eitrigen Sinuitis kommt, so
stellt in der Regel die vom Zahnsystem aus entstehende Kiefer-
höhleneiterung einen Folgezustand entzündlicher Wurzelhauterkran-
kungen dar. Bei der Bedeutung, die dieser Erkrankung, die zu
den ernstesten Komplikationen der Periodontitis gehört, zukommt,
verlohnt es sich, den einzelnen Wegen, auf denen die Antruminfektion
vom Zahne her zustande kommen kann, nachzugehen. Hajek[2] unterscheidet drei Ausgangsmöglichkeiten: 1. Wurzelabszess, 2. eitrige
Periostitis des Alveolarfortsatzes, 3. Wurzelzysten mit eitrigem
Inhalt.

Wenn wir an die Stelle des Wurzelabszesses gemäß den Partschschen Lehren „chronisch granulierende Periodontitis" setzen, so wird
diese Einteilung übernommen werden können. Denn auch die Fälle,
die Hajek[3] als von akuten Wurzelabszessen ausgehend beschreibt,
sind wohl bei der Seltenheit akut-entzündlicher Wurzelhauterkran-

---

[1] Vortrag gehalten am 3. 2. 13. in der Bresl. Zahnärztl. Gesellsch.

[2] Hajek, Pathologie und Therapie der entzündlichen Erkrankungen
der Nebenhöhlen der Nase. Leipzig u. Wien 1899.

[3] Hajek, Ein Beitrag zur Kenntnis des dentalen Empyems der
Kieferhöhle usw. Wiener klin. W. 1908.

kungen an bleibenden Zähnen auf akute Nachschübe latent bestehender chronischer Wurzelhautentzündungen zurückzuführen.

Was zunächst die vereiterten Kieferzysten betrifft, so erscheint diese Ausgangsmöglichkeit Hajek nicht erwiesen. An anderer Stelle habe ich[1]) diesen Ursprung wohl mit Recht auf Grund der Erfahrungen des Breslauer Instituts als Seltenheit bezeichnet, wie es auch Killian[2]) getan hat. Auch Reinmöllers[3]) Fälle haben mich nicht vom Gegenteil überzeugen können, da es sich bei diesen nur um ins Antrum perforierte vereiterte Zysten, keinesfalls aber um eine Infektion der Kieferhöhle, also ein Empyem handelt.

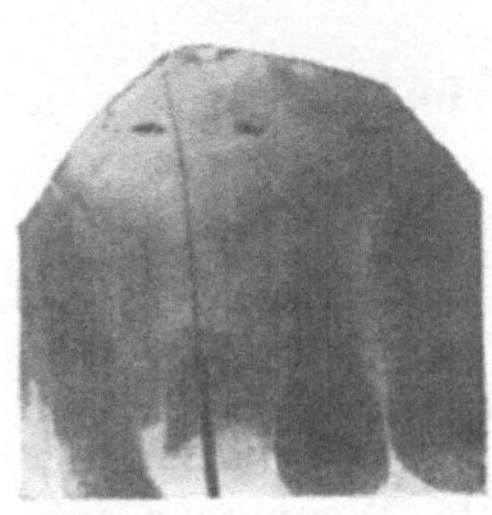

Abb. 1.

Die häufigste Art der Infektion ist zweifellos die direkte Fortleitung einer chronisch granulierenden Periodontitis auf die Kieferhöhle, für die ich ein charakteristisches Beispiel anführen möchte:

Bruno P., Stud. phil. 12. 10. 12.

Bei der Vorbereitung von 4| zwecks Anfertigung einer Krone wird bemerkt, daß man mit der in den palatinalen Kanal eingeführten Millernadel sehr hoch hinaufkommt. Das Röntgenbild zeigt, daß die Nadel durch das Foramen apicale hindurchgedrungen ist und daß sich über 4| ein umfangreicher Schatten befindet, der ziemlich scharf begrenzt ist (Abb. 1). Außerdem gibt Pat. an, daß er seit ungefähr einem Jahre an eitrigem Ausfluß aus der Nase leide.

24. 10. Unter Novokain - Adrenalin Aufklappung. Der Knochen über 4| ist völlig intakt. Nachdem mit dem Bohrer ein pfennigstückgroßes Stück Knochen entfernt worden ist, gelangt man in eine reichlich kirschgroße, mit Granulationen austapezierte Höhle. 4| wird extrahiert, und es zeigt sich, daß die Alveole der palatinalen Wurzel mit der Höhle kommuniziert. Die Granulationen werden entfernt, und es wird bemerkt, daß distal oben eine Kommunikation mit der Kieferhöhle besteht, aus der auf Luftpressen bei zugehaltener Nase flüssiger, stinkender Eiter kommt. Ein Jodoformgazetampon wird in das Antrum eingeführt und zum hinteren Wundwinkel herausgeleitet, damit von hier aus das Antrum ausgespült werden kann. Der vordere Teil der Operationswunde wird nach Jodierung der Höhle mit drei Nähten geschlossen. Isoform. Spülwasser.

26. 10. Keine Schwellung. Wunde sauber. Nach Entfernung des Tampons Ausspülen des Antrum nach vorheriger Reinspülung der Nase, mit H_2O_2 und Kochsalzlösung. Die Spülflüssigkeit ist klar. Tamponade. Isoform.

2. 11. Die Spülungen sind fortgesetzt worden. Keine Sekretion. Kleiner Tampon, der nicht bis ins Antrum reicht.

---

[1]) Rosenstein, Zur Klinik der Kieferzysten. D. M. f. Z. 1912.

[2]) Killian, Die Krankheiten der Kieferhöhle, in Heymann, Handb. der Laryngologie. Wien 1900.

[3]) Reinmöller, Diagnose und Therapie der dentalen Kieferhöhlenempyeme, Ergebn. der ges. Zahnheilkunde. I.

12. 11.   Nach Entfernung des Tampons kommt etwas Sekret aus der Wunde.   Ausspülen der Kieferhöhle ergibt keinen Eiter.   Airol.   Kleiner Tampon.

22. 11.   Es besteht noch eine Verbindung von Mund- und Kieferhöhle.   Lapis.

25. 1. 13.   Pat. stellt sich auf Aufforderung vor.   Eine Kommunikation besteht nicht mehr.   Völlig beschwerdefrei.

Es handelt sich also hier um eine latent verlaufende chronische granulierende Periodontitis, die zu keinerlei klinischen Erscheinungen

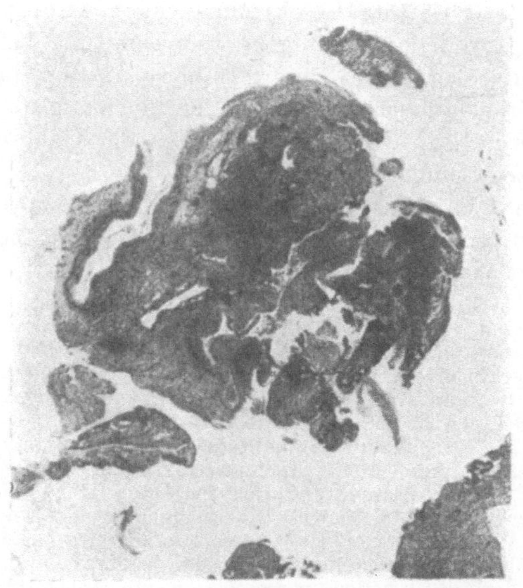

Abb. 2.

— es bestand weder eine Schwellung, noch Schmerzhaftigkeit auf apikalen oder Kronendruck oder auf Perkussion — geführt hat. Auch die Erscheinungen von seiten der Kieferhöhle waren so geringe, daß der Patient sich nicht in ärztliche Behandlung begeben hatte. Es ist also von diesem Granulationsherde aus zu einem Durchbruche in die Kieferhöhle, zur Ausbildung einer Antrumfistel gekommen. Denn daß es sich nicht um eine bei der Operation artifiziell gesetzte Eröffnung des Antrum handelt, beweist das mikroskopische Präparat, das den Granulationsherd in direktem Zusammhang mit der Kieferhöhlenschleimhaut zeigt (Abb. 2).

Weiter lehrt nun dieser Fall, daß zum Zustandekommen eines Empyems auf diesem Wege es nicht erforderlich ist, wie früher meist behauptet wurde, daß eine besonders nahe anatomische Beziehung zwischen Oberkieferzähnen und unterer Antrumwand, ein sogenannter Sinus alveolaris, bestehe. Vielmehr resorbieren die Granulationen, ebenso wie sie den Gaumenknochen oder die dicke Kortikalis des Unterkiefers durchnagen können, die Knochenschicht, die die Zahnwurzeln von der Kieferhöhlenwandung trennt, und führen so zu einer Verbindung zwischen Granulationshöhle und Antrum, zur Ausbildung einer Antrumfistel, ein Weg, auf den Partsch[1] wiederholt aufmerksam gemacht hat und auf den auch von rhinologischer Seite (Killian, Hajek) hingewiesen wird. Hajek betont auch, daß es zweifellos odontogene Empyeme gibt, bei denen weder ein Sinus alveolaris noch ein mit dem Antrum in Verbindung stehender Granulationsherd besteht, bei denen also die Infektion durch den Knochen, wohl auf dem Wege der Gefäßbahnen, stattgefunden haben muß.

Weitaus seltener ist die Entstehung eines Empyems als Folge eines periostalen Abszesses des Oberkiefers. Folgender Fall kann diesen Infektionsmodus beleuchten:

Walter Th. Fleischer 33 J. 17. 5. 12.

Pat. gibt an, vor drei Wochen eine Anschwellung der rechten Wange gehabt zu haben, die nach Verlauf einer Woche zurückgegangen wäre. Hierauf bemerkte er einen Eiterausfluß aus dem rechten Nasenloche, und gleichzeitig litt er an einseitigem Druckgefühl und Schmerz im Kopfe. In den letzten 8 Tagen habe der Ausfluß aus der Nase, der so stark war, daß er täglich 3 bis 4 Taschentücher gebraucht habe, aufgehört. Dafür wäre Eiter aus dem Zahnfleisch der rechten Oberkieferseite herausgekommen.

Bei äußerlicher Betrachtung des Patienten sieht man eine leichte Anschwellung der rechten Wange. Die Nasolabialfalte ist leicht verstrichen, weder eine Verfärbung der Haut, noch eine verringerte Beweglichkeit der Weichteile ist festzustellen. Von den submaxillaren Lymphdrüsen ist Drüse B. derb geschwollen, verschieblich, auf Druck etwas empfindlich. Bei Inspektion der rechten Nase mittels Nasenspiegels bemerkt man, daß die Schleimhaut gerötet und etwas geschwollen ist. Im mittleren Nasengange ist ein gelblicher Streifen sichtbar. Die Inspektion des Mundes ergibt ein schlecht gepflegtes Gebiß, 5| distal tief kariös. Über 5| befinden sich zwei kleine, nicht mit Granulationen besetzte Öffnungen, deren Umgebung stark gerötet ist. Bei dem leichtesten Druck kommt aus diesen Öffnungen eine enorme Menge dünnen, übelriechenden Eiters. Der Knochen ist über 6 5| eindrückbar. Mit der Sonde gelangt man auf rauhen Knochen. Gaumen o. B.

Breite Spaltung des Abszesses und Tamponade.

20. 5. Pat. gibt an, er habe keine Eiterung mehr bemerkt. Entfernung des Tampons. In der Tiefe liegt der Knochen bloß. Bei 5| wird die konservierende Behandlung (Trikresol-Formalin) eingeleitet.

24. 5. Pat. hat wieder Sekretion aus der Nase bemerkt. Der Knochen liegt noch frei, Granulationen finden sich nur am Rande. Das Knochenstück ist nachgiebig und scheint am unteren Rande gelöst. Noviform.

---

[1] Partsch, Die Erkrankungen der Kieferhöhle in Scheff, Handb. der Zahnheilkunde.

5. 6. Mit der Sonde gelangt man vom Vestibulum oris aus in die Kieferhöhle. Eine Ausspülung derselben fördert eine Menge zusammengesinterten Eiters zutage, der durch die Nase abfließt.

7. 6. Es gelingt den Sequester mit Pinzette zu entfernen. Er hat eine Größe von 17 : 10 mm (Abb. 3.) Im Eiterausstrich aus dem Spülwasser finden sich lange dicke Stäbchen (fusiformes?) und neben vielen anderen Bakterien eine größere Anzahl Spirochaeten.

10. 6. Im Eiter zeigen sich bei Dunkelfeldbeleuchtung massenhaft Spirochaeten.

Die Behandlung mit Ausspülungen (H_2O_2 und Kochsalzlösung) wird im Zwischenraum von 2 bis 3 Tagen fortgesetzt.

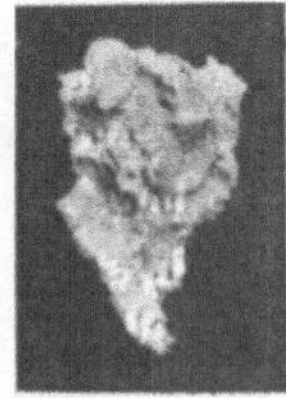

Abb. 3.

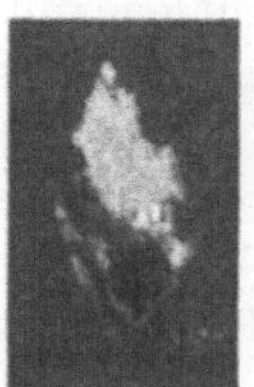

Abb. 4.

15. 7. Pat. will keine Beschwerden mehr haben. Man gelangt mit der Sonde immer noch in die Kieferhöhle. Die Durchspülung fördert ganz wenig Sekret zutage.

7. 11. Pat. stellt sich wieder vor. Die Wunde ist noch nicht verheilt, es läßt sich ein Sequester von 14 : 7 mm (Abb. 4.) aus ihr entfernen. Beim Luftpressen bei zugehaltener Nase zeigt es sich, daß immer noch eine Kommunikation mit dem Antrum besteht.

1. 2. 13. Pat. stellt sich auf Aufforderung vor. Er ist beschwerde frei, gibt aber an, daß beim Mundspülen das Wasser immer noch aus der Nase herauskommt. — Nase: Schleimhaut etwas gerötet, kein Eiterstreifen im mittleren Nasengange. Die Kommunikation von Mund- und Kieferhöhle besteht noch. Die Ausspülung fördert einige Sekretflocken zutage.

Epikrise: In diesem Falle handelt es sich also um die Folgeerscheinungen eines akuten Nachschubes einer bis dahin latent verlaufenden chronischen Wurzelhautentzündung, der bei Eintritt des Patienten in die Behandlung fast ganz abgeklungen ist. Dieser akute Nachschub, der im übrigen ganz typisch in der von Partsch[1]) so klar geschilderten Weise verlaufen ist, bzw. die in seinem Gefolge eingetretene Periostitis, deren Residuen bei der Aufnahme des Patienten noch nachzuweisen sind, hat zu einer Nekrose der fazialen Oberkieferwand geführt; ein Sequester ist bereits 3 bis 4 Wochen nach Einsetzen der Periostitis gelöst. Zu der Annahme, daß die Sequestrierung schon von einem früheren akuten Nachschube herrühre, liegt keine Veranlassung vor, dagegen spricht aber, daß der

---

¹) Partsch, Die chronische Wurzelhautentzündung. D. Z. i. V. Heft 6.

Patient, dessen Angaben sonst auf zuverlässige Beobachtung hinweisen, weder Sekretion noch andere Erscheinungen vor der jetzigen Erkrankung bemerkt hat. Die periostale Eiterung hat nun, offenbar infolge der Sequestrierung, zunächst ihren Weg in die Kieferhöhle gefunden und hier zu einer Infektion der Antrumschleimhaut geführt. Erst nach ungefähr einer Woche ist dann der Durchbruch ins Vestibulum oris eingetreten. Es handelt sich also um eine chronische Periodontitis des oberen zweiten Biskuspis mit gingivaler und Antrumfistel, kompliziert durch Nekrose der fazialen Oberkieferwand und akutes Kieferhöhlenempyem.

Differentialdiagnostisch käme nur in Frage, daß es sich primär um ein dentales Empyem handeln könnte, das sekundär zur Nekrose der Kieferwand und Fistelbildung geführt hat. Aber abgesehen davon, daß solche Fälle doch recht selten sind, spricht der zeitliche Ablauf der Erscheinungen: zunächst Schwellung der Gesichtsweichteile als äußeres Zeichen der Periostitis, nach einigen Tagen erst Eiterung aus der Nase und einseitiger Kopfschmerz gegen diese Annahme.

Diese Beobachtung entspricht völlig einem Falle Hajeks, der „eine durch akute Periostitis entstandene Nekrose eines Stückchens der fazialen Kieferwand" beobachtete, die nach außen und nach innen in die Kieferhöhle durchbrach. Auch aus dem Breslauer Institute ist ein solcher recht chronisch verlaufener Fall von Goldschmidt[1]) publiziert worden (Fall 12). Hier fand sich eine ins Antrum führende gingivale Fistel. Bei der Operation konnte ein Sequester aus dem Antrum entfernt werden. Fälle dieser Art haben auch wiederholt · zu größeren Komplikationen geführt. So hat Paunz[2]) drei derartige Beobachtungen mitgeteilt, die mit Beteiligung der anderen Nebenhöhlen einhergingen, was beim dentalen Empyem recht selten ist. Einer seiner Fälle führte sogar durch Übergreifen auf die Meningen und Bildung eines Hirnabszesses zum Exitus letalis.

M. H! Der Wert, den die Analysierung solcher Fälle für uns Zahnärzte hat, beruht vor allem darin, das wir uns der Komplikationen bewußt sein müssen, die im Gefolge periodontitischer Prozesse auftreten können; denn durch sorgfältige konservierende, insbesondere Wurzelbehandlung der oberen Prämolaren und Molaren sind wir in der Lage, die wirksamste Prophylaxe gegen das dentale Kieferhöhlenempyem zu treiben.

---

[1]) Goldschmidt, Über Kiefernekrosen. Inaug. = Diss. Breslau 1906.

[2]) Paunz, Über die Komplikationen des dentalen Kieferhöhlenempyems. A. f. Lar. Bd. 25.